# WHY WOMEN HAVE SEX

# WHY WOMEN HAVE SEX

## Los secretos de la sexualidad femenina

## Cindy M. Meston y David M. Buss

Traducción de Pablo M. Migliozzi

EDICIONES **B**
GRUPO ZETA

Barcelona • Bogotá • Buenos Aires • Caracas • Madrid • México D.F. • Montevideo • Quito • Santiago de Chile

Título original: *Why Women Have Sex: Understanding Sexual Motivations from Adventure to Revenge (and Everything in Between)*
Traducción: Cristina Martín
1.ª edición: mayo 2010

© 2009 by Cindy M. Meston & David M. Buss.
© Ediciones B, S. A., 2010
  Consell de Cent 425-427 - 08009 Barcelona (España)
  *www.edicionesb.com*

Printed in Spain
ISBN: 978-84-666-4496-9
Depósito legal: B. 13.139-2010

Impreso por LIMPERGRAF, S.L.
Mogoda, 29-31 Polígon Can Salvatella
08210 - Barberà del Vallès (Barcelona)

*Dedicado a todas las mujeres de nuestro estudio
que valientemente nos hablaron
de sus experiencias sexuales*

# Índice

# Introducción

## Más que reproducción

La pregunta de por qué hacen el amor las mujeres constituye un tema de importancia extraordinaria pero, sorprendentemente, poco estudiado. Una razón de dicho descuido es que los científicos y casi todo el mundo da por sentado que las respuestas son obvias: para experimentar placer, para expresar amor o —algo que radica en el centro mismo del impulso biológico de tener relaciones sexuales— para reproducirse. De manera que hace algo más de cinco años decidimos iniciar un proyecto de investigación intensiva en el que participaron más de cuatro mil personas con el fin de desvelar los misterios de la sexualidad femenina.

La publicación de nuestro artículo científico titulado «Por qué hacen el amor los seres humanos» como tema principal del número de agosto de 2007 en la revista *Archives of Sexual Research* generó toda una avalancha de interés. Sin embargo, lo que revelaron los medios de comunicación fue sólo la punta del iceberg. En aquel estudio original identificamos 237 motivaciones sexuales diferentes, asombrosas por su tremenda variedad y por sus matices psicológicos. Dichas motivaciones abarcaban desde detalles triviales («estoy aburrida») hasta espirituales («quería acercarme más a Dios»); desde los altruistas («quería que mi hombre se sintiera bien consigo mismo») hasta los vengativos («quería castigar a mi marido por haberme engañado»). Algunas mujeres hacen el amor para sentirse poderosas, otras para degradarse. Algunas desean impresionar a sus amigos; otras buscan perjudicar a sus enemigos («quería romper la relación de una rival mía acostándome con su novio»). Las hay que expresan amor romántico («quería formar un único ser con otra persona»), y las hay que expresan un odio perturbador («quería contagiar a otra persona una enfermedad de transmisión sexual»). Pero ninguna de estas razones expresas transmitía el «porqué» que se ocultaba detrás de cada motivo.

Mediante procedimientos estadísticos fuimos clasificando las motivaciones en grupos naturales. Después pasamos a explorar la vida sexual de las mujeres de manera más detallada, en un nuevo estudio llevado a cabo con más de mil mujeres y diseñado específicamente para este libro. Y además integramos nuestra labor de investigación con los hallazgos científicos más recientes —algunos procedentes de nuestros laboratorios así como de otros científicos— para presentar lo que en nuestra opinión es la comprensión más rica y profunda de la sexualidad femenina que se ha alcanzado nunca.

El presente libro saca a la luz dichas conclusiones con descripciones minuciosas de los encuentros sexuales de las mujeres, de los motivos que llevan a las mujeres a hacer el amor, y de la teoría que explica por qué existe cada uno de dichos motivos en la psicología sexual de la mujer. Aunque la sexualidad humana lleva muchos años siendo el objetivo principal de nuestra investigación científica, este proyecto ha demostrado ser más ilustrativo acerca de la sexualidad femenina de lo que nosotros hubiéramos esperado nunca.

¿Cómo terminamos colaborando en este extraordinario proyecto? Pues resulta que ocupamos despachos contiguos en el Departamento de Psicología de la Universidad de Tejas en Austin, donde los dos somos profesores. Dado que compartimos los mismos intereses profesionales, habíamos tenido muchas conversaciones acerca de la sexualidad humana. Un día el tema de conversación se centró en la motivación sexual, y comenzamos a debatir sobre una pregunta sencilla: ¿Por qué hace el amor la gente?

Como coautores, aportamos a este libro campos de experiencia singularmente complementarios entre sí. Cindy M. Meston es psicóloga clínica y una de las principales expertas mundiales en la psicofisiología de la sexualidad de la mujer. David M. Buss es psicólogo evolutivo y experto en estrategias de emparejamiento humano. Nuestra colaboración nos permitió desarrollar un entendimiento más profundo de la sexualidad femenina del que cada uno habría podido obtener trabajando por separado.

Vista tanto desde la perspectiva evolutiva como desde la clínica, la sexualidad femenina plantea preguntas interesantes. ¿Por qué las mujeres desean ciertas cualidades en una pareja y en cambio sienten repugnancia hacia otras? ¿Qué tácticas emplean las mujeres para atraer a los compañeros sexuales que prefieren? ¿Por qué algunas mujeres fusionan psicológicamente amor y sexo? ¿Por qué las novelas erótico-románticas resultan mucho más atractivas para las mujeres que para los hombres? ¿Por qué algunas mujeres tienen relaciones sexuales para conservar a su pareja, mientras que otras utilizan el sexo para librarse de una pareja no deseada?

El estudio científico del sexo, o «sexología», es un campo de múltiples facetas que abarca las disciplinas de la psicología, la sociología, la antropología y la medicina. A lo largo de las últimas décadas la sexología se ha centrado en dos cuestiones principales: definir y comprender qué conductas, actitudes y relaciones sexuales son normales o sanas; y entender cómo los factores biológicos, los sucesos de la vida y las preferencias personales o las circunstancias dan forma a nuestra identidad y nuestro deseo sexual. A los psicólogos clínicos también les interesa saber hasta qué punto es posible modificar las decisiones y respuestas sexuales de una persona.

Desde finales del siglo XIX, los investigadores del sexo han venido empleando fundamentalmente tres métodos científicos para estudiar la conducta sexual humana: los estudios de casos concretos, los cuestionarios y las encuestas, y la observación y valoración de las conductas. El método de estudiar casos concretos requiere una descripción profunda y detallada de personas que sufren problemas o anomalías sexuales. Por ejemplo, el temprano sexólogo Richard von Krafft-Ebing (1840-1902) observó entre sus pacientes un fuerte predominio de la masturbación, lo cual lo llevó a la conclusión de que la masturbación era el origen de toda variación sexual. Basándose en el estudio de casos concretos, el psicólogo Sigmund Freud (1856-1939) planteó la teoría de que los impulsos eróticos de la infancia conformaban la conducta sexual del adulto.

El pionero de la investigación mediante encuestas fue Havelock Ellis (1859-1939), el cual hizo hincapié en la amplia diversidad de las conductas sexuales y escribió una memoria en la que detallaba su «casamiento abierto» con una mujer que se identificaba como lesbiana. En el siglo XX, durante las décadas de los cuarenta y los cincuenta, Alfred C. Kinsey (1894-1956) y sus colaboradores Wardell B. Pomeroy, Paul H. Gebhard y Clyde E. Martin definieron de nuevo la opinión que tenían los estadounidenses de su vida sexual con la publicación de dos informes en los que se describían las actividades sexuales de hombres y mujeres. Kinsey y su equipo pusieron de moda una entrevista estándar que utilizaron para recopilar los historiales sexuales detallados de aproximadamente 18.000 hombres y mujeres de todo Estados Unidos, la encuesta más grande jamás llevada a cabo sobre las prácticas sexuales humanas. Kinsey registró personalmente 7.985 historiales del total.

Robert Latou Dickinson (1861-1950), un ginecólogo que ejercía en Nueva York, fue el pionero de la observación en laboratorio de la sexualidad femenina, con el desarrollo de un tubo de observación de vidrio que utilizaba para visualizar y documentar la anatomía sexual interna de la mujer. Kinsey también se sirvió de la observación directa para estudiar la respuesta sexual, pero la era actual de la investigación del sexo en laboratorio comenzó con el trabajo de William H. Masters (1951-2001) y Virginia E. Johnson (1925), que estuvieron casados —para ambos eran las segundas nupcias— desde 1971 hasta 1992. En contraste con las limitadas observaciones realizadas por sus predecesores, Masters y Johnson reclutaron a casi setecientos hombres y mujeres para que participaran en estudios llevados a cabo en su laboratorio, donde documentaron los cambios fisiológicos que tenían lugar con la excitación sexual y el orgasmo. Desvelaron el papel que desempeñaba la lubricación vaginal en la excitación, la fisiología de los orgasmos múltiples y la similitud existente entre los orgasmos vaginales y los clitoridianos en el caso de la mujer. Desde la publicación en 1966 del histórico libro de Masters y Johnson, *La respuesta sexual humana*, ha emergido una rama de investigación de laboratorio relativamente independiente: la psicofisiología sexual. Los estudios de psicofisiología sexual investigan la compleja interacción que existe entre lo psicológico (los sentimientos y las emociones) y lo fisiológico (las hormonas, las sustancias químicas del cerebro, el engrosamiento de los genitales y la lubricación) en la conducta sexual humana.

Igual que en el pasado, en general la excitación sexual psicológica se mide utilizando cuestionarios que preguntan en qué medida la persona se siente «excitada» o «desinflada» en determinado contexto y si ese estado de ánimo es positivo, negativo, relajado o tenso. En los primeros días de la psicofisiología sexual, los investigadores que deseaban medir la excitación fisiológica humana adaptaban instrumentos que se empleaban para otras especies. Por ejemplo, los monitores que observan la erección del pene en los hombres se remontan a las máquinas que utilizaban los criadores de caballos a finales del siglo XIX para evitar la masturbación en los sementales. En el siglo XX, a principios de la década de los setenta dos médicos inventaron una sonda que se podía emplear para medir la conductancia térmica de las vaginas de las ovejas. Afirmaban que dicho dispositivo «no causaba molestia alguna a las ovejas que estaban despiertas» durante los experimentos, los cuales podían durar hasta cuatro horas. Aunque el dispositivo resultó ser demasiado engorroso e invasivo para utilizarlo con mujeres, su diseño no es demasiado distinto de las sondas vaginales modernas.

Hoy en día, los investigadores miden las respuestas sexuales fisiológicas, en particular el riego sanguíneo de los genitales, sirviéndose de diversas técnicas. En las mujeres se utiliza la fotopletismografía vaginal (un instrumento sensible a la luz), la ultrasonografía Doppler de onda pulsada, la obtención de imágenes pélvicas por resonancia magnética, sensores que miden los cambios de temperatura de la vagina o de los labios vaginales, y la obtención de imágenes térmicas de los muslos y los genitales de las mujeres. Además, los psicofisiólogos sexuales suelen registrar los cambios habidos en el ritmo cardíaco, el ritmo respiratorio, la temperatura corporal, la presión sanguínea y la actividad de las glándulas sudoríparas. Si bien estas mediciones no genitales pueden proporcionar información acerca del estado fisiológico de una persona durante la excitación sexual, no indican de forma concreta la respuesta sexual, dado que dichos cambios también pueden venir provocados por emociones tales como la ira, el miedo, la ansiedad y hasta la risa. Más recientemente, los investigadores han recurrido a la obtención de imágenes por resonancia magnética funcional (IRMf) para identificar las áreas del cerebro que guardan relación con la respuesta y la conducta sexual humanas.

Juntas, estas técnicas contemporáneas permiten a los investigadores del Laboratorio de Psicofisiología Sexual de Meston y a otros laboratorios similares de todo el mundo estudiar el espectro completo de la respuesta sexual. Los psicofisiólogos sexuales investigan cuestiones tales como: ¿Qué relación existe entre los niveles de excitación genital y sentirse excitado psicológicamente? ¿Qué impacto causan las experiencias sexuales traumáticas sufridas en una edad temprana en la capacidad que tiene una mujer para excitarse física y mentalmente en la edad adulta? ¿De qué modo repercute la imagen que tiene una mujer de su cuerpo en su función y satisfacción sexual general? ¿Qué impacto causa el tabaco en la capacidad de las mujeres para excitarse sexualmente? ¿De qué manera interfieren los antidepresivos en la capacidad de las mujeres para excitarse y tener un orgasmo, y cómo podemos superar dicha interferencia? ¿El hecho de tener relaciones sexuales altera las hormonas sexuales hasta el punto de afectar al impulso sexual general de la mujer? Y ¿por qué unas veces la ansiedad aumenta y otras veces disminuye el funcionamiento sexual de las mujeres?

Para algunos, puede que resulte extraño estudiar estas cuestiones a través del prisma del deseo sexual evolucionado, las preferencias de pareja evolucionadas y una psicología evolucionada de la competición sexual.

En efecto, en el campo de la biología propiamente dicha, hasta la década de los cincuenta se consideraba poco respetuoso hablar de procesos evolutivos que pudieran haber esculpido la «conducta», dado que los biólogos serios se ceñían de modo estricto a la anatomía y la fisiología. Desde entonces la ciencia de la biología evolutiva ha cambiado radicalmente. ¡Pero si los órganos sexuales, después de todo, han sido diseñados para la conducta sexual! La anatomía y la fisiología no pueden divorciarse de la conducta para la que fueron diseñadas.

Muchas personas, cuando piensan en la evolución, imaginan cosas como «la selección natural» y «la supervivencia de los más aptos». Aunque en efecto la competición por la supervivencia forma parte de la teoría de la evolución, en realidad no constituye la parte más importante de la misma. Efectivamente, al propio Darwin le preocupaban profundamente los fenómenos que no podían explicarse con la denominada «selección para la supervivencia». Maravillas tales como el vistoso plumaje de los pavos reales, por ejemplo, simplemente desafiaban dicha explicación. ¿Cómo era posible que un plumaje tan deslumbrante fuese fruto de la evolución, teniendo en cuenta su coste energético y el hecho de que es un reclamo publicitario para los depredadores, cualidades claramente perjudiciales para la supervivencia? En su correspondencia privada, Darwin escribió que el ver un pavo real le provocaba pesadillas, ya que desafiaba la lógica de su teoría de la selección natural.

Pero sus pesadillas desaparecieron cuando llegó a una segunda teoría de la evolución que resulta ser central para entender la psicología sexual femenina: la teoría de la selección sexual. La selección sexual tiene que ver con la evolución de características no por la ventaja que éstas proporcionan a los organismos para la supervivencia, sino por la ventaja que ofrecen para el emparejamiento. La selección sexual funciona mediante dos procesos bien claros: la competición dentro de un mismo sexo o intrasexual, y la elección de una pareja preferencial (también denominada selección intersexual). En la competición intrasexual, los miembros de un mismo sexo compiten entre sí y los vencedores ganan el acceso sexual a la pareja escogida. Aunque la imagen estereotípica de la competición intrasexual es la de dos ciervos machos luchando con las cornamentas entrelazadas, esa misma lógica es aplicable a la competición de una hembra con otra. En efecto, aunque Darwin subrayó la competición entre machos en lo que se refiere a los humanos, la competición entre hembras es igualmente intensa. Dado que los machos de todas las especies difieren unos de otros en cualidades como el atractivo físico, el estado de salud, la capacidad para adquirir recursos y la calidad de los genes, las hembras que triunfan sobre otras en la lucha por el acceso sexual a machos que poseen cualidades beneficiosas tienen una ventaja reproductiva respecto de otras hembras. Y el proceso evolutivo, en última instancia, no busca el éxito diferencial en la supervivencia, sino el éxito diferencial en la reproducción.

La lógica de la competición intrasexual estriba en que las cualidades que conducen al éxito por lograr acceder a parejas deseables son transmitidas en mayor cantidad como resultado del acceso sexual preferencial que adquieren los vencedores. Las cualidades asociadas con la derrota en dicha competición muerden el polvo de la evolución, ya que se transmiten en cantidades menores. Aunque este proceso en ocasiones es más fácil de ver en los machos, para los cuales la competición es típicamente física y con frecuencia ostentosa, esa misma lógica es aplicable a las hembras, para quienes la competición es por lo general más sutil. Entre los humanos, por ejemplo, la reputación social es un componente clave de la competición dentro de un mismo sexo. La reputación social a menudo se gana o se pierde mediante sutiles señales verbales, chismorreos, formación de alianzas y otras tácticas que a veces vuelan por debajo del radar. La idea clave es que la evolución, que simplemente significa cambiar con el paso del tiempo, tiene lugar como consecuencia de la competición dentro del mismo sexo, la cual lleva a que las adaptaciones que causan éxito se transmitan en mayor cantidad que las cualidades asociadas con la derrota, gracias al acceso sexual a parejas de cualidades superiores que obtiene el vencedor y que no obtiene el perdedor.

Por otro lado, la elección preferencial de pareja requiere desear cualidades en una pareja que en última instancia conducen a un mayor éxito en la reproducción. Por ejemplo, las mujeres que eligen tener relaciones sexuales con hombres sanos obtienen ventajas reproductivas respecto de las mujeres que eligen tener relaciones con hombres que sufren una enfermedad. Ellas mismas conservan una salud mejor, dado que no adquieren las enfermedades transmisibles del hombre. Sus hijos conservan una salud mejor, dado que también evitan adquirir las enfermedades de ese hombre por medio de un contacto estrecho. Y si las cualidades asociadas a la salud son heredables en parte, como sabemos que son, los hijos de esas mujeres heredarán genes saludables. Los deseos de emparejamiento de las mujeres y las cualidades que les resultan sexualmente atractivas son fruto de la evolución porque llevaban a las madres de nuestros antepasados a escoger mejor, tanto en lo que se refería a un compañero sexual como a una pareja estable.

Los mecanismos psicológicos evolucionados van más allá de la reproducción e incluyen los deseos sexuales de las mujeres, las pautas de la atracción sexual, las preferencias de pareja, el surgimiento del sentimiento del amor, los celos sexuales y mucho más. Cada componente importante de la psicología sexual femenina resuelve un problema de adaptación y proporciona un beneficio concreto a las mujeres, o, más exactamente, proporcionaba un beneficio a las mujeres ancestrales que las mujeres modernas han heredado.

Así que cuando los psicólogos evolucionistas emplean expresiones como «mecanismos psicológicos evolucionados» o «adaptaciones psicológicas» no se refieren a instintos rígidos o robóticos expresados en la conducta con independencia de las circunstancias. Más bien al contrario, las adaptaciones psicológicas humanas son sumamente flexibles a las circunstancias, y se activan únicamente en determinados contextos sociales. Una emoción evolucionada como los celos sexuales, por ejemplo, podría motivar a una mujer a tener relaciones sexuales con su compañero para que éste no piense en otras mujeres. Pero una mujer por lo general experimenta celos sexuales sólo si existe una amenaza sexual para su relación. Es más, una mujer podría hacer frente a una amenaza sexual de muchas maneras distintas, como por ejemplo incrementando la vigilancia o la efusión de amor. Incluso cuando las adaptaciones sexuales de la mujer están activadas, ello no quiere decir que deba actuar invariablemente de acuerdo con las mismas. Por ejemplo, el deseo sexual de una mujer podría activarse con un encuentro casual con un desconocido alto, moreno y atractivo, pero es posible que decida no obedecer ese deseo sexual evolucionado porque quiere seguir siendo fiel a su compañero habitual, porque le preocupa el daño que pueda sufrir su reputación o a causa de convicciones morales o religiosas. La idea clave es que las adaptaciones psicológicas evolucionadas no son instintos inflexibles que terminan expresándose de manera ineluctable en la conducta, sino mecanismos flexibles cuya expresión depende en gran medida del contexto.

Por supuesto, la opinión de que muchos componentes de la psicología sexual femenina son funcionales no implica que todos los rasgos sean adaptativos o que su conducta sexual obedezca siempre a un beneficio. Todo lo contrario. Tal como exploramos a lo largo de este libro, algunas de las razones que impulsan a las mujeres a tener encuentros sexuales son autodestructivas y causan problemas personales, pérdida de autoestima y hasta tragedias. Algunas alcanzan proporciones clínicas que sugieren desórdenes sexuales. Aquí abarcamos toda la gama que constituye la psicología sexual de la mujer, desde lo más bajo, los desórdenes sexuales y cómo se pueden tratar, hasta lo más alto, el funcionamiento sexual adaptativo y cómo se puede mantener.

Nuestro estudio se llevó a cabo sin interrupción entre junio de 2006 y abril de 2009. Mediante enlaces en la red y anuncios clasificados *on line* se solicitó a las mujeres que participasen en un estudio concebido para comprender las motivaciones sexuales. La encuesta en sí se registró en una base de datos que empleaba tecnología de encriptado de 128 bits para proteger la información contra los piratas informáticos y garantizar el máximo anonimato a las participantes en el estudio. Las mujeres que participaron empezaron rellenando un formulario de consentimiento en el cual recibieron plena información acerca del tema de la encuesta y se les aseguró que podían abandonarla en cualquier momento. Hemos reproducido lo que dijeron textualmente, eliminando detalles que pudieran identificarlas con el fin de conservar la confidencialidad. Además, comunicamos a las participantes que si abrigaban alguna preocupación respecto del estudio, si sentían ansiedad al contestar a las preguntas o al contar su historia, tenían a su disposición un psicólogo clínico con el que podían hablar.

La encuesta comenzaba preguntando a las mujeres si alguna vez habían hecho el amor por alguna de las razones expuestas. Si contestaban que sí, se las animaba a que describieran una experiencia concreta; si contestaban que no, se les preguntaba qué otra razón tenían para hacer el amor. Las respuestas confirmaron y ampliaron los datos cuantitativos hallados por nuestra investigación inicial de por qué hacen el amor los seres humanos, pero lo más importante fue que concedieron a mujeres reales una oportunidad de explicar con sus propias palabras qué era lo que las motivaba para tener relaciones sexuales.

En el transcurso del estudio, compartieron sus experiencias con nosotros 1.006 mujeres de diversa procedencia social. Provenían de cuarenta y seis de los cincuenta estados de Estados Unidos (excepto Alaska, Montana, Nebraska y Delaware); de ocho de las diez provincias de Canadá (excepto Saskatchewan y la isla del Príncipe Eduardo) y de uno de los dos territorios (Territorio Noroeste); de tres países europeos (Alemania, Bélgica y Francia); de Australia, Nueva Zelanda, Israel y China. Sus edades oscilaban entre los dieciocho años (las más jóvenes que aceptamos para el estudio) y los ochenta y seis años, y se identificaron étnicamente como indias americanas, asiáticas, negras, blancas (no hispanas) y latinas. Aproximadamente el 57 por ciento se consideraban parte de una tradición religiosa concreta, a saber: cristiana (anglicana, baptista, católica, episcopaliana, luterana, metodista, mormona, pentecostal, protestante, adventista del séptimo día y unitarista), judía, musulmana, budista, hindú y taoísta. El 26 por ciento se declararon agnósticas y el 14 por ciento ateas. Si bien la encuesta se realizó por Internet, las participantes provenían de diversas situaciones socioeconómicas: un 17 por ciento declararon tener ingresos familiares de 25.000 dólares al año o menos, el 31 por ciento ingresos entre 25.001 y 50.000, el 33 por ciento ingresos entre 50.001 y 100.000, y el 19 por ciento ingresos superiores a 100.000.

Naturalmente, también preguntamos a las mujeres por su estado actual y su orientación sexual. Aproximadamente el 80 por ciento dijeron que en aquel momento tenían una relación, mientras que el 10 por ciento salían con alguien pero no se trataba de una relación estable. El 70 por ciento de las mujeres afirmaron ser heterosexuales, un 16 por ciento se identificaron como bisexuales y un 3 por ciento dijeron que eran lesbianas. El 11 por ciento no escogió ninguna de esas etiquetas y optó por «otras» orientaciones, como asexual, bi-curiosa, omnisexual, pansexual, rarita, superestrecha, fluida, abierta, todavía dudosa y combinaciones diversas como «mayormente heterosexual, con un toque gay».

Una de las sorpresas de nuestro estudio fue que por cada razón que impulsa a una mujer a tener relaciones sexuales descubrimos tantos éxitos como fracasos. Con frecuencia el sexo proporcionaba a las mujeres un placer increíble y una sensación de alegría, amor, comunicación y exploración de sí mismas:

> He descubierto [...] que hay dos cosas importantes: poder ser intensa en lo sexual con otra persona, y al mismo tiempo poder reírme a carcajadas y disfrutar de la experiencia de estar con esa persona de manera diferente. Es casi como si la risa y el sexo satisficieran al mismo tiempo dos necesidades básicas del ser humano. (Mujer heterosexual, 42 años.)

A las mujeres les gusta su lado sexy y su sexualidad. Pero los objetivos que se buscan mediante el sexo a veces no se alcanzan. Cierto, en ocasiones el sexo deja en las mujeres un sentimiento de soledad, arrepentimiento y rencor. Hubo una mujer en nuestro estudio que buscaba el sexo para aliviar su soledad y su sentimiento de ser poco atractiva, pero no le funcionó:

> En mi última relación hacía el amor para no sentirme tan sola y poco querida. Pero fue una tontería, porque eso termi-

nó empeorando las cosas. [...] Ahora me arrepiento porque en realidad no nos conocíamos lo bastante bien el uno al otro y sin duda alguna no estábamos seguros de adónde íbamos. Rompimos al cabo de un mes. (Mujer heterosexual, 39 años.)

No obstante, por cada fracaso descubrimos encuentros sexuales de gran éxito y verdaderamente conmovedores. He aquí la descripción que hizo una mujer del sexo como forma de aumentar la seguridad en sí misma:

Me acosté con un par de tíos porque me daban pena. Eran vírgenes y me sabía mal que no hubieran hecho el amor con nadie, así que me acosté con ellos. Me sentí como si estuviera haciéndoles un favor enorme que nadie les había hecho. Sentí que tenía poder sobre ellos, como si tuviera debajo de mí unos peleles y el control lo tuviera yo. El hecho de ser la maestra en aquella situación me dio más seguridad en mí misma, y me sentí más deseable. (Mujer heterosexual, 25 años.)

Otra estaba convencida de que el sexo era un medio para experimentar a Dios:

La verdad es que no sé describir esta experiencia [...] pero la profunda dicha y la comunicación que siento con la otra persona se acercan cada vez más a los ciclos de la vida y a la energía subyacente y palpable del mundo [...] en esencia, Dios. (Mujer heterosexual, 21 años.)

A través de las múltiples voces de la vida real, del amplio abanico de hallazgos científicos y clínicos y de nuestra propia investigación experimental, se puede ver la sexualidad femenina en todas sus texturas, ya sea que un encuentro sexual lleve al placer o al arrepentimiento, a la comunicación emocional o al amor trascendental.

Estamos convencidos de que el resultado final servirá de ayuda para tomar decisiones sexuales mejor informadas respecto de cuándo, cómo y por supuesto por qué practicar el sexo, dentro o fuera de una relación. Aunque este libro no está concebido como una obra de autoayuda, tenemos el convencimiento de que los lectores obtendrán de él información que podrán utilizar en su propia vida y compartirla con sus compañeros sexuales.

# 1

## ¿Qué excita a las mujeres?

*El olor, el cuerpo, el rostro, la voz, el movimiento,
la personalidad y... en efecto, el sentido del humor*

La belleza personal es una recomendación
más eficaz que cualquier carta de presentación.

ARISTÓTELES (384-322 a.C.)

La atracción sexual es un elixir de la vida, desde el amor a primera vista hasta la chispa romántica que mantiene viva una relación a lo largo de varios años. Impregna los grandes amores de la literatura y el cine, ya se trate de los amantes enfrentados del *Romeo y Julieta* de Shakespeare o del *Titanic* de James Cameron, o bien de la siempre candente atracción existente entre los personajes de Humphrey Bogart e Ingrid Bergman en *Casablanca*. Y a pesar de las creencias comunes en la actualidad, la bioquímica básica de la atracción es el motivo principal que indican las mujeres para tener relaciones sexuales.

Pese a haberse visto relativamente ignorada en la historia de la psicología, la atracción sexual no es simplemente una cuestión de estimulación. Se filtra en nuestras conversaciones: desde las revistas de variedades que resaltan los errores de los famosos a la hora de vestirse hasta las páginas de Internet dedicadas a elaborar listas de quién es atractivo y quién no, los anunciantes la explotan para vender de todo, desde coches hasta iPods. La falta de atracción sexual suele ser una condición clave de los romances y pone fin a posibles relaciones incluso antes de que hayan despegado del suelo. Y cuando la atracción sexual va apagándose con el tiempo, puede lanzar a una persona a los brazos de otro amante. A muchos, el sexo les aporta un profundo sentimiento de alegría que les hace sentirse vivos. Es frecuente que no sepamos describir qué es lo que nos atrae de otra persona. A veces recurrimos a los estereotipos: nos aferramos a un rasgo fácil de identificar o señalamos a un famoso que posee muchas de las cualidades que a nosotros, y por lo visto a otras muchas personas resultan más atractivas. En cambio, frente a todas las mujeres de nuestro estudio que mencionaron una característica física o de personalidad que las atraía sexualmente, muchas otras prefirieron describir su motivación sexual en términos más sencillos, del tipo: «Me sentía atraída por la persona.» «Tenía una cara preciosa.» «Tenía un cuerpo deseable.» «Tenía los ojos bonitos.» «Olía bien.» «Su apariencia física me excitaba.» «Bailaba muy bien.» O dicho de manera más gráfica: «Era demasiado atractivo/a para que pudiera resistirme.»

En este capítulo se explora qué es exactamente lo que las mujeres encuentran sexualmente atractivo, así como otro punto de igual importancia: por qué. ¿Por qué los aromas almizclados y las voces graves estimulan el deseo sexual de las mujeres? Si es cierto que las mujeres se sienten menos estimuladas sexualmente por las imágenes visuales que los hombres, ¿por qué se excitan tantas con los rostros de, pongamos por ejemplo, Antonio Banderas y George Clooney? ¿De verdad hay algo en la forma de moverse de una persona que puede tener efecto en el impulso sexual de la mujer? ¿Cómo es posible que en ocasiones una personalidad arrolladora sea capaz de transformar a un tipo corriente en un hombre que exuda un irresistible magnetismo animal? ¿En qué momento la atracción física se impone a todo lo demás?

Como la chispa de la atracción a menudo actúa por debajo de nuestro nivel consciente, algunas de las respuestas que damos a estas preguntas proceden de una perspectiva evolutiva. Los psicólogos evolucionistas empiezan trabajando con la premisa de que al menos unas cuantas de las características que las mujeres encuentran atractivas no vienen impuestas por la cultura en la que viven. (Lo mismo puede decirse de las características que les resultan atractivas a los hombres.) ¿Podría ser que las cualidades que definen el atractivo sexual envíen de modo inconsciente señales de los beneficios que podría obtener una mujer de un posible compañero? Los biólogos distinguen dos amplias clases de beneficios evolutivos, cualidades que ayudaron a nuestros antepasados a sobrevivir y a reproducirse. Los *beneficios genéticos* son los genes de gran calidad capaces de dotar a los hijos de una mujer de una mayor capacidad para sobrevivir y reproducirse. Los *beneficios de recursos*, que son la comida, el refugio contra las fuerzas hostiles de la naturaleza y la protección física contra hombres agresivos, ayudan a una mujer y a sus hijos a sobrevivir y prosperar.

Tal como veremos más adelante, algunas de las cosas que excitan a las mujeres tienen su origen en el pasado evolutivo de los seres humanos, mientras que otras han cobrado vida por sí solas debido a nuestra forma actual de vivir, trabajar, vestir y relacionarnos.

## DÓNDE EMPIEZA LA ATRACCIÓN

Las personas entran en contacto unas con otras constantemente: en las aulas de las universidades nos colocan en asientos contiguos, en la cafetería tropezamos con desconocidos, en las calles sin salida de las urbanizaciones irrumpimos en la casa del vecino, y en la oficina pasamos muchas horas metidos en estrechos cubículos. Esta proximidad suele ser a menudo el primer paso para verse atraído por alguien. Con frecuencia el roce trae el cariño.

A lo largo de la historia se puede observar esto en las personas que la gente escoge como pareja. En la década de los treinta[1] se llevó a cabo un estudio para examinar cinco mil matrimonios celebrados en un único año, 1931, a fin de determinar dónde vivían los novios antes de casarse. Una tercera parte vivían a cinco manzanas el uno del otro, y más de la mitad vivían dentro de un radio de veinte manzanas. A lo largo de los años se han realizado varios estudios que han desvelado pautas similares. Por ejemplo, en las aulas con asientos asignados las relaciones se desarrollan en función de la distancia a la que están sentadas las personas unas de otras. Los alumnos situados en un pupitre intermedio tienen más probabilidades de hacer amigos que los que están sentados al final de una fila. Cuando los asientos se asignan por orden alfabético,[2] las amistades se forman entre aquellas personas cuyos apellidos comienzan por letras próximas entre sí.

Aunque el hecho de estar cerca de una persona no es garantía de que vaya a saltar la chispa sexual, el contacto repetido aumenta las posibilidades. Un estudio descubrió que una serie de contactos breves (o sea, no más de treinta y cinco segundos) cara a cara sin siquiera hablar con la persona incrementaba el número de reacciones positivas.[3] Es decir, tendemos a apreciar a las personas que vemos con frecuencia más que a las que vemos con menos frecuencia. En otro estudio, cuatro ayudantes de investigación relativamente atractivas asistieron a una clase en la universidad. Una de ellas asistió a dicha clase quince veces a lo largo del semestre, otra asistió diez veces, otra cinco, y una no asistió ninguna vez. Ninguna de ellas tuvo contacto verbal con los alumnos de la clase. Al finalizar el semestre, los alumnos, tanto hombres como mujeres, dieron su opinión sobre la impresión que les había causado cada una de las ayudantes. La atracción se incrementaba a medida que aumentaba el número de contactos,[4] pese a que todas las ayudantes eran fundamentalmente desconocidas para los alumnos de aquella clase.

Resulta que una cierta dosis de familiaridad genera aprecio, ya estemos hablando de una persona, un dibujo, una palabra de un idioma extranjero, una canción, un producto nuevo que se anuncia, un candidato político o incluso una sílaba carente de sentido. Cuanto más frecuente es el contacto con una persona durante el crucial período de presentación, más positiva es la reacción. ¿Por qué? A menudo reaccionamos a alguien o algo desconocido o novedoso al menos con una leve incomodidad, si no con un cierto grado de ansiedad. Con el contacto repetido disminuye nuestra sensación de ansiedad; cuanto más familiar nos resulta alguien, más capaces somos de predecir su conducta y por lo tanto de sentirnos más cómodos en presencia de esa persona.

Una vez que la persona se encuentra en un entorno próximo, el contacto visual se vuelve crítico. En un estudio realizado acudieron 48 hombres y mujeres a un laboratorio y se les pidió que hablasen unos con otros mirándose a los ojos. El efecto de la mirada recíproca demostró ser muy potente. Muchos dijeron que el intenso contacto visual con un desconocido del sexo contrario despertaba sentimientos de amor intenso. Tal como lo expresó una mujer de nuestro estudio:

> Me resulta muy excitante que una persona sea misteriosa y no deje ver gran cosa de sí misma nada más empezar. En una ocasión me acosté con un hombre porque me miraba con expresión soñadora pero no hablaba mucho. Fue una experiencia muy apasionada. (Mujer heterosexual, 33 años.)

En otro estudio se pidió a varios desconocidos que revelaran el uno al otro detalles íntimos de su vida por espacio de media hora, y a continuación que se mirasen a los ojos durante cuatro minutos sin interrumpir el contacto visual ni establecer conversación alguna. Nuevamente, los participantes dijeron que habían sentido una profunda atracción hacia sus compañeros. ¡Incluso hubo dos de aquellos perfectos desconocidos que acabaron casándose!

La proximidad posee también otros beneficios. Los seres humanos hemos sido agraciados con cinco sentidos conocidos —vista, oído, olfato, gusto y tacto—, y las señales sensoriales que provocan la atracción tienden a tener un efecto más marcado con la cercanía física. Esto se aprecia de forma especial cuando se tiene en cuenta uno de los ingredientes más fuertes del atractivo sexual, que la comunidad científica despreció durante mucho tiempo: el agudo sentido del olfato femenino.

Ya se sabe que los olores contienen fuertes asociaciones psicológicas. No hay más que ver la imagen que nos trae a la memoria el efluvio del perfume de un ser querido, cómo nos hace recordar a la persona que lo llevaba, junto con una cascada de sentimientos. Ello se debe en parte al insólito diseño del nervio olfatorio, que se extiende en forma de red por todo el cerebro, a diferencia de los nervios que transportan la información procedente de los otros sentidos principales, que abarcan menos espacio. Dicha arquitectura ayuda al cerebro a vincular recuerdos de sucesos emotivos con informaciones olfativas. Esta faceta de remover recuerdos es importante, pero resulta que el olfato también tiene una importancia sorprendente para las mujeres en lo que respecta a la atracción sexual básica.

Empleando un método llamado «Estímulos Sensoriales y Estudio de la Sexualidad»,[5] varios investigadores de la Universidad Brown descubrieron que las mujeres califican el olor de una persona como el factor más importante a la hora de escoger un amante y dejan a un lado la vista (que lo sigue de cerca en segundo lugar), el oído y el tacto. Ello coincide con la valoración que hizo una mujer de nuestro estudio de los atractivos de un compañero sexual:

Me sentí atraída por su olor, sus ojos y su actitud. Y también por el acento francés que tenía. (Mujer heterosexual, 23 años.)

En contraste, para un hombre el olor de una mujer tiene menos peso a la hora de sentirse atraído sexualmente. Tal vez se deba a que el olfato del hombre es menos agudo que el de la mujer. O a que los hombres son más proclives a excitarse a través de las señales visuales. Y no es sólo que las mujeres opinan que el olor importa para sentirse atraídas por alguien; es que la excitación sexual de las mujeres se ve incrementada con los olores corporales agradables y desaparece totalmente con los desagradables.

Sólo recientemente han empezado a preguntarse los científicos por qué el olor corporal desempeña un papel tan crucial en la atracción sexual de la mujer. La primera pista[6] llegó con un descubrimiento insólito: el de que la agudeza olfativa de la mujer alcanza su nivel máximo alrededor del momento de la ovulación, la estrecha franja de veinticuatro horas dentro del ciclo menstrual en que puede quedarse embarazada. Esto condujo a los científicos a sospechar que acaso el sentido del olfato femenino desempeñase un papel en la reproducción. Sin embargo, dicha relación no se estableció hasta que los investigadores comenzaron a explorar el sistema inmunológico.

Los genes responsables de combatir a las bacterias y los virus causantes de enfermedades se encuentran situados dentro del complejo principal de histocompatibilidad, también conocido como MHC por sus siglas en inglés, que se halla en el cromosoma 6. Según las personas, existen versiones distintas, o alelos, de esos genes MHC; en la jerga de los genetistas, los genes MHC son «polimórficos». Resulta que las mujeres pueden beneficiarse de dos maneras del emparejamiento con hombres que son diferentes de ellas en los genes MHC. En primer lugar, un compañero que tenga genes MHC diferentes es probable que tenga en general más genes diferentes, y por lo tanto el hecho de encontrar atractiva a una persona distinta en ese sentido podría ayudar a evitar la endogamia. Reproducirse con parientes genéticos cercanos puede resultar desastroso para los vástagos resultantes y dar lugar a defectos congénitos, una inteligencia inferior y otros problemas. Pero emparejarse con alguien que tenga genes MHC complementarios aporta otro beneficio: los vástagos resultantes gozarán de una mejor respuesta inmunológica, lo cual los hará más aptos para combatir muchos de los parásitos que causan enfermedades.

Lo misterioso es cómo son capaces las mujeres de elegir compañeros que posean genes MHC complementarios con el fin de transmitir esos beneficios a sus retoños. En un revelador estudio realizado en Brasil,[7] varios investigadores pidieron a 29 hombres que llevasen unas compresas de algodón pegadas a la piel durante cinco días para que éstas absorbieran el sudor y por consiguiente el olor corporal. A continuación se pidió a 29 mujeres que olfatearan cada una de las compresas de algodón y evaluaran el olor según un baremo desde atractivo hasta no atractivo. Los científicos identificaron el MHC específico de cada hombre y mujer mediante pruebas de sangre. A las mujeres les resultaron más deseables que ningún otro los aromas de los hombres que poseían un MHC complementario al suyo. Los aromas de los hombres que poseían un MHC similar al suyo las hicieron encogerse de asco. Por asombroso que pueda parecer, las mujeres son capaces de captar literalmente el olor de un complejo de genes que se sabe que desempeñan un papel clave en el funcionamiento del sistema inmunológico.

Este sentido del olfato tan desarrollado ejerce un profundo efecto en la sexualidad femenina. Christine Garver-Apgar, psicóloga de la Universidad de Nuevo México, y sus colegas estudiaron la similitud en el MHC en 48 parejas unidas por una relación romántica. Descubrieron que a medida que aumentaba el grado de similitud de MHC entre cada hombre y mujer, disminuía la sensibilidad sexual de la mujer. Las mujeres cuyos compañeros poseían genes MHC similares afirmaron que deseaban tener relaciones sexuales con menos frecuencia. Dijeron que sentían una menor motivación para complacer sexualmente a su pareja, en comparación con las mujeres que tenían una relación romántica con hombres poseedores de genes MHC complementarios. Y un dato que tal vez resultaría más perturbador para sus compañeros (si lo conocieran) es que las mujeres que tenían un compañero poseedor de un MHC similar afirmaron tener con más frecuencia fantasías sexuales referidas a otros hombres, en especial durante la fase más fértil del ciclo de ovulación. Y dichas fantasías sexuales no se limitaban a quedarse en la mente: terminaban con mayor frecuencia en los brazos de otros hombres y afirmaron ser más infieles sexualmente.

De modo que cuando una mujer dice que ha tenido relaciones sexuales con un hombre porque éste olía bien, su motivación sexual tiene raíces ocultas en una adaptación evolutiva. En un nivel inconsciente, las mujeres se sienten atraídas hacia hombres con los cuales son compatibles genéticamente.

Otra razón de que el olor de un hombre sea tan importante proviene del insólito hallazgo de que la simetría del cuerpo posee atractivo sexual. La mayoría de los cuerpos humanos son simétricos en sentido bilateral: la muñeca izquierda por lo general tiene la misma circunferencia que la derecha; la oreja izquierda por lo general es igual de larga que la derecha; desde los ojos hasta los dedos de los pies, la mitad derecha y la izquierda del cuerpo suelen ser más o menos un espejo de la otra. No obstante, cada persona tiene pequeños detalles que la desvían de la simetría perfecta. Existen dos factores que pueden hacer que la cara y el cuerpo se vuelvan más asimétricos. Uno es genético: el número de mutaciones que sufre un individuo, lo que los genetistas denominan *carga mutacional*. Si bien todo el mundo lleva consigo varias mutaciones genéticas (se calcula que como media tenemos unas doscientas), algunas personas transportan una carga mutacional mayor que otras, y las que transportan más tienden a ser más asimétricas. El segundo factor es ambiental. Durante el desarrollo, algunas personas sufren más enfermedades, afecciones, parásitos y lesiones corporales que otras, y esos daños causados por el entorno crean asimetrías en el cuerpo y en la cara. Dicho en pocas palabras: la simetría es señal de buena salud, una indicación de que la persona tiene una carga pequeña de mutaciones y ha sufrido pocas lesiones causadas por el entorno, o que por lo menos posee la capacidad de soportar lesiones causadas por el entorno sin que éstas le hagan mucha mella.

Si la simetría del cuerpo es atractiva debido a la manera en que hemos evolucionado, lo mismo sucede con el hecho de que las mujeres sean capaces de detectar la firma olfativa de la simetría, una habilidad muy útil si se tiene en cuenta que ciertas asimetrías puede que no sean visibles de inmediato.

Pero ¿de verdad es capaz una mujer de oler la simetría del cuerpo? En un estudio se obligó a varios hombres a que llevaran puesta una camiseta blanca de algodón durante dos noches. Acto seguido se sellaron las camisetas en bolsas de plástico. Ya en el laboratorio, los científicos midieron con la ayuda de calibradores los diversos componentes físicos del cuerpo de los hombres, entre ellos las muñecas, los tobillos y los lóbulos de las orejas, a fin de evaluar el grado de simetría de los mismos. Seguidamente dieron a oler cada camiseta a una serie de mujeres y éstas dijeron si les parecía que tenía un olor agradable o desagradable. Las que encontraron más atractivas fueron las que portaban el olor de los hombres simétricos, y las de los hombres asimétricos les resultaron repulsivas. Este hallazgo ha sido ratificado por cuatro estudios independientes.

A las mujeres les resulta particularmente atractivo el olor de la simetría cuando se encuentran en la fase fértil del ciclo ovulatorio, precisamente el momento en que tienen más posibilidades de concebir. Por lo visto, esto es reflejo de una adaptación evolutiva en las mujeres para reproducirse con hombres que posean señales sinceras de buena salud, entre ellos genes de gran calidad. Cuando las mujeres tienen aventuras extraconyugales, tienden a escoger como amantes a hombres simétricos, otro indicio más de lo importante que es la simetría en la atracción sexual.


EL PODER DEL AROMA VARONIL

El olor de una persona puede influir en una mujer no sólo a la hora de elegir pareja, sino también en el momento y la frecuencia con que decide tener relaciones sexuales y en la posibilidad de quedarse embarazada.

Los investigadores han demostrado asimismo que el contacto con las feromonas masculinas puede incrementar la fertilidad de la mujer. Las feromonas son sustancias secretadas por las glándulas del ano, las axilas, la uretra, las mamas y la boca. En los mamíferos no humanos es el órgano vomeronasal, una estructura olfatoria especializada que se encuentra en el cerebro, el encargado de recibir las señales de las feromonas, que controlan los rituales de apareamiento de la mayoría de los animales e insectos. Un estudio descubrió que cuando las mujeres tenían contacto frecuente con hombres (al menos una vez por semana) se les regularizaba el ciclo menstrual, les aumentaba la temperatura basal durante los días fértiles y producían más estrógenos en la fase del ciclo que sigue a la ovulación, denominada fase luteínica.[8]

Otro estudio demostró que las mujeres que dormían con un hombre dos veces o más durante un período de cuarenta días tenían un número mayor de ovulaciones que las que habían dormido con un hombre con menor frecuencia.[9]

Una vez más, la atracción sexual desempeña un papel. La doctora Winnifred Cutler,[10] directora del Instituto Athena, descubrió que el contacto con las feromonas masculinas influye en la atracción sexual de una mujer hacia un hombre. En el estudio realizado por Cutler, 38 hombres heterosexuales registraron sus niveles básicos de conducta sexual así como las citas que tuvieron con mujeres a lo largo de un período de dos semanas. A continuación pasaron un mes entero usando la habitual loción para el afeitado, o usando la misma loción pero enriquecida con una versión sintética de una feromona que segregan los hombres de forma natural. No sabían qué loción estaban utilizando. Durante el mes de prueba siguieron registrando sus encuentros sexuales y sus salidas con mujeres. Los resultados mostraron que, en comparación con los niveles básicos de actividad sexual, los hombres que usaron la loción «cargada con feromonas» practicaron un número mayor de juegos sexuales y coitos, tuvieron citas informales con más frecuencia y pasaron más tiempo durmiendo al lado de una pareja. En ese mismo período no informaron de ningún cambio en la frecuencia con que se masturbaban, de manera que el aumento en el resto de sus actividades sexuales no pudo deberse simplemente a que sintieran un impulso sexual más fuerte por haber estado en contacto con las feromonas adicionales.

El olor desempeña un papel mucho más significativo que identificar una buena higiene o un perfume cargado de resonancias emocionales. La reacción de las mujeres a las firmas odoríferas del sistema inmunológico, la simetría del cuerpo y las feromonas actúa de modo parecido a los olores animales, dando forma de manera inconsciente al modo en que se sienten sexualmente atraídas y excitadas.

Ya hemos visto que la simetría del cuerpo resulta atractiva a las mujeres. También se asocia con la musculación del hombre, y se han llevado a cabo estudios en Estados Unidos y en la isla caribeña de Dominica que han revelado que los hombres simétricos tienen un número mayor de parejas sexuales que los asimétricos. Cuando las mujeres identifican las cualidades concretas que las empujan hacia un compañero sexual, con frecuencia mencionan que «la persona tenía un cuerpo deseable», lo cual es la 16ª razón más frecuente que citaron para tener relaciones sexuales. Pero ¿qué tipo de cuerpo les resulta deseable a las mujeres?

Quizá la característica más obvia sea la altura. Los estudios realizados revelan una y otra vez que las mujeres encuentran atractivos a los hombres altos, si bien sólo hasta cierto punto: más altos que la media, pero no demasiado. En los análisis realizados a anuncios de contactos personales, el 80 por ciento de las mujeres afirman desear que un hombre mida uno ochenta o más. El lado bueno[11] es que los hombres que indicaron en su anuncio personal que eran altos recibieron muchas más respuestas de mujeres. Las mujeres prefieren hombres altos para maridos,[12] y ponen todavía mayor énfasis en la altura en el caso de compañeros sexuales de corta duración. ¡Incluso toman en cuenta la altura cuando seleccionan un donante de esperma![13]

Un estudio llevado a cabo con hombres del Reino Unido reveló que los que eran más altos que la media habían tenido un mayor número de novias con convivencia que otros de estatura inferior. Dos estudios descubrieron que los hombres que son más altos que la media suelen tener más hijos, y por lo tanto más éxito en el sentido reproductivo. Por lo visto, a las mujeres los hombres altos les parecen candidatos mejores para el romance y la reproducción.

¿Podría existir una cierta lógica para que las mujeres deseen hombres altos? En las culturas tradicionales, los varones altos tienden a gozar de un estatus superior. En las sociedades cazadoras-recolectoras, los «hombres grandes» —varones de estatus superior que imponen respeto— son literalmente individuos de gran tamaño, físicamente. En las culturas occidentales, los hombres altos suelen disfrutar de un estatus socioeconómico mayor que el de los bajos. Un estudio reveló que, entre dos candidatos a un puesto de comercial, el 72 por ciento de las veces los empresarios eligen al más alto. Cada centímetro de más añade varios miles de dólares al salario anual de un hombre. Un estudio calculó que los hombres que miden uno ochenta ganan, de promedio, 166.000 dólares más a lo largo de una trayectoria profesional de treinta años que los hombres que miden varios centímetros menos. Los policías de mayor estatura sufren menos agresiones que los bajos, lo cual indica que su talla impone más respeto a los delincuentes o los lleva a pensárselo dos veces antes de agredirlos. La altura actúa como un disuasorio para la agresividad de otros hombres, de modo que ofrece a las mujeres una señal de que poseen poder para proteger. Las mujeres afirman sencillamente que se sienten más seguras estando con compañeros altos.

Otra respuesta procede de correlaciones descubiertas recientemente en cuanto a la estatura de los varones. Los hombres altos, como media, tienden a estar más sanos que los bajos, aunque los que se encuentran en los extremos sufren más problemas de salud. De modo que los hombres altos a menudo tienen mejores perspectivas laborales, cuentan con más recursos económicos, disfrutan de un estatus social más elevado, proporcionan protección física y están más sanos: todo un filón de beneficios adaptativos.

EN FORMA PARA EL SEXO

Naturalmente, la altura no es el único aspecto del cuerpo masculino que excita a las mujeres.

Los estudios realizados sobre las preferencias de pareja revelan que las mujeres desean hombres fuertes, musculosos y atléticos para un emparejamiento a largo plazo y también para aventuras sexuales. La mayoría de las mujeres muestran una clara preferencia hacia una morfología corporal particular, a saber: un torso en forma de V que revela una elevada relación hombro-cadera (hombros anchos en relación con las caderas). Se sienten atraídas por un vientre plano combinado con una parte superior del torso que sea musculosa (pero no en exceso).

De hecho, los dos sexos consideran que los hombres que poseen una elevada relación hombro-cadera son más dominantes física y socialmente, lo cual puede proporcionar una pista acerca del atractivo de esta configuración, dado que en general las mujeres no se sienten atraídas por hombres que dan la impresión de poder ser dominados fácilmente por otros hombres. Los varones que exhiben una elevada relación hombro-cadera comienzan a tener relaciones sexuales a una edad más temprana: los dieciséis años o antes. Afirman que cuentan con más parejas sexuales que otros compañeros suyos que tienen hombros más delgados. Cuando están dentro de una relación, tienen más aventuras sexuales con parejas externas, y afirman que gozan de más oportunidades de ser elegidos por mujeres ya emparejadas para vivir aventuras sexuales pasajeras. La relación hombro-cadera también despierta al monstruo: los rivales que lucen una elevada relación hombro-cadera disparan los celos en los hombres.

Los hombres que poseen un cuerpo fuerte, atlético y en forma de V tienden a triunfar en competiciones más que los que tienen un físico más débil. En todas las culturas, los concursos de tipo físico como la lucha, las carreras y el lanzamiento de objetos permiten a las mujeres calibrar las capacidades físicas de los hombres, como la velocidad, la resistencia y la fuerza. Como ejemplo, entre los mehinaku de la Amazonia brasileña, el éxito en dichos concursos resulta esencial para la atracción sexual de la mujer:

> Un varón muy musculoso y de un físico imponente tiene muchas probabilidades de acumular numerosas novias, mientras que a un varón pequeño, al que llaman despectivamente *peristsi*, le va peor. El mero hecho de tener estatura genera una ventaja considerable [...]. Según los aldeanos, un luchador poderoso causa pavor [...] impone miedo y respeto.

Para las mujeres[14] es «guapo» (*awitsiri*) y muy cotizado como amante y marido.

En cambio, la investigación científica ha descubierto que los hombres sobrestiman el grado de músculo que de verdad resulta atractivo a las mujeres, pues suponen que para ser atractivos necesitan estar más abultados o más hinchados. Un estudio comparó los músculos de los hombres que aparecían en la revista *Cosmopolitan* (cuyos lectores son en un 89 por ciento mujeres) con los de *Men's Health* (cuyos lectores son en un 85 por ciento hombres). Los analistas realizaron una clasificación del grado de musculación de los hombres que salían en cada revista. El de *Cosmopolitan* (4,26) era casi idéntico al que las mujeres indican como ideal en un compañero sexual (4,49). En contraste, los hombres creen equivocadamente que las mujeres desean un compañero sexual más musculoso (5,04), lo cual se corresponde más de cerca con el grado de musculación que mostraban los hombres de *Men's Health* (5,77).

Las imágenes de hombres llenos de músculos casi con toda seguridad han fomentado la idea equivocada que tienen los hombres de lo que resulta sexualmente atractivo a la mujeres, de igual modo que las ubicuas fotografías de mujeres de delgadez imposible han llevado a las mujeres a sobrestimar el grado de delgadez que resulta más atractivo a los hombres. Después de ver una y otra vez imágenes de cuerpos en forma de V, los hombres quedaban más insatisfechos con su propio cuerpo, igual que las mujeres se sienten más descontentas con el suyo después de ver imágenes de modelos de la talla cero. El 90 por ciento de los varones estadounidenses afirman que desean ser más musculosos. En Ghana, un país que se encuentra entre los menos saturados por los medios de comunicación, esa cifra es del 49 por ciento. En el término medio se sitúan los varones ucranianos, un 69 por ciento de los cuales afirman que desean tener más músculo. Tal como lo resumió un investigador, el varón medio «se siente Clark Kent pero anhela ser Superman».[15]

Podría haber sido modelo. Cuando dio muestras de interesarse por mí, no me lo creía. Nos acostamos una sola vez. Para mi sorpresa, después siguió llamándome, pero no quise continuar con la relación por varios motivos. Uno: porque no era más que una cara bonita, aunque me parece que de verdad estaba loco por mí. Dos: nunca hay que salir con un tío que sea más guapo que tú. Es terrible para la autoestima y para la salud mental. (Mujer heterosexual, 26 años.)

Los rasgos faciales masculinos dependen en gran medida de la producción de testosterona durante la adolescencia, cuando los huesos de la cara adoptan la forma adulta. Desde una perspectiva evolutiva, la pubertad marca el momento en que hombres y mujeres entran en el terreno de la competición por la pareja. Empiezan a dedicar tiempo, energía y esfuerzo a las tareas de seleccionar y atraer a la pareja. Entre los hombres, la cantidad de músculo, como hemos visto, contribuye al éxito en la competición con otros hombres y en parecer sexualmente atractivos a las mujeres. Y resulta que la testosterona es la hormona mágica que favorece la masa muscular en los hombres y los rasgos faciales masculinos.

Entonces, ¿por qué no todos los hombres poseen rostros masculinos y cuerpos musculosos? La respuesta, de manera extraña, radica en un efecto secundario negativo de la testosterona. Una elevada producción de esta hormona compromete el funcionamiento del sistema inmunológico del organismo y hace que el varón esté menos preparado para combatir enfermedades y parásitos. Y he aquí la paradoja: tan sólo los hombres que se encuentran por encima de la media en el grado de salud durante la adolescencia pueden «permitirse el lujo» de producir los elevados niveles de testosterona que masculinizan el rostro. Los adolescentes menos sanos no pueden permitirse el lujo de poner en peligro su sistema inmunológico, ya precario, de manera que producen niveles más bajos de testosterona precisamente en el momento en que los huesos faciales adquieren la forma adulta.

En la jerga de la biología evolucionista, una cara masculina es para las mujeres una «señal sincera» de salud en un hombre, de su capacidad para triunfar en la competición con otros hombres y su capacidad para protegerla a ella. Y ésa es la mejor explicación para el hecho de que la mayoría de las mujeres encuentren más atractivos los rostros que son ligeramente más masculinos (pero no los más masculinos de todos).

Pero cuando se analiza el estado de fertilidad de una mujer y si está evaluando a un hombre como compañero sexual casual o como marido, la dinámica cambia. En una serie de estudios científicos se pidió a varias mujeres que juzgaran el atractivo de diversos rostros de varones en diferentes momentos de su ciclo ovulatorio: durante la fase más fértil (los cinco días anteriores a la ovulación) y durante la menos fértil, la fase luteínica que viene después de la ovulación. Los sujetos evaluaron los rostros según su carácter sexy, su atractivo como compañeros sexuales casuales y su atractivo como compañeros a largo plazo. Los rostros masculinos situados por encima de la media resultaron ser los más sexys y los más atractivos para un encuentro sexual casual. En contraste, para una relación estable, las mujeres encontraron más atractivos los rostros ligeramente menos masculinos. El deseo sexual hacia un rostro masculino resultó especialmente fuerte durante la etapa fértil del ciclo.

La interpretación más plausible de estos resultados es que a la hora de elegir una pareja de larga duración, las mujeres se sienten atraídas por hombres que tienen más probabilidades de ser un «buen padre», pero cuando tienen más posibilidades de quedarse embarazadas les atraen las «señales sinceras» de salud que ofrecen los rostros masculinos. Sin embargo, esta interpretación plantea un rompecabezas: ¿Por qué no podrían las mujeres sentirse atraídas por los varones sumamente masculinos para toda clase de relación de pareja, desde las aventuras peligrosas hasta el amor de su vida?

La respuesta se encuentra en el hecho de que los hombres más masculinos son menos fieles sexualmente. Por consiguiente, la mayoría de las mujeres se enfrentan a un dilema: si eligen al varón que parece menos masculino, obtienen un padre mejor y un compañero más fiel en el aspecto sexual, pero salen perdiendo en la transmisión de genes saludables. Si eligen al varón más masculino, podrán dotar a sus hijos de buenos genes para la salud, pero habrán de soportar el coste de tener un hombre que canalizará parte de su energía sexual hacia otras mujeres. De manera que las preferencias de las mujeres revelan una estrategia de emparejamiento dual que busca conseguir lo mejor de ambos mundos. Pueden escoger al varón ligeramente menos masculino, que les será sexualmente fiel e invertirá en sus hijos, y mientras tanto, de forma oblicua, tener relaciones sexuales con otros varones más masculinos en la fase en que tienen más posibilidades de quedarse embarazadas. Las pruebas de ADN revelan que aproximadamente un 12 por ciento de las mujeres se quedan embarazadas de hombres que no son su pareja estable, lo cual sugiere que algunas mujeres, pero desde luego no todas, emplean esta estrategia de emparejamiento dual. El lado bueno es que las mujeres que poseen un cuerpo cuya forma indica una mayor fertilidad —como una baja relación cintura-cadera— expresan preferencias ligeramente distintas en lo que se refiere a la atracción. Hay dos estudios que confirman que las mujeres que tienen una baja relación cintura-cadera muestran una mayor preferencia por los rasgos faciales masculinos que las que tienen dicha relación más elevada, tanto para emparejamientos cortos como largos.

Sin embargo las culturas difieren en el grado en que se sienten atraídas las mujeres por los rasgos faciales masculinos. El psicólogo Ian Penton-Voak y sus colegas descubrieron que las mujeres jamaicanas encontraban más sexys a los hombres masculinos que las británicas. Esta diferencia cultural es interpretada como un producto del mayor índice de enfermedades infecciosas existente en Jamaica, en comparación con Inglaterra. En las culturas en que las enfermedades infecciosas constituyen un problema más extendido, al parecer las mujeres trasladan su deseo sexual hacia hombres que poseen señales sinceras de buena salud, hombres cuyo rostro ha sido modelado por la testosterona.

La gente se siente atraída por las personas que se consideran colectivamente atractivas; tanto es así que varias mujeres de nuestro estudio dijeron que se habían acostado con personas atractivas aun sin tener el menor deseo de iniciar una relación estable:

> Trabé amistad con un hombre que era muy guapo, pero con quien no tenía ningún deseo de iniciar una relación. Me pidió que me quedara a pasar la noche, y a pesar de que tenía mis dudas [...] no pude resistirme. Era convencionalmente guapo, pero muy nervioso e inconformista, y yo le gustaba mucho. (Mujer principalmente heterosexual, 36 años.)

¿Qué quiere decir que una persona es «convencionalmente» guapa? Judith Langlois, una psicóloga especializada en el desarrollo, estudió el significado del término «atractivo» del rostro humano pidiendo a los sujetos que valorasen ciertos rostros compuestos —formados por 16 o más imágenes juntas— en comparación con las caras individuales que se habían utilizado para formar dicha composición. Los rostros compuestos se valoraron como más atractivos, y, según Langlois, «si se toma un rostro femenino compuesto (medio) formado por 32 caras y se superpone con el rostro de una modelo sumamente atractiva, las dos imágenes quedan alineadas casi a la perfección, lo cual indica que la configuración facial de la modelo es muy similar a la configuración facial de las composiciones». Lo mismo sucedió con los rostros compuestos de varones.

Langlois ha descubierto también que los niños de un año de edad reaccionan a ese tipo de atractivo «promedio» de los rostros adultos.[16] Los investigadores variaron el grado de atractivo poniéndose máscaras atractivas y no atractivas que fueron adaptadas de manera realista a su propia cara. A continuación los hombres y las mujeres interactuaron con los pequeños e intentaron jugar con ellos, y descubrieron que éstos expresaban un estado de ánimo más positivo y participaban más en el juego cuando interactuaban con los investigadores que llevaban las máscaras atractivas. Incluso cuando el estímulo utilizado es un muñeco, los estudios demuestran que los niños pequeños pasan más tiempo jugando con el muñeco atractivo que con el no atractivo.

Existe también toda una serie de investigaciones que muestran que nos atraen las personas agraciadas porque suponemos falsamente que éstas poseen otro montón de rasgos deseables. Se las califica además de interesantes, sociables, independientes, dominantes, excitantes, sexys, equilibradas, dotadas de habilidades sociales y triunfadoras. Estos estereotipos cuentan con escaso apoyo, a excepción de que el atractivo del rostro, cosa nada sorprendente, se ha relacionado con la popularidad y con el hecho de poseer buenas habilidades interpersonales.

## UNA VOZ QUE HACE QUE NOS TIEMBLEN LAS RODILLAS

Los cantantes como Elvis Presley en los años cincuenta, los Beatles en los sesenta y Jim Morrison en los setenta, hasta los raperos contemporáneos como Kanye West, Jayz y 50 Cent son —y siempre han sido— famosos por atraer a las mujeres. Sin duda, una parte de su atractivo sexual es resultado de la popularidad y del estatus social de que gozan. Pero también existe un atractivo sexual que «suena», algo que tiene la voz masculina que hace temblar de excitación sexual a las mujeres.

El timbre de voz es el rasgo más sorprendente del habla humana. Antes de la pubertad, la voz masculina y la femenina son bastante parecidas. Durante la pubertad tienen lugar cambios notables. Los chicos experimentan un drástico aumento en la longitud de las cuerdas vocales, que se vuelven un 60 por ciento más largas que las de las chicas. Unas cuerdas vocales más largas y un tracto vocal más largo dan como resultado un timbre de voz más grave y resonante. La testosterona provoca ese cambio que sufren los chicos en la pubertad, y un mayor nivel de testosterona es el anuncio de una voz más grave en la edad adulta.

La primera confirmación científica de que las mujeres prefieren las voces masculinas profundas llegó en el año 2000, en un estudio en el que las mujeres consideraron que la voz grave y resonante de Luciano Pavarotti era más atractiva que el tono algo más agudo de Truman Capote. Puede que esto no nos resulte tan sorprendente. Pero hay tres investigaciones más recientes que muestran que el contexto del emparejamiento resulta crucial para que una mujer escoja entre diversas voces masculinas. El antropólogo evolucionista David Puts grabó las voces de treinta varones que intentaban convencer a una mujer de que accediera a concederles una cita romántica. Acto seguido se ofrecieron dichas grabaciones a 142 mujeres heterosexuales para que evaluasen el atractivo de cada varón dentro de dos contextos de emparejamiento: para un encuentro sexual de corta duración y para una relación con compromiso a largo plazo. Aunque las mujeres dijeron que las voces más graves eran más atractivas en ambos contextos, mostraron una llamativa preferencia por las graves cuando las tomaron en cuenta para posibles encuentros breves, puramente sexuales. Es más, las mujeres que se encontraban en la fase fértil del ciclo de ovulación resultaron ser las más atraídas sexualmente hacia hombres de voz grave.

Para explicar esto tal vez nos sirva fijarnos en las hembras de la rana toro, que gravitan hacia los machos que croan produciendo un sonido grave y resonante, una señal fiable (para las ranas) de que el compañero tiene un buen tamaño y goza de buena salud. La investigación con seres humanos nos ha hecho comprender dos correlaciones similares que contribuyen a explicar por qué las mujeres encuentran unas voces de hombre más atractivas que otras.

La primera se refiere a la simetría bilateral del cuerpo, es decir, la señal de genes saludables que indica que una persona es más capaz de soportar las tensiones causadas por las enfermedades, las lesiones y las mutaciones genéticas ocurridas durante su desarrollo. La simetría del cuerpo tiene más probabilidades de dar como resultado una voz más grave. De modo que cuando una mujer encuentra una voz masculina resonante todavía más sexy durante la fase fértil, la de la ovulación, se siente atraída por el sonido de la simetría que traspasaría a su posible prole. Además, las voces que suenan atractivas son indicativo de la morfología del cuerpo de un hombre. La psicóloga Susan Hughes descubrió que los varones que poseen una voz sexy, en contraste con los que tienen un tono más agudo, presentan una relación hombro-cadera más elevada, el atractivo cuerpo en forma de V. Las mujeres consideran que los hombres de voz más grave son en cierto modo mayores, más sanos, más masculinos, dominantes físicamente, dominantes socialmente y respetados por sus iguales.

La atracción que sienten las mujeres hacia las voces sexys, ¿se traduce en un mayor éxito sexual para los hombres que hablan en tono grave? Un estudio descubrió que los varones estadounidenses de voz profunda habían tenido un número mayor de compañeras sexuales que los de voz más aguda. Un segundo estudio, realizado entre los hadza, una población de cazadores-recolectores de Tanzania, reveló que los varones de voz grave tenían más hijos, posiblemente a consecuencia de que gozaban de mayor acceso sexual a las mujeres fértiles.

Así que la diferencia no estriba en saber llevar la melodía; una voz de barítono como la del actor James Earl Jones podría resultar cautivadora porque toda ella transmite señales de buena salud, buenos genes, capacidad para proteger y éxito en las jerarquías sociales. Muchos de esos músicos tan atractivos sexualmente contaban además con otra cualidad en su haber: un cuerpo en movimiento.

UN MOVIMIENTO SEXY

Los patrones del movimiento físico dependen de la fortaleza de los huesos, el tono muscular y el control motor. La capacidad para moverse de manera coordinada, sobre todo con movimientos repetitivos como caminar o bailar, revela información acerca del fenotipo de la persona: transmite información sobre la edad (obsérvese la diferencia que hay entre la habilidad para el baile de los jóvenes en comparación con la de los viejos), información sobre el nivel de energía, información sobre la salud de la persona, si es enfermiza o rebosa de vitalidad. Y transmite información sobre la eficiencia biomecánica del sujeto, la conozcamos o no. Hemos descubierto que algunas mujeres se acostaron con un hombre simplemente porque éste bailaba bien:

> Me dijeron que si un hombre sabía bailar, era bueno en la cama. Yo no lo creía, y quise ver si era cierto. Conocí a un tipo que bailaba igual que un *stripper*. Bailó un par de veces para mí. Terminamos acostándonos, y efectivamente, en la cama era tan bueno como en la pista de baile [...]. Mientras hacía el amor, bailaba literalmente. Fue maravilloso. (Mujer heterosexual, 29 años.)

> Era muy excitante. El hecho de que bailara bien le hacía más atractivo todavía. La verdad es que a mí me encanta bailar, así que cuando veo una persona que tiene ritmo, me excita. (Mujer heterosexual, 26 años.)

Las investigaciones confirman que determinados movimientos corporales les resultan más atractivos a las mujeres que otros. En un estudio se pidió a varias mujeres que vieran unas imágenes enmascaradas digitalmente o pixeladas de hombres bailando. Se sintieron más atraídas por los que realizaban movimientos más grandes y amplios. Y dichos hombres también les parecieron más eróticos. De igual modo que las caras de los varones difieren unas de otras en el grado de masculinidad, los hombres difieren en la masculinidad de su forma de andar. Hombres y mujeres tienen andares muy distintivos. Los hombres balancean lateralmente la parte superior del cuerpo más que las mujeres; las mujeres, en contraste, tienen una rotación de cadera en fase contraria al movimiento vertical de la pierna, lo cual crea el clásico contoneo.

En un experimento que resultó ser fascinante, la psicóloga Meghan Provost y sus colegas grabaron en vídeo a varios hombres y mujeres andando. Los sujetos iban vestidos con trajes que llevaban unos marcadores luminosos, y también otros colocados sobre la piel que quedaba a la vista. Acto seguido, los investigadores crearon un programa de ordenador que tomaba los datos del vídeo y los transformaba en puntos de luz que «caminaban» pasando progresivamente desde lo muy femenino hasta lo muy masculino. Dichas luces andantes fueron vistas en una pantalla de ordenador por 55 mujeres que no tomaban anticonceptivos orales y que eligieron el movimiento que les pareció más atractivo. Prefirieron los andares de varones que se encontraban por encima de la media en la masculinidad de su forma de caminar. Las mujeres que estaban en la fase fértil del ciclo ovulatorio expresaron una preferencia más marcada por los masculinos que las que no se encontraban en dicha fase. Estos hallazgos respaldan aún más el valor que tiene la masculinidad para la atracción, rasgos creados por niveles más altos de testosterona durante la adolescencia y que ofrecen a la mujer una señal sincera sobre la salud de un varón.

Hay otros patrones del movimiento de un hombre que proporcionan a las mujeres información muy valiosa para el emparejamiento. El contacto físico no recíproco dentro del mismo sexo (por ejemplo, cuando un hombre toca la espalda de otro hombre) es una señal de dominación bien documentada. Las mujeres consideran que «los que tocan» tienen un estatus más elevado, que es un componente clave del valor de un varón como compañero. Otra señal de dominación son los movimientos de maximización del espacio, como cuando un hombre estira los brazos o extiende las piernas. Los que muestran una postura corporal abierta (por ejemplo, no cruzando los brazos sobre el pecho) se ven como más potentes y persuasivos.

La etóloga Lee Ann Renninger y sus colegas llevaron a cabo un estudio en tres bares de solteros de Pennsylvania. Analizaron la conducta no verbal de los hombres y seguidamente examinaron cuál de dichas conductas estaba asociada con establecer un «contacto efectivo» con una mujer del bar, lo cual se definía como conseguir por lo menos un minuto de conversación ininterrumpida con ella. Hallaron cinco clases de movimientos en los hombres asociados con un contacto efectivo: lanzar a las mujeres miradas breves, directas y más frecuentes, más movimientos de maximización del espacio, más cambios de ubicación, más contactos físicos no recíprocos, y un número menor de posturas cerradas con el cuerpo.

Las mujeres se sienten atraídas hacia hombres que demuestran interés mediante el contacto visual y una postura abierta, y que exhiben su estatus social por medio de la maximización del espacio, los contactos físicos no recíprocos y una forma masculina de andar.

## LA PERSONALIDAD SEXY

La atracción sexual no consiste simplemente en unos cuerpos físicos que se atraen magnéticamente unos a otros en busca de compatibilidad. Para algunas mujeres, la personalidad es igual de importante a la hora de generar una chispa sexual que no se apague.

Desde luego que es posible tener relaciones sexuales con una persona que nos resulta atractiva en el aspecto puramente físico o con la que nos sentimos unidos sólo emocionalmente, pero sin una mezcla de ambas cosas el sexo se nos antoja incompleto. [...] Hubo un caso en el que mi compañero, que al principio me había atraído mucho [...] dio muestras de tener una personalidad inestable y muchos indicios de falta de sensibilidad. Aunque su físico seguía atrayéndome mucho, cuanto más consciente era de lo que hacía [...] menos deseaba seguir acostándome con él. Y al contrario, tuve una relación en la que inicialmente me sentí atraída por la persona debido a la increíble personalidad que tenía y no debido a su físico. En casos así, dejando a un lado lo hermosos que me parezcan por dentro, el sexo se ha visto afectado... (Mujer heterosexual, 21 años.)

Nuestro estudio descubrió dos características clave de la personalidad que motivan a las mujeres a hacer el amor: un buen sentido del humor y seguridad en uno mismo. Ésta es la descripción que hicieron dos mujeres de lo que hacía atractivo a un compañero sexual:

Me acosté con un tipo que tenía un gran sentido del humor porque cada vez que estaba con él me lo pasaba genial. Nunca me había divertido con nadie tanto como me divertía con él. Y todas las buenas sensaciones que obtenía al reír me llevaban a sentirme bien con él en otros aspectos. El sexo no era más que una extensión de aquello. (Mujer heterosexual, 27 años.)

Tuve un novio que no era demasiado atractivo, pero sí de lo más romántico y sabía hacerme reír sólo con mirarme. Tenía un sentido del humor increíble que me ponía a cien. [...] Llegado un momento me engañó, me rompió el corazón y se lo rompió a él también, y yo corté la relación. [...] Unos años después volvimos a salir, pero ya había desaparecido la magia. Sin embargo, eso no impidió que yo le deseara sexualmente. ¡Seguía siendo increíblemente divertido! (Mujer heterosexual, 40 años.)

Otra mujer resumió la importancia del humor del modo más sucinto posible: «Si no hay risas, estoy segura de que el sexo no va a funcionar.»

Un indicio de la importancia que tiene el sentido del humor es que es uno de los pocos rasgos de personalidad que cuentan con una abreviatura propia en las páginas web de contactos: SDH. Otro es que las mujeres casadas que piensan que sus maridos son graciosos se sienten más satisfechas con su matrimonio que las que no opinan así. Las mujeres consideran que es un rasgo deseable tanto en las relaciones sexuales a corto plazo como en las relaciones románticas de larga duración. Además, varios estudios realizados por el Laboratorio Buss de Psicología Evolutiva revelan que mostrar un buen sentido del humor es la táctica más eficaz que utilizan los hombres para atraer a las mujeres. Pero por lo visto no todos los hombres lo creen así, tal como revela el siguiente comentario del cómico Jimi McFarland: «Según afirman las mujeres, una de las cosas más importantes en un hombre es el sentido del humor. En los años que llevo siendo cómico he descubierto que en general se refieren al humor de tipos como Brad Pitt, Tom Cruise y Russell Crowe. Al parecer, esos tíos son graciosísimos.»

La razón de que el sentido del humor sea tan importante para la atracción sexual es objeto de un gran debate científico. Existe una diferencia crucial entre producir humor (hacer reír a otros) y saber apreciar el humor (reír los chistes de otros). Nadie se sorprenderá de descubrir que hay una diferencia entre sexos: ¡los hombres definen a una mujer que tiene sentido del humor como una persona que les ríe los chistes! Sobre todo, a los hombres les gustan las mujeres que son receptivas hacia el humor de ellos en las relaciones sexuales. En contraste, las mujeres se sienten atraídas por hombres que producen humor, y eso sucede en todo tipo de relaciones, desde las aventuras de una noche hasta los amores de toda la vida.

La explicación más probable para el hecho de que tanto los hombres como las mujeres se sientan atraídos por personas que tienen sentido del humor es que la risa suscita un estado de ánimo positivo. En nuestro estudio, hubo varias mujeres que notaron que el efecto relajante del sentido del humor mejoraba la relación sexual:

Un buen cuerpo es atractivo, pero sobre todo, a medida que voy cumpliendo años, cada vez me resulta más importante la personalidad. Con una persona divertida te sientes más cómoda y relajada, y la inteligencia y el ingenio son atractivos en sí mismos. (Mujer heterosexual, 38 años.)

Las personas que me han atraído y con las que me he acostado tenían todas un gran sentido del humor. Se pasa mejor si los dos podemos relajarnos y reírnos juntos en la cama, ¡incluso haciendo el amor al mismo tiempo! (Mujer heterosexual, 51 años.)

Numerosas investigaciones han mostrado que el estado de ánimo que tiene una persona en el momento de un encuentro inicial constituye un factor importante a la hora de determinar la atracción. Los sentimientos positivos llevan a evaluaciones positivas de los demás, y los negativos llevan a evaluaciones negativas. De hecho, cualquier persona o cosa que simplemente se encuentre presente cuando hay sentimientos positivos o negativos también tiende a caer bien o mal a consecuencia de éstos. De ahí el dicho: «No mates al mensajero.» Si cuando nuestros sentimientos son positivos hay otra persona presente por casualidad, ésta suele agradarnos; pero si nuestros sentimientos son negativos, suele desagradarnos.

La tendencia a sentirse atraído hacia quienes nos hacen reír y nos provocan un estado de ánimo positivo puede explicarse en parte por el condicionamiento. Si asociamos un determinado estado de ánimo con una persona varias veces, con el tiempo esa persona por sí sola termina suscitando dicho estado de ánimo. En efecto, algunos estudios revelan que cuando las mujeres ven fotografías de desconocidos mientras suena una música popular agradable, les agradan más y opinan que son más atractivos que cuando ven esas mismas fotos escuchando música vanguardista.[17] Probablemente, esto quiere decir que es más probable que las mujeres se sientan atraídas por su profesor de baile y su masajista que por su asesor fiscal y el encargado del parquímetro.

Ser capaz de hacer reír a los demás revela poseer cierto grado de empatía o perspectiva, es decir, ser capaz de ponerse uno mismo en la piel de otra persona para visualizar qué es lo que le va a hacer gracia. El humor ingenioso, como el de Rolan William o Jon Stewart, puede indicar inteligencia. Tener un buen sentido del humor por lo general es indicio de una personalidad extravertida, adaptable y amante de la diversión. Mostrar humor requiere energía social, aplomo y seguridad en uno mismo. Contar un chiste que fracase puede resultar embarazoso o humillante, por eso las personas tímidas suelen abstenerse de intentarlo. La investigación confirma que las mujeres consideran a los hombres que tienen humor hábiles socialmente y seguros de sí mismos.

Esto nos lleva a la seguridad en uno mismo, un importantísimo rasgo de personalidad que las mujeres encuentran sexy. Una mujer entrevistada en un bar de solteros por el sociólogo Jerald Cloyd lo expresó del siguiente modo: «Hay tíos que dan la sensación de saber lo que hacen. Saben cómo abordarte y conseguir que te sientas bien. Y luego están los patosos... que no hacen nada bien. Entran demasiado fuerte, pero luego se vienen abajo [...] y se te quedan pegados como una lapa hasta que te los quitas de encima yendo al cuarto de baño o poniéndote a hablar con una amiga.»[18]

Con frecuencia la seguridad en uno mismo y el sentido del humor se dan en la misma persona:

> Tuve una relación con un tipo que era feísimo pero que me hacía reír. Tenía una gran seguridad en sí mismo, supongo que algo normal en las personas divertidas, y eso fue lo que me atrajo de él. (Mujer heterosexual, 29 años.)

La seguridad en uno mismo resulta atractiva por méritos propios. Es un indicio de que la persona posee recursos: uno de los estudios llevados a cabo en el Laboratorio Buss[19] descubrió que los hombres que tienen una elevada seguridad en sí mismos ganan significativamente más dinero que los que no tienen tanta. Es una señal del valor que se concede uno a sí mismo. Por ejemplo, otro estudio descubrió que sólo los hombres seguros de sí mismos se acercan a mujeres físicamente atractivas para pedirles una cita, con independencia de que ellos mismos sean atractivos o no. En contraste, los hombres que sufren una baja autoestima evitan acercarse a mujeres atractivas porque piensan que los van a rechazar.

EL ATRACTIVO DE UNOS HIJOS SEXYS

Es famosa la frase de Henry Kissinger: «El poder es un afrodisíaco.» Otra frase suya no tan conocida es la de: «Ahora, cuando aburro a la gente en las fiestas, ellos creen que es culpa suya.» Y no hay duda de que tiene razón, por lo menos en lo que se refiere a la atracción sexual que ejerce la fama. Una mujer de nuestro estudio lo describió del modo siguiente:

Las personas que había allí eran famosos de serie B de todo tipo. En su mayoría, estrellas del rock. No hace falta que explique por qué. Acostarse con un famoso tiene un aura de exclusividad. [...] Creo que hablo en nombre de la mayoría de las chicas si digo que deseaba tener una canción propia... por mala fama. «Maggie May», «Julia», «Suzy Q», «Amy», etc. (Mujer heterosexual, 28 años.)

Una razón de que a las mujeres la fama les resulte sexy es que por lo general viene acompañada de estatus social y recursos, tema del que hablaremos en el capítulo 8. En una relación a largo plazo los recursos vitales se comparten, pero en ocasiones dichos recursos fluyen aun cuando la relación no dure. La obtención de estatus no puede explicar por qué las mujeres encuentran atractivo el poder para encuentros sexuales que saben van a ser pasajeros. Necesitamos una explicación distinta para el hecho de que las mujeres deseen tener relaciones sexuales con estrellas de cine o deportistas famosos aun sabiendo que dicho encuentro sólo va a durar unas cuantas horas o una única noche.

Una explicación posible es lo que los biólogos llaman «copiar a la pareja». En muchas especies, desde los peces hasta los mamíferos, las hembras se valen de la elección de pareja que hacen otras hembras como base para elegir ellas. Prefieren machos que hayan sido «aprobados previamente» por otras hembras. Cuanto mayor sea la calidad de las hembras que han escogido a un determinado macho, más fuerte es la copia. En el Laboratorio Buss hallamos un efecto similar entre los seres humanos.

Mostramos a las mujeres fotos de hombres que se encontraban en tres situaciones distintas: de pie solos, rodeados por otros hombres y rodeados por mujeres. También mostramos a varios hombres fotos de mujeres en la misma tesitura. Las mujeres que vieron dichas fotos encontraron al mismo hombre más atractivo si estaba rodeado de mujeres que cuando estaba solo o en compañía de otros hombres. Y cuanto más atractivas eran las mujeres que rodeaban al hombre de la foto, más sexy les resultaba dicho hombre. Este efecto de aumentar la deseabilidad demostró ser especialmente fuerte a la hora de evaluar el atractivo sexual del hombre. Resultó interesante observar que los hombres tuvieron la reacción contraria, un efecto de disminución de la deseabilidad. Para ellos, eran menos deseables las mujeres que estaban rodeadas por otros hombres.

Entre los peces y otras especies en las que los machos no invierten como padres, el principal beneficio que obtienen las hembras al aparearse con machos deseados por otras hembras es la posibilidad de acceder a sus genes. En esas especies, la calidad de los genes masculinos cuenta con dos atractivos básicos. El primero corresponde a los genes saludables y de mayor supervivencia, que pueden mejorar la salud y la supervivencia de su prole. El segundo se conoce como «genes de hijos sexys». Las hembras se benefician del apareamiento con machos que son muy deseados por otras hembras simplemente porque les darán hijos que a su vez resultarán atractivos para las hembras. Las hembras que «copian la pareja» incrementan su éxito reproductivo por medio de sus hijos sexys.

La hipótesis de los hijos sexys proporciona una explicación plausible a la práctica de copiar la pareja en los seres humanos. Las mujeres que se emparejan con hombres que irradian atractivo sexual a los ojos de otras mujeres tendrán una oportunidad de parir vástagos que también sean sexys para las mujeres de la generación siguiente. Obviamente, las mujeres no piensan conscientemente en estos beneficios adaptativos, simplemente encuentran sexys a los hombres deseados por otras mujeres. No obstante, a diferencia de otras especies, las mujeres experimentan un beneficio adicional al tener relaciones sexuales con esos hombres: acceso a círculos sociales de estatus más elevado, por encima del de los hombres que frecuentan habitualmente.


ENTONCES, ¿LOS OPUESTOS SE ATRAEN?

No cabe duda de que nos sentimos atraídos por personas que son distintas de nosotros. Sin embargo, llegado el momento real de elegir un compañero sexual a largo plazo, la idea de que los «parecidos» se atraen es más la regla que la excepción. Varios estudios han mostrado una similitud sustancial entre esposos y esposas en sus respectivas actitudes ante la fe, la guerra y la política, así como similitudes en la salud física, los antecedentes familiares, la edad, el grupo étnico, la religión y el nivel de estudios. Las parejas que están saliendo y las que están casadas se parecen en cuanto al atractivo físico, ¡y las parejas jóvenes casadas incluso tienden a parecerse en el peso! La «hipótesis de los parecidos» —como la denominan los sociólogos— es tan fuerte que la gente reacciona negativamente cuando percibe parejas que no coinciden en el grado de atractivo. Existe una excepción notable: una mujer guapa y un hombre menos atractivo. En esta situación, coherente con las hipótesis evolutivas, las personas que valoran a las parejas descompensadas adjudican al hombre poderío económico, inteligencia o éxito.

¿Por qué se atraen los que se parecen? En lo que se refiere al atractivo físico, un motivo para buscar una pareja que se nos parezca físicamente indica miedo al rechazo. La gente prefiere las personas que se le parecen en cuanto a su valor global como pareja o su grado de deseabilidad en el mercado del matrimonio. Buscar a una persona que sea sustancialmente más deseable suele ser algo destinado al fracaso, tanto para hombres como para mujeres. Y si una persona consigue atraer a una pareja más deseable, ello implica determinados costes, como por ejemplo tener que estar siempre atenta a que no le roben a una el novio.

Encontrar a alguien que comparte actitudes y opiniones similares resulta atractivo porque proporciona una especie de validación o verificación consensuada de aquello en lo que creemos. Es decir, un compañero que comparte nuestras opiniones nos aporta una prueba de que debemos de estar en lo cierto. Actitudes similares entre compañeros de pareja suscitan sentimientos positivos, mientras que actitudes diferentes provocan un estado de ánimo negativo. Según los psicólogos sociales,[20] el equilibrio es un estado emocional placentero, un sentimiento armonioso que tiene lugar cuando dos personas se gustan y están de acuerdo sobre un tema dado. Cuando las personas se desagradan, se encuentran en un estado de falta de equilibrio, indiferentes a los altibajos del otro. Pero cuando las personas se gustan y en cambio discrepan, el equilibrio se pierde. Para recuperarlo, una parte o ambas se esfuerzan para restaurarlo modificando su propia actitud o intentando modificar la actitud de la otra parte. Está claro que resulta mucho más fácil mantener un equilibrio placentero si uno empieza estando de acuerdo en la mayoría de los temas.

Por último, la similitud constituye un buen augurio del éxito de una relación estable. Lleva a crear vínculos emocionales, cooperación, comunicación, felicidad en el sexo y un menor riesgo de romper. De este modo, aunque los opuestos se atraigan a veces, a la hora de buscar pareja «Dios los cría y ellos se juntan».


## ES MI TIPO

La ciencia es capaz de explicar por qué las mujeres en general se sienten atraídas por ciertos tipos de físico y de personalidad, pero ¿es capaz de explicar las sutiles diferencias existentes entre lo que le parece sexualmente atractivo a cada mujer? A unas les gusta el cabello rubio y rizado, otras prefieren el pelo oscuro y corto, y aun hay otras que prefieren a los hombres que no tienen pelo. A algunas les gustan los hombres bien afeitados, otras prefieren los que van sin afeitar, los desaliñados, los que dan la impresión de acabar de levantarse de la cama. No es infrecuente oír decir a alguna: «No es mi tipo.»

Según el sexólogo John Money, todos tenemos un esquema irrepetible de los rasgos que consideramos atractivos, un «mapa del amor», como lo llama él. Nuestro «mapa del amor» es el que nos guía a la hora de buscar a nuestra pareja ideal o, como creen algunos, nuestra «alma gemela». Según Money, los mapas del amor empiezan a formarse en la infancia y están basados en nuestras experiencias y en las personas que conocemos al principio de nuestro desarrollo. El simpático empleado rubio de la tienda de comestibles que siempre nos regalaba un caramelo... apuntado en la columna del pelo rubio. Nuestro querido papá que siempre tomaba la iniciativa y nos contaba cuentos... apuntado en la columna de la personalidad extravertida. Aquel médico mayor, serio y con barba que no sonreía nunca y que siempre nos pinchaba con una aguja... tachado el pelo en la cara y puede que hasta tachados los médicos. En cierto sentido, estas experiencias de la niñez nos condicionan a la hora de que determinados rasgos nos parezcan atractivos o no.

Jim Pfaus, un biopsicólogo de la Universidad de Concordia en Montreal, Canadá, ha mostrado que incluso es posible condicionar las preferencias sexuales de las ratas —que no suelen unirse con individuos que se les parecen— asociando un rasgo de un compañero determinado (por ejemplo, un olor concreto) con una recompensa como una golosina dulce. Actuando de ese modo, Pfaus logró condicionar en las ratas una preferencia por miembros del sexo opuesto que olieran a limón. Esta clase de condicionamiento puede explicar cómo se desarrollan los fetiches humanos y por qué se desarrollan en una etapa temprana de la vida y se resisten al tratamiento. En la mayoría de los casos, los fetiches respecto de los pies, el calzado, el cuero e incluso los globos, por ejemplo, se desarrollan debido a una temprana asociación positiva entre dichos objetos y la gratificación sexual.

Algunos investigadores están convencidos de que toda la información que vamos recopilando conforme crecemos sigue de algún modo impresa en los circuitos cerebrales para cuando llegamos a la adolescencia. Si bien sería imposible encontrar la pareja perfecta en todos los aspectos, cuando se suma un número suficiente de «aciertos» en nuestro mapa del amor surge la atracción. Además de explicar la amplia y sutil variabilidad que existe entre las mujeres respecto de lo que les resulta atractivo, los mapas del amor también pueden explicar por qué las mujeres tienden a salir una y otra vez con el mismo «tipo» de hombre.

Las motivaciones subyacentes a lo que resulta sexualmente atractivo a las mujeres continúan siendo principalmente subterráneas, quedan fuera de la percepción consciente. A las mujeres las atraen los olores y los sonidos, pero no saben por qué unos hombres excitan sus sentidos mientras que otros las dejan frías. Las mujeres encuentran excitantes el cuerpo y la cara de algunos hombres y los de otros no, pero siguen sin saber cuál es la razón adaptativa oculta que subyace en dicho deseo. El hecho de que cuando están ovulando las atraigan los hombres más masculinos y cuando no están ovulando las atraigan los menos masculinos revela un ritmo secreto de conocimientos sobre el emparejamiento, aun cuando la mayoría de ellas sigan sin percatarse de esos cambios adaptativos que tienen lugar cada mes. Aunque las motivaciones para la atracción sexual continúan siendo mayormente imperceptibles, la ciencia está descubriendo que el cuerpo y la mente de las mujeres contienen vastas reservas de inteligencia sexual.

## 2

# El placer de hacerlo

*La fisiología de la gratificación sexual y del orgasmo*

> Flechas de carne como una corriente eléctri-
> ca [...] que atraviesa el cuerpo. Un arco iris de
> color golpea los párpados. Una espuma de mú-
> sica cae sobre los oídos. Es el gong del orgasmo.
>
> ANAÏS NIN (1903-1977)

Los hombres tienen relaciones sexuales por placer y las mujeres por amor. Este mensaje lleva décadas circulando, si no siglos. Pero ¿es un hecho cierto o es folclore? ¿Es capaz de explicar por qué los fármacos como Viagra son tan populares y eficaces para los hombres pero no para las mujeres? ¿Es porque un fármaco es capaz de provocar una erección pero no puede comprar el amor?

Sin duda alguna, los fármacos como Viagra generan una excitación sexual con más facilidad en los hombres que en las mujeres. Pero, como veremos, eso no tiene nada que ver con que las mujeres necesitan amor para experimentar placer con el sexo. Numerosas mujeres de nuestro estudio describieron situaciones en las que habían tenido relaciones sexuales simplemente porque es agradable:

En el pasado he tenido relaciones sexuales con hombres que eran nada más que amigos simplemente por el placer de tenerlas. En cuanto a sentimientos, en realidad no hubo ninguno, salvo el miedo a que ellos pudieran terminar queriendo algo más. (Mujer heterosexual, 27 años.)

Y en ocasiones el placer es su máxima prioridad:

El sexo por placer es la motivación principal de la mayoría de mis experiencias. No me imagino entrar en una situación sexual sin esperar vivir una experiencia placentera, no tendría sentido. (Mujer bisexual, 36 años.)

De hecho, de todas las razones posibles que dieron las mujeres para hacer el amor, dos de las tres primeras fueron «porque quería experimentar el placer físico» y «porque da gusto». Resulta que éstas fueron también dos de las tres primeras razones que dieron los hombres cuando se les preguntó lo mismo.

Así pues, ¿es verdad que los hombres hacen el amor más impulsados por el deseo que las mujeres? Según las mujeres citadas en este capítulo, no. Mujeres de todas las edades afirmaron obtener placer sexual de los cambios genitales y psicológicos que tienen lugar durante la excitación sexual y el orgasmo, así como de recibir caricias sensuales. En este capítulo exploramos en profundidad lo que sucede en la mente y el cuerpo de la mujer para que la experiencia sexual sea placentera.

## EL TOQUE MÁGICO

Mantuve una relación sin sexo durante trece años. Cuando terminó, necesité el contacto humano para recordar que todavía podía sentir. El sexo y el placer físico me ayudaron a sentirme humana otra vez. (Mujer lesbiana, 42 años.)

La piel es el órgano sexual más grande de la mujer. Comprende un intrincado sistema de nervios sensibles a los cambios en la temperatura, la textura y el tacto. Las áreas de la piel que son sumamente sensibles a la estimulación suelen denominarse «zonas erógenas» porque conducen a la excitación sexual y al placer. Las zonas erógenas que se citan habitualmente son el cuello, los lóbulos de las orejas, la boca, los labios, los pechos y los pezones, los genitales, las nalgas, la cara interior de los muslos, el ano, la cara posterior de las rodillas, los dedos de las manos y los dedos de los pies. Sin embargo, hay mujeres para las que casi todas las partes del cuerpo pueden ser zonas erógenas. Con independencia de qué área del cuerpo se trate, el placer sexual puede verse intensificado por la sensación de que a una le toquen la piel, ya sea el hormigueo más leve que ocasiona el roce de una pluma en la mejilla, el calor y la ternura de una piel desnuda contra otra o un masaje mutuo.

El sexo abarca una gran cantidad de placer físico. El simple contacto de un cuerpo con otro ya es placentero, similar a que te den un masaje o un abrazo. Besarse provoca sensaciones de calidez y excitación, y el contacto genital o la penetración vaginal producen el orgasmo. La combinación de todos estos factores hace que el sexo sea para mí más deseable que la masturbación. (Mujer heterosexual, 28 años.)

Los pezones y la aréola, la zona coloreada que rodea al pezón, están dotados de numerosas terminaciones nerviosas que los vuelven especialmente sensibles al tacto. Cuando se estimulan los pechos de una mujer mediante las caricias o el masaje, la sangre fluye al tejido de los senos y unas minúsculas fibras musculares permiten que los pezones se pongan erectos. Esto puede hacer que los pezones y la aréola se vuelvan más sensibles todavía, y puede contribuir a la experiencia global de excitación sexual de la mujer:

Me tropecé con él otra vez justo en el momento perfecto. [...] Yo estaba entre un relación formal y otra, y él también. [...] No hacía más que pensar en el contacto de sus manos encima de mi cuerpo, dentro de mi cuerpo [...] ese estiramiento, esa sensación de estar llena cuando su polla entrara en mí. [...] Le pregunté si le gustaría venir a mi casa un par de horas [...]. Ya notaba la humedad que me mojaba las bragas [...] la tensión en la entrepierna [...] la sensación de los pezones rozando contra la blusa. [...] El sexo está hecho para el placer, con él estaba claro. Era tan sencillo y tan complejo como decir «te deseo». (Mujer heterosexual, 41 años.)

La sensibilidad de los senos varía enormemente de una mujer a otra. En un estudio realizado en el Laboratorio Meston de Psicofisiología Sexual,[1] el 82 por ciento de las mujeres universitarias encuestadas dijeron que la estimulación de los pezones o de los pechos les causaba o incrementaba la excitación sexual. En comparación, sólo un poco más del 50 por ciento de los hombres encuentran sexualmente excitante la estimulación de los pezones. Sin embargo, para un 7 por ciento de las mujeres (y de los hombres) la estimulación tenía el efecto contrario: reducía el placer sexual. Hay mujeres cuyos pezones se vuelven tan sensibles durante la excitación sexual que hasta el contacto más leve puede resultarles desagradable o doloroso. Un factor es el tamaño de los senos: los pechos más pequeños suelen ser más sensibles que los grandes. Asimismo, la sensibilidad de los pechos puede variar con el tiempo en una mujer debido a los cambios hormonales que tienen lugar durante el ciclo menstrual, el embarazo y la menopausia. A medida que una mujer va envejeciendo, la sensibilidad de sus pechos tiende a disminuir. La diferencia entre un sexo y otro seguramente guarda relación con el hecho de que a partir de la pubertad la sensibilidad de los pechos femeninos aumenta significativamente más que la de los pechos masculinos.

¿Importa quién sea el estimulador de los pezones? La verdad es que no. Aunque algunas mujeres sólo encuentran placentera la estimulación de los pezones si proviene de su compañero, la mayoría de las que disfrutan de dicha sensación encuentran sumamente placentero estimularse los pechos ellas mismas, o incluso el contacto del agua de la ducha en los pezones o el roce contra la ropa.

## EXCITACIÓN GENITAL

Por supuesto, aunque es posible que la piel sea el órgano sexual más grande, por lo general no se considera el órgano focal. Además, con las sensaciones de excitación sexual se producen cambios en los genitales que provocan toda clase de sensaciones placenteras a las mujeres.

Cuando una mujer está excitada sexualmente, la sangre acude a las zonas pélvicas de la vagina, los labios y el clítoris, y también a otras regiones como la uretra, el útero y posiblemente las trompas de Falopio y los ovarios. Esta acumulación de sangre en el tejido genital se conoce como «vasocongestión genital». En un estado en el que no haya excitación sexual, la vagina de la mujer tiene aproximadamente el tamaño y la forma de un canelón cocido... sin el relleno. Mide diez centímetros de largo y tiene unas paredes llenas de arrugas en sentido horizontal. Cuando tiene lugar la vasocongestión, los dos tercios internos de la vagina se expanden considerablemente a lo largo y ancho a fin de dejar espacio a un pene u otro objeto estimulante. La parte superior de la vagina se expande hacia fuera, el útero se eleva y el tramo inferior de la vagina se hincha. Estos cambios cierran la abertura vaginal y favorecen la capacidad del órgano para aferrarse a cualquier objeto que penetre en él. Los labios menores, los más internos, duplican o triplican su grosor al llenarse de sangre, lo cual a su vez separa los labios mayores, los más externos, para que la entrada a la vagina sea más accesible. A medida que aumenta la excitación sexual, el clítoris aumenta de longitud y de diámetro y se oculta bajo su capuchón para protegerse contra un exceso de estimulación.

La vasocongestión da lugar también a la lubricación de la vagina. La mayoría de la gente cree que dicha lubricación procede de una glándula situada en el interior de la vagina, pero no es así. Cuando una mujer está excitada sexualmente de manera física, la presión misma ejercida por el volumen de sangre que llena el tejido vaginal empuja el líquido lubricante hacia el interior de la vagina. Incluso aunque la mujer no esté excitada, las paredes de su vagina expulsan gotas diminutas de lubricante para impedir que se peguen los lados del «canelón». Por consiguiente, el aumento de tamaño de la vagina y la lubricación de la misma guardan estrecha relación entre sí, y ambos son signos de excitación sexual en las mujeres. Algunos investigadores han medido la excitación genital pidiendo a las mujeres que se insertaran un tampón cuando no estaban excitadas sexualmente, el cual retiraron y pesaron tras tener lugar la excitación sexual. El peso adicional del tampón demuestra qué cantidad de fluido vaginal ha sido absorbido por el mismo. Éste es un método ingenioso pero no demasiado preciso para medir la lubricación vaginal. Es más frecuente que se mida la excitación genital femenina en un laboratorio, con la ayuda de un instrumento llamado fotopletismógrafo vaginal. Este dispositivo, que se parece a un tampón de plástico transparente, contiene una célula fotosensible que mide, desde el interior de la vagina, la cantidad de luz que reflejan las paredes vaginales, lo cual indica el grado de vasocongestión.

Las mujeres suelen describir la vasocongestión genital como una sensación en la pelvis de «plenitud», «hormigueo» o «palpitación y vibración». Estas sensaciones provocan en algunas calor y bienestar. Y también las hace desear una relación sexual como una forma de «resolver» dicha congestión, igual que un picor que es urgente rascarse. Para algunas mujeres las sensaciones genitales suponen una ventaja adicional: no sólo les produce bienestar, sino que también las informa de que su cuerpo está excitado. El hecho de saber eso puede aumentar la experiencia de la excitación sexual. Sin embargo, hay mujeres para las que sentirse excitadas y gratificadas sexualmente tiene poco o nada que ver con la manera de reaccionar de sus genitales, es decir, la excitación fisiológica no lleva a la excitación psicológica.

Probablemente, el hecho de que la respuesta genital femenina no lleve automáticamente al placer psicológico es la razón por la que Viagra y otros fármacos similares no han resultado, ni con mucho, tan útiles para las mujeres que sufren problemas de excitación como lo han sido para los hombres que tienen problemas de erección, pese al hecho de que los tejidos genitales del hombre y de la mujer son muy parecidos. Tanto unos como otros constan de una red de vasos sanguíneos diminutos rodeados por intrincados músculos. Para que un hombre consiga un pene erecto y para que una mujer experimente una dilatación del clítoris y de otros genitales, debe fluir la sangre hacia esos tejidos. Y para que la sangre penetre en los tejidos genitales, los músculos que rodean los vasos tienen que relajarse. Los fármacos como Viagra, Levitra y Cialis actúan haciendo que los músculos del tejido genital se relajen durante un período de tiempo más largo y así dejen más tiempo para que la sangre entre en los vasos. Varios estudios han mostrado que la cantidad de sangre que fluye hacia el tejido genital durante una situación sexual aumenta en las mujeres si éstas han tomado antes Viagra. Ciertas fórmulas de hierbas medicinales, como la efedrina,[2] la yohimbina más glutamato de arginina-L[3] y el extracto de ginkgo biloba[4] también pueden surtir el mismo efecto de aumentar el flujo de sangre hacia los genitales femeninos.

¿A qué se debe que el hecho de experimentar la vasocongestión genital tiene más posibilidades de producir pensamientos sexuales placenteros, sensaciones y deseo sexual en los hombres que en las mujeres? Una explicación es que los hombres están más «en contacto» con sus genitales o tienen con ellos una relación más estrecha que las mujeres. Ya sea desde un punto de vista anatómico o social, dicha explicación tiene su lógica. Un pene es significativamente más grande que un clítoris y, a diferencia de la vagina, se encuentra a la vista y listo para que todo el mundo se fije en él, sobre todo cuando está erecto. Además, los hombres utilizan el pene para orinar, de modo que desde el momento en que se les enseña a ir al baño aprenden a tocarse el pene y sostenerlo. A las mujeres, por el contrario, se les suele transmitir el mensaje de «no te toques ahí abajo», como si sus genitales fueran una zona radiactiva. A consecuencia de ello, muchas mujeres se han pasado la vida sin saber siquiera cuántos orificios tienen ahí abajo (hay tres). Algunos investigadores han especulado con que esas mismas diferencias anatómicas podrían ser la razón de que los hombres aprendan a masturbarse a una edad más temprana que las mujeres, y de que se masturben muchos más hombres que mujeres y con mayor frecuencia. Estas diferencias de género en lo que se refiere a la masturbación no han cambiado sustancialmente en los últimos cincuenta años. Por ejemplo, un estudio llevado a cabo a finales de la década de los ochenta descubrió que el 93 por ciento de los hombres y sólo el 48 por ciento de las mujeres se habían masturbado al llegar a los veinticinco años, porcentajes casi idénticos a los que dieron Alfred C. Kinsey y sus colegas veinte años antes. Entre los universitarios, el laboratorio Meston halló que el 85 por ciento de varones caucásicos y el 74 por ciento de asiáticos afirmaron haberse masturbado, en comparación con sólo el 59 por ciento de mujeres caucásicas y el 39 de asiáticas. Las diferencias de género en la anatomía también podrían ser la explicación de que haya muchos más penes con nombre que vaginas y clítoris.

## LA PENETRACIÓN Y EL ESQUIVO PUNTO G

Como casi todas las cosas que tienen que ver con el placer sexual de las mujeres, se da una gran variabilidad en el grado de disfrute que obtienen cuando se introducen objetos en su vagina (o están dispuestas a tolerarlo), ya sean penes, dedos, lenguas, espéculos, vibradores, consoladores o cualquier otra cosa, sea animada o inanimada. Todas las terminaciones nerviosas de la vagina se encuentran situadas en el tramo externo de la misma, cerca de la entrada. Esto quiere decir que las mujeres son sensibles a un contacto o una estimulación ligeros de la vagina sólo cuando éstos se aplican en la región externa. Más hacia el interior hay receptores sensoriales que reaccionan a una presión más intensa. Probablemente las vaginas evolucionaron así porque si tuvieran terminaciones nerviosas muy sensibles en toda su longitud, la penetración prolongada resultaría dolorosa.

Debido al diseño que tiene la vagina, a algunas mujeres la estimulación de la entrada de la misma les resulta el aspecto más placentero de la penetración. Y como tras una estimulación repetitiva las terminaciones nerviosas se vuelven menos sensibles, algunas mujeres dicen que la penetración les resulta más agradable en el primer momento. Hacer breves descansos durante la actividad sexual para concentrarse en otras zonas erógenas permite que las terminaciones nerviosas de la vagina tengan tiempo de recuperar la sensibilidad. De ese modo las mujeres son capaces de experimentar de nuevo el placer de la acometida inicial.

Dentro de la vagina hay dos zonas que aportan placer sexual a muchas mujeres cuando se ejerce presión. Una es el cérvix, la pequeña estructura redondeada que se encuentra al fondo de la vagina y sirve de entrada al útero. Aunque el cérvix no posee terminaciones nerviosas, es sumamente sensible a la presión y al movimiento. A algunas mujeres les resulta desagradable y hasta doloroso sentir una presión repetida contra el cérvix. A otras, dicha presión repetitiva les resulta enormemente placentera. Y aun hay otras para las cuales es totalmente necesaria para alcanzar el orgasmo.

Algunas mujeres que han sufrido una histerectomía con extirpación del útero y del cérvix notan una disminución de la excitación, el orgasmo y el placer durante las relaciones sexuales. Otras que se han sometido a la misma cirugía afirman que no ha habido cambios de ningún tipo en su funcionamiento sexual ni en cuanto al placer. Las diferencias existentes entre estos dos grupos de mujeres puede que tengan algo que ver con el papel que desempeña la estimulación del cérvix o las contracciones del útero en su experiencia sexual global. Por razones parecidas, no es infrecuente oír decir que «el tamaño no importa», pero esto no es cierto siempre. Si una mujer entra en el territorio del placer por «estimulación del cérvix», el tamaño sí que importa. Por desgracia, contorsionar el cuerpo para poder alcanzar mejor el cérvix no va a servir de mucho.

La otra zona de la vagina que aporta placer a algunas mujeres cuando se la estimula es el punto G o punto Grafenberg:

A lo largo de mi vida he estado con muchos hombres, probablemente cerca de cien, y de todos ellos sólo uno aprendió a estimular mi punto G. Ahora estoy casada y quiero a mi marido, ¡pero no dejo de pensar en aquel hombre que tenía dedos mágicos! En serio, cuando hacía presión en aquel punto especial me volvía loca, ya no quería ni juego previo ni nada, sólo deseaba más y más penetración. (Mujer heterosexual, 50 años.)

El médico alemán Ernst Grafenberg, que supuestamente fue el primero en describir dicha región, es el afortunado que ha puesto su nombre a una parte de la anatomía femenina. Se ha debatido mucho qué es exactamente el punto G y si realmente existe en todas las mujeres. Recientemente, varios investigadores de la Universidad de L'Aquila, en Italia,[5] anunciaron que estaban convencidos de que habían identificado por fin el esquivo punto G. Empleando tecnología de ultrasonidos, los científicos midieron el tamaño y la forma del tejido situado en la pared frontal de la vagina. De las veinte mujeres examinadas, nueve eran capaces de alcanzar el orgasmo únicamente mediante estimulación vaginal y las otras once no. Los ultrasonidos revelaron un hallazgo emocionante: el tejido situado entre la vagina y la uretra —la zona en la que, según se especula, se halla el punto G— era mucho más grueso en las mujeres capaces de alcanzar orgasmos vaginales que en las otras. Esto quiere decir que es posible que algunas mujeres tengan una zona de la vagina densamente dotada de fibras nerviosas que la vuelven más sensible y por lo tanto facilitan el orgasmo conseguido únicamente mediante penetración vaginal.

La manera más fácil que tiene una mujer de determinar si en su vagina existe dicho punto consiste en explorarla con los dedos, con dos o tres. Para encontrarlo, la mujer o su compañero deben intentar aplicar una presión firme y rítmica en el interior de la vagina, hacia arriba y hacia el ombligo, en el espacio situado casi justo debajo de la abertura de la uretra. Hay mujeres que dicen que la primera sensación que experimentan cuando se encuentran el punto G es una necesidad de orinar. Pero si se continúa haciendo presión, esa sensación enseguida es sustituida por un placer intenso. Si se sigue estimulando el punto G, es posible dar lugar a orgasmos que tal vez sean más fuertes que los que se consiguen únicamente con la estimulación del clítoris. Esto sucede sobre todo durante la penetración vaginal con el pene, cuando resulta más difícil acertar en el punto exacto. La penetración desde atrás o las posturas coitales con la mujer encima son las más apropiadas para atinar con el punto G.

Una pequeña proporción de mujeres afirma que tener un

orgasmo mediante la estimulación del punto G las hace eyacular. Los investigadores han analizado ese fluido eyaculado y han encontrado que, aunque sale de la uretra, no es simplemente orina expulsada durante el orgasmo. Hasta la fecha no existen investigaciones científicas sólidas sobre la eyaculación femenina, pero algunos investigadores sexuales están convencidos de que dicho fluido procede de la glándula de Skene, un órgano interno situado cerca de la misma zona que el punto G.

### ¿QUÉ ES UN ORGASMO?

Para los hombres, la respuesta es sencilla. Aunque el orgasmo y la eyaculación son controlados por distintos mecanismos fisiológicos, es muy raro que el orgasmo no vaya acompañado de eyaculación. Así que si llegado un momento el pene del hombre está erecto y eyacula a través de la uretra, y al momento siguiente el pene está blando, ha tenido lugar un orgasmo. Una señal tan visible hace que al hombre le sea casi imposible fingir un orgasmo. En las mujeres, las señales no son tan obvias, y eso hace que sea más difícil de definir. Y también se hace más difícil saber con exactitud cuándo se ha producido el orgasmo, o si se ha producido. De hecho, a menudo los terapeutas sexuales atienden a mujeres que no saben si alguna vez han experimentado un orgasmo o no.

En la década de los cincuenta, Kinsey y su equipo de investigadores sexuales propusieron que «el cese brusco de los movimientos a menudo fatigosos, así como de las tensiones extremas de la actividad sexual y la calma del estado resultante»[6] constituía un indicador seguro en las mujeres de que había tenido lugar un orgasmo. En los años sesenta, William Masters y Virginia Johnson describieron el orgasmo femenino como «una sensación de suspensión o detención».[7] Llegado el 2001, en la literatura de investigación había nada menos que veintiséis definiciones distintas del orgasmo femenino.[8] En 2003 se reunió en París el Comité para el Orgasmo Femenino de la Organización Mundial de la Salud y le fue encargado que revisara toda la investigación existente sobre el orgasmo de la mujer y diera una descripción definitiva. La que adoptó fue la siguiente:

Un orgasmo de la hembra humana es una sensación de placer intenso, variable y de pico transitorio, que crea un estado alterado de conciencia, normalmente acompañado de contracciones rítmicas e involuntarias de la musculatura pélvica y estriada que rodea la vagina, y a menudo con contracciones concomitantes del útero y del ano y una miotonía que resuelve la vasocongestión inducida por la actividad sexual (en ocasiones sólo parcialmente), habitualmente con la inducción de una sensación de bienestar y de contento.[9]

En ocasiones incluso nos sorprende que los investigadores se las arreglen para tomar una experiencia extraordinaria y expresarla como si fuera una complicada afección médica. (Una revelación: el jefe del comité era la doctora Meston.) He aquí, en cambio, la descripción que hizo de sus orgasmos una mujer de nuestro estudio:

Una se queda atrapada en el momento. Empiezas a sentirte dolorida y a sudar. Notas hasta el último centímetro del compañero que tienes al lado. Sientes el calor que desprende su cuerpo y empiezas a dejar volar la imaginación. (Mujer heterosexual, 21 años.)

LA EXPERIENCIA FÍSICA DEL ORGASMO

Una cosa en la que están de acuerdo tanto los investigadores como las mujeres en general es que el orgasmo es un suceso en el que intervienen el cuerpo y la mente.

A los pocos segundos de iniciarse el orgasmo, la vagina, el útero y el esfínter anal sufren una serie de contracciones involuntarias. Las contracciones vaginales suelen describirse muy a menudo como la característica que define un orgasmo femenino. Dichas contracciones se producen en intervalos de aproximadamente un segundo y varían enormemente de una mujer a otra en número e intensidad. También dependen de la duración del orgasmo y de la fortaleza de los músculos pélvicos de la mujer. Masters y Johnson afirmaron[10] que cuanto más fuerte es el orgasmo, mayor es el número de contracciones y por lo tanto mayor la duración del mismo. Etiquetaron de «orgasmos leves» los que tienen una media de entre tres y cinco contracciones vaginales de 2,4 a 4,0 segundos cada una; «orgasmos normales» los que tienen entre cuatro y ocho contracciones vaginales de 4,0 a 6,4 segundos cada una, y «orgasmos intensos» los que tienen entre ocho y doce contracciones vaginales de 4,0 a 9,6 segundos cada una. Estos últimos arrojan un total de dos minutos enteros de placer orgásmico.

Una sensación dolorida en las regiones vaginales y un temblor en los muslos. Se tensan todos los músculos del cuerpo y entonces se libera una cantidad enorme de energía. Es como si me surgiera entre las piernas y me subiera por la columna vertebral para terminar explotándome en el cerebro. Muchas veces aguanto la respiración, se me cierran los ojos con mucha fuerza y veo aparecer colores detrás de los párpados. Inmediatamente después me encuentro muy sensible a la luz, alegre como una cría, hormigueante, aliviada y llena de energía. (Mujer heterosexual, 24 años.)

En cambio, otros investigadores no han conseguido encontrar la relación existente entre las contracciones vaginales y la intensidad percibida o la duración de los orgasmos. Si bien muchas mujeres afirman tener orgasmos sin experimentar contracciones vaginales, en su caso es posible que las contracciones sean tan débiles que no resultan detectables.

La función de las contracciones vaginales no está clara. Hay mujeres que dicen que las contracciones intensifican mucho el placer durante el orgasmo. Sin embargo, es interesante reseñar que el hecho de contraer esos músculos de manera voluntaria no proporciona ningún placer especial. Si usted es mujer, puede probar este experimento por sí misma. Para aprender de qué músculos se trata, la próxima vez que orine pruebe a interrumpir el chorro varias veces. Los músculos que emplee para ello son los mismos que se contraen durante el orgasmo. Algunos teóricos han postulado[11] que las contracciones fueron seleccionadas por la evolución a fin de que sirvieran para excitar al compañero sexual para que eyaculase durante el coito y así poder capturar su esperma. Pero el problema que tiene esta explicación es que, para consternación de muchas mujeres, los hombres suelen eyacular antes de que ellas alcancen el orgasmo.

Al pequeño porcentaje de mujeres que eyaculan durante el orgasmo gracias a la estimulación del punto G, seguramente las contracciones vaginales las ayudan a liberar el fluido de la uretra. También es probable que las contracciones vaginales durante el orgasmo ayuden a disipar la vasocongestión genital que tiene lugar durante la excitación. Tal como se ha descrito más arriba, durante la fase de excitación tiene lugar una intensa acumulación de sangre en la vagina, los labios y el clítoris. El orgasmo ayuda a evacuar rápidamente la sangre del tejido genital. Si no hay orgasmo, la sangre tarda bastante tiempo —hasta una hora— en abandonar dicho tejido. A veces esa vasocongestión sin resolver causa frustración a la mujer, ya que le provoca una sensación incómoda, análoga a la que los hombres denominan cariñosamente «tener las bolas moradas». Tras el orgasmo también se drena muy rápidamente la sangre del pezón y de la aréola. De hecho, en el orgasmo la pérdida de sangre de la aréola es tan rápida que ésta se vuelve rugosa antes de regresar al estado liso que presenta cuando no hay excitación. Dicha rugosidad constituye una señal bastante fiable de que la mujer ha tenido un orgasmo.

Inmediatamente después del orgasmo se duplican los niveles de prolactina y permanecen elevados durante aproximadamente una hora. Se cree que la prolactina es la responsable del período refractario por el que pasan los hombres, el período posterior a la eyaculación en el que no pueden alcanzar otra erección. El período refractario varía mucho entre hombres de todas las edades, pero aumenta con la edad. Sin embargo en las mujeres no parece que la prolactina tenga el mismo efecto inhibidor. Como consecuencia, las mujeres son capaces de tener orgasmos múltiples, en serie, y los últimos son igual de buenos que los primeros, en ocasiones hasta mejores. A diferencia de los hombres, las mujeres también pueden alcanzar lo que Masters y Johnson denominaron «status orgasmus»: orgasmos que duran varios minutos. Otra diferencia entre los orgasmos masculinos y femeninos es que el hombre, una vez que se excita sexualmente, llega a un «punto sin retorno» en el que el orgasmo se vuelve automático aun cuando cese la estimulación. En cambio, en la mujer, si se interrumpe la estimulación durante un orgasmo, ya sea éste vaginal o clitoridiano, dicho orgasmo se detiene bruscamente. Compañeros, tomen nota por favor.

## LA EXPERIENCIA PSICOLÓGICA DEL ORGASMO

Las mujeres describen todo un abanico de intensas experiencias emocionales y mentales que tienen lugar durante el orgasmo o inmediatamente después del mismo. Emplean muchos adjetivos para describir la experiencia psicológica del orgasmo: increíble, potente, plena, satisfactoria, intensa, emocionante, eufórica, placentera, pletórica, beatífica, amorosa, tierna, cercana, apasionada, unificadora, relajante, calmante, serena, de éxtasis y salvaje. Hubo una mujer de nuestro estudio que fue especialmente elocuente:

Me apetece experimentar la alegría de la liberación física y al mismo tiempo el subidón emocional posorgásmico. Disfruto del proceso, el objetivo no es el resultado final. Más bien la experiencia entera es excitante, agradable y productiva. A veces tengo ganas de sentir el placer sexual para poder repetir una técnica o una fantasía. La mayoría de las veces mis experiencias sexuales abarcan una gran dosis de sexo oral, y dependiendo de mi estado de ánimo prefiero dar o recibir, ¡o participar de las dos cosas al mismo tiempo! Mi manera favorita de llegar al clímax es que mi marido me practique el sexo oral mientras yo fantaseo con... algo (esto varía según el momento y el estado de ánimo; unas veces es algo homosexual, otras veces heterosexual, y en ocasiones simplemente me concentro en el momento). Me gusta la sensación del sexo. (Mujer heterosexual, 28 años.)

¿La experiencia psicológica del orgasmo es la misma en los hombres que en las mujeres? Para responder a esta pregunta, varios científicos pidieron a hombres y mujeres que contaran por escrito su experiencia mental del orgasmo. Después, otros leyeron lo escrito y trataron de adivinar si las descripciones de los orgasmos correspondían a un hombre o a una mujer. En la mayoría de los casos, fueron incapaces de identificar con exactitud si el que había escrito aquello era hombre o mujer, lo cual sugiere que unos y otras experimentan mentalmente el orgasmo de manera muy parecida.

Durante el orgasmo se libera una serie de hormonas, las más prominentes de las cuales son la prolactina de la que hablamos anteriormente y la oxitocina. La liberación de oxitocina se ha asociado con los vínculos emocionales, y podría explicar por qué algunas mujeres experimentan un intenso sentimiento de unión con su compañero de cama tras el orgasmo. Si bien en la mujer el orgasmo puede provocar sentimientos de apego o de unión, desde luego el apego emocional no le es necesario para experimental el placer sexual o el orgasmo:

En algunas ocasiones no estaba emocionalmente unida a la persona con la que me iba a acostar, pero tuve relaciones sexuales con ella porque quería sentir el placer físico del sexo y el orgasmo. [...] Un ejemplo de esto fue un amigo que tenía de hacía varios años. Yo llevaba una temporada sin acostarme con nadie y necesitaba alivio. Cenamos en mi casa y más tarde terminamos en la cama. Con él me sentí cómoda porque era un amigo, y el sexo fue verdaderamente muy agradable. (Mujer bisexual, 28 años.)

Si el placer puede ser una poderosa motivación sexual, ¿qué es exactamente lo que desencadena el orgasmo en la mujer? En la década de los sesenta se propuso que el orgasmo femenino era una especie de reflejo en la columna vertebral causado por los nervios excitados de los músculos de la pelvis como respuesta al engrosamiento de los genitales. En los años setenta, el clítoris pasó a ser el candidato principal para el papel de activador de dichos impulsos sensoriales, que todavía se creía que se acumulaban hasta dar lugar a un reflejo de la columna vertebral. En los ochenta, los científicos sugirieron que una vez que la excitación sexual se intensifica hasta alcanzar determinado nivel, se activa un hipotético «centro del orgasmo» que existe en el cerebro. Hoy en día, los científicos no saben decir con exactitud qué es lo que desencadena el orgasmo en la mujer, ni si existe en el cerebro ese «orgasmatrón» especial que es el responsable. (Los investigadores están sólo empezando a utilizar técnicas de obtención de imágenes cerebrales para identificar con exactitud qué regiones del cerebro participan en el orgasmo y si difieren del hombre a la mujer.)

Sin embargo, sí sabemos que los orgasmos femeninos pueden inducirse de muchas maneras distintas. La más común es la estimulación del clítoris y de la vagina. Por lo general, las mujeres alcanzan el orgasmo por medio de la estimulación del clítoris mucho más fácilmente que durante el coito. De hecho, la mayoría de las encuestas demuestran que sólo un 60 por ciento de las mujeres orgásmicas son capaces de tener un orgasmo únicamente con el coito. Sencillamente, para alcanzar un orgasmo muchas mujeres necesitan una mayor estimulación del clítoris que la que se obtiene con el coito. Algunas se preocupan o piensan que se están perdiendo algo importante si no son capaces de tener un orgasmo sólo con el coito. Si ése es su caso, no se preocupe; los orgasmos vaginales no son más significativos, más intensos ni más placenteros que los clitoridianos (aunque algunas mujeres capaces de tener orgasmos de ambas maneras tienen sus preferencias).

La creencia de que los orgasmos vaginales son en cierto modo distintos o mejores que los clitoridianos puede tener su origen en la aseveración que hizo Sigmund Freud en los años veinte, en el sentido de que los orgasmos clitoridianos eran «infantiles» y que la vagina era el centro de la respuesta sexual «madura» en la mujer. Freud lo pasó mal imaginando que el pene no tenía una importancia central para el placer sexual de todas las mujeres, y a consecuencia de ello ha habido millones de mujeres perfectamente funcionales que han dudado de su capacidad sexual. En la década de los sesenta Masters y Johnson comunicaron que todos los orgasmos femeninos son fisiológicamente idénticos, con independencia del tipo de estimulación que los desencadene, lo cual dio cerrojazo a la teoría de Freud. Ahora existe un limitado número de investigaciones de laboratorio que demuestran que en los orgasmos vaginales entran en juego músculos pélvicos y uterinos diferentes de los que se activan durante el orgasmo clitoridiano. No obstante, aunque así sea, constituye un factor de segundo orden dentro de la experiencia global del orgasmo.

Algunas mujeres son capaces de tener orgasmos mediante la estimulación del clítoris, del punto G o del cérvix, y otras alcanzan el orgasmo ejerciendo presión sobre el monte de Venus, ese abultamiento carnoso y cubierto de vello púbico que se encuentra directamente encima del hueso púbico. Pero también hay mujeres que han afirmado obtener orgasmos con la estimulación de los pechos o de los pezones, a base de imágenes mentales o fantasías, e incluso mediante hipnosis o durante el sueño. Así pues, en la mujer los orgasmos pueden tener lugar sin la participación de genital alguno. El hecho de que los orgasmos puedan producirse mientras la mujer está durmiendo sugiere que ni siquiera es un requisito estar consciente. De vez en cuando se han descrito en la literatura psiquiátrica «orgasmos espontáneos» en los que la mujer no ha recibido ningún estímulo sexual.

Suponiendo que las mujeres lo encuentren aceptable, a la mayoría de ellas les resulta mucho más fácil alcanzar el orgasmo durante la masturbación que con un compañero:

Yo nunca había tenido orgasmos excepto a solas, así que mi definición de «placer heterosexual» es más sensual que sexual. (Mujer heterosexual, 54 años.)

En una encuesta realizada entre más de 1.600 mujeres de Estados Unidos[12] de edades comprendidas entre los 18 y los 59 años, tan sólo el 29 por ciento del total afirmaron poder llegar al orgasmo con un compañero. El 61 por ciento (más del doble de las anteriores) dijeron que eran capaces de tener un orgasmo cuando se masturbaban.

La razón de que las mujeres puedan alcanzar el orgasmo más fácilmente durante la masturbación que con un compañero es sencilla: la mayoría de las mujeres que se masturban dedican un tiempo a tocarse y explorar sus zonas erógenas. Mediante la práctica, aprenden cuánto y dónde deben estimularse para conseguir la experiencia sexual más placentera. Como cada mujer es única en lo que respecta a dónde y cuándo debe tocarse y cuánta estimulación necesita para obtener el orgasmo, las primeras veces hasta el amante más ducho sexualmente necesita un mapa de carreteras. Lo que a Lisa la hizo gritar de placer, bien podría haber hecho que Linda huyera chillando de la habitación. Veamos cómo lo describió una mujer de nuestro estudio:

Me gusta hacer el amor con mi marido porque a estas alturas (llevamos seis años juntos) ya sabe darme placer físico sin que yo le diga casi nada. [...] No tengo que hacer ningún «esfuerzo» para obtener placer, puedo relajarme y disfrutar. (Mujer heterosexual, 28 años.)

Si una mujer quiere alcanzar el placer sexual y el orgasmo con su compañero, le servirá de ayuda la comunicación. Esto quiere decir explicarse verbalmente, o con sutiles (o no tan sutiles) gestos con la mano, o dirigiendo las extremidades y los dedos del otro hacia lugares nuevos para mostrarle las «zonas que no» y las «zonas que sí». Esto suele resultar difícil a las mujeres. Muchas dicen que temen ofender a su compañero de cama. Y en efecto, los compañeros que tienden a pensar que ya son amantes magistrales es posible que no reaccionen con elegancia cuando se les diga lo que tienen que hacer. Además, muchas mujeres han sido enseñadas por sus padres, abuelos, profesores o líderes religiosos que en el sexo hay papeles claramente distintos para cada sexo: los hombres son los iniciadores de la relación sexual, y las mujeres «decentes» les permiten llevar la iniciativa. No es infrecuente que las mujeres que confían en que su compañero va a adivinar qué es lo que las complace pasen años y años insatisfechas sexualmente:

El sexo [...] cuando una es joven, es fantástico. [...] Pero espera a superar los 55 [...] estés casada o no, en realidad el sexo no es importante [...] pero debería serlo. Los hombres le dan mucha importancia, pero no tienen ni idea de lo que es el juego previo ni de la importancia que tiene, por insignificante que sea. (Mujer heterosexual, 54 años.)

Y asumir el control de la propia sexualidad, por muy difícil o embarazosa que pueda ser la comunicación sexual, a menudo lleva a mejoras a largo plazo en el placer sexual:

Empecé a dudar de si mi experiencia sexual estaba totalmente en mis manos o si mi compañero de cama podía ser un factor importante de mi grado de satisfacción. He tenido muchos compañeros, y sólo últimamente he empezado a disfrutar de verdad de un modo pleno y satisfactorio. Pasé mucho tiempo sospechando que ello tenía algo que ver con mi amante, y estoy segura de que así era, aunque ahora pienso que sobre todo tiene que ver conmigo. A lo mejor me conozco mejor a mí misma y a mi cuerpo, o puede que sea que elijo compañeros mejores, pero sé que depende de mí abrirme al hecho de sentir placer. (Mujer, 27 años, sin especificar orientación sexual.)

Mientras que las relaciones sexuales con un compañero «bueno» por lo general incluyen cierto grado de reciprocidad, algunas mujeres se centran en el placer de su compañero hasta el punto de excluir el suyo:

Cuando estaba soltera tenía relaciones sexuales para obtener placer. Ahora que estoy casada, las tengo para complacer a mi marido. Mi propio placer no me parece tan importante como el suyo. Y estoy convencida de que él opina lo mismo. (Mujer heterosexual, 26 años.)

Cuando hay un compañero de por medio, las mujeres a veces pierden de vista sus propias sensaciones placenteras durante la relación sexual y se ponen a pensar, por ejemplo, en cómo colocar el cuerpo para que resulte más atractivo, con independencia de que ello pueda afectar a su experiencia sexual. Como veremos, estos pensamientos hacen que a la mujer le resulte difícil alcanzar un nivel de excitación suficiente para que se produzca el orgasmo.

PROBLEMAS CON EL ORGASMO

Las mujeres que son incapaces de tener un orgasmo o que lo tienen con muy poca frecuencia a menudo se preguntan si no tendrán ellas algún problema físico. Es verdad que existe una serie de problemas médicos, como la neuropatía diabética, determinadas cirugías pélvicas y desórdenes que impiden que fluya la sangre a los genitales, como las enfermedades coronarias y la tensión arterial elevada, que pueden ocasionar a las mujeres problemas con el orgasmo, así como ciertos medicamentos. Lo positivo es que en las mujeres que están sanas los científicos nunca han hallado una prueba física que distinga a las que son capaces de tener orgasmos frecuentes de las que no lo son.

Los psicólogos clínicos y los psiquiatras coinciden en que las dos razones más comunes de que las mujeres tengan problemas con el orgasmo son que no están recibiendo suficiente estimulación o que algo las está distrayendo y no se centran en la estimulación placentera. Además de intentar complacer al compañero de cama o de preocuparse por la imagen de su cuerpo (o lo que pueda pensar el compañero a ese respecto), entre las cosas que pueden distraerla se encuentra la preocupación por que puedan estar oyéndolos los niños (o los padres) desde la habitación contigua, pensar en las cosas que tiene que hacer al día siguiente, la reevaluación del compañero y —probablemente lo más aguafiestas de todo— el sentimiento de culpa. Si a una mujer la han educado para creer, por motivos religiosos o de otro tipo, que el sexo es sólo para la procreación y debe practicarse únicamente dentro de las limitaciones del matrimonio, cuando tenga relaciones sexuales fuera de ese contexto es más probable que experimente una gran dosis de culpabilidad en lugar de un gran orgasmo.

Las características culturales también pueden influir en la capacidad de alcanzar el orgasmo. Los antropólogos que han estudiado la sexualidad humana en mujeres de todo el mundo han hallado que en las sociedades en las que se espera de las mujeres que disfruten del sexo tanto como los hombres, las mujeres tienen orgasmos. A montones. Por ejemplo, a las mujeres de la isla de Mangaia se las enseña a tener no sólo un orgasmo, sino preferiblemente dos o tres, por cada uno que tiene su compañero masculino. Los hombres que no consiguen provocar orgasmos múltiples a sus compañeras no gozan de alta estima. (La compañía Air Rarotonga ofrece actualmente cuatro vuelos por semana a Mangaia, que es la más meridional de las Islas Cook.) En contraste, en aquellas culturas que creen que el orgasmo femenino no tiene importancia o no existe, las mujeres tienen mayores dificultades para alcanzarlo. La mejor explicación de este hallazgo es que si se espera de una mujer que tenga un orgasmo, es más probable que esté dispuesta a aprender o a que la enseñen cómo. A diferencia de los hombres, la mayoría de las mujeres tienen que aprender a tener un orgasmo.

Si una mujer es incapaz de tener un orgasmo porque algo la

está distrayendo de disfrutar de las sensaciones sexuales, la mejor manera de solventar dicha dificultad consiste en explorar, tal vez con la ayuda de un terapeuta, cuáles son esas distracciones y cómo librarse de ellas. Véase a continuación la descripción que hizo una mujer de su placer sexual después de liberarse del sentimiento de culpa:

> Después de varios años sintiéndome en conflicto con la idea de tener relaciones sexuales con alguien simplemente por la atracción y por la idea de que dicha experiencia podía ser divertida y satisfactoria, he pasado a ser la dueña total de ese deseo. En la actualidad disfruto de la emoción de la seducción y de la ausencia de culpa, del sexo por placer. En mi opinión, el sexo es algo fantástico. Casi podría decir que es mi afición favorita. Tengo la sensación de poseer un impulso sexual fuerte, y no veo motivo alguno para ponerme límites a la hora de actuar para satisfacer mi deseo. Me gusta disfrutar de la sensación de la atracción y el coqueteo, evaluar el interés de la otra persona y, cuando esa persona se siente atraída, estoy deseando explorar experiencias sexuales sin inhibiciones. (Mujer bisexual, 33 años.)

Por otra parte, si una mujer es incapaz de alcanzar el orgasmo porque no está recibiendo suficiente estimulación placentera, el mejor tratamiento para ella es lo que se llama «masturbación dirigida». La masturbación dirigida consiste en una serie de ejercicios de autoexploración que una mujer practica consigo misma. El objetivo es aprender a localizar las áreas sensibles que producen sensaciones de excitación sexual y luego estimularlas manualmente para incrementar la intensidad del placer hasta que «ocurra algo». Muchos estudios llevados a cabo sobre esta técnica han anotado una fenomenal tasa de éxito al emplearla como tratamiento para las mujeres que nunca han tenido un orgasmo. Un estudio realizado descubrió que dos meses después del tratamiento el ciento por ciento de las mujeres anorgásmicas eran capaces de alcanzar el orgasmo durante la masturbación, y el 47 por ciento durante el coito. Estas mujeres se habían reunido[13] durante diez sesiones con un terapeuta que las enseñó a realizar los ejercicios de masturbación. Asimismo, el mismo estudio mostró elevadas tasas de éxito entre las mujeres que simplemente leyeron los ejercicios en vez de aprenderlos de un terapeuta. El 47 por ciento de las mujeres que nunca habían tenido un orgasmo se volvieron orgásmicas durante la masturbación, y el 13 por ciento durante el coito. El libro titulado *Becoming Orgasmic: A Sexual and Personal Growth Program for Women* [Volverse orgásmica: Programa de crecimiento sexual y personal para la mujer], de Julia Heiman y Joseph LoPiccolo,[14] proporciona a las mujeres una excelente guía paso a paso para realizar ejercicios de masturbación dirigida.

### LAS RECOMPENSAS DEL ORGASMO

De igual modo que ha habido mucho debate científico acerca de lo que es exactamente un orgasmo, se ha debatido mucho sobre si el orgasmo femenino sirve como función adaptativa o es meramente un producto secundario, de igual manera que los pezones de los hombres son un producto secundario del desarrollo evolutivo que hoy en día no parece tener ninguna función. Como los diversos cambios fisiológicos que tienen lugar durante el orgasmo femenino pueden aumentar las posibilidades de quedarse embarazada, podría ser que el orgasmo femenino obedeciera a un objetivo reproductivo. Desde la perspectiva de la evolución, los orgasmos podrían aumentar las posibilidades de un embarazo y aportar información sobre la calidad de los genes del varón y sobre la probabilidad de que sea un buen padre. El orgasmo femenino podría efectivamente contribuir a la supervivencia a largo plazo de maneras sutiles pero significativas.

Algunos teóricos tempranos[15] plantearon la hipótesis de que cuando las mujeres tienen un orgasmo provocado por el coito, dicho orgasmo activa la ovulación, y eso permite que tenga lugar la concepción. Si bien la ovulación inducida por el coito efectivamente se da en algunas especies, esta idea quedó descartada cuando se demostró que las mujeres ovulan a mitad del ciclo menstrual, con independencia de que haya coito u orgasmo. Posteriormente otros teóricos propusieron que las contracciones que tienen lugar durante el orgasmo femenino provocan una especie de succión por parte del útero que desplaza el esperma eyaculado y lo hace pasar por el cérvix, el útero y las trompas de Falopio de forma mucho más eficiente. En cambio, estudios actuales[16] han demostrado que cuando más rápidamente se transporta el esperma hasta el útero es cuando la mujer no está excitada sexualmente.

Tal como se ha descrito más arriba, durante la excitación sexual la vagina se expande y el útero y el cérvix se elevan. Estos cambios constituyen temporalmente una barrera que reduce las posibilidades de que el esperma eyaculado entre rápidamente en el útero. Ello da tiempo al esperma para sufrir una especie de selección natural por la que los espermatozoides sanos tienen mayores posibilidades de ser transportados hasta las trompas de Falopio mientras que los incompetentes se quedan atrás. El orgasmo entra en juego disipando la excitación. En ese momento, el paso queda abierto para que los espermatozoides más aptos hagan el viaje hasta las trompas de Falopio. Un giro evolutivo diferente es el que proviene de investigaciones[17] que muestran que una mujer tiene orgasmos más frecuentes cuando su compañero es físicamente simétrico en vez de asimétrico. Tal como hemos visto en el capítulo 1, este hallazgo sugiere que quizás a la mujer los orgasmos la ayuden a asegurarse genes más sanos, que podrían ser heredados por sus hijos.

Una teoría interesante y más bien controvertida acerca de la finalidad que tiene el orgasmo femenino es que las mujeres pueden servirse del orgasmo como medio para manipular el líquido eyaculado en el interior de su vagina.[18] Cuando un hombre eyacula dentro de la vagina de una mujer, tan sólo una pequeña parte del semen y del fluido consigue atravesar el cérvix. El resto, que se denomina «reflujo», se escapa por el borde exterior de la vagina. Según este razonamiento, la cantidad de reflujo que contiene espermatozoides varía dependiendo del momento en que la mujer ha tenido el orgasmo en relación con el momento en que dicho esperma fue depositado en su vagina. Dicho de otro modo, el momento exacto en que una mujer tiene el orgasmo determina la cantidad de esperma que consigue pasar. Se cree que una baja retención de esperma está asociada con los orgasmos que tienen lugar menos de un minuto antes de la eyaculación, y la máxima tiene lugar cuando el orgasmo se produce poco después de haberse depositado el esperma. Si la mujer tiene un orgasmo más de un minuto antes de que el hombre eyacule, la retención de esperma es, según un estudio realizado, la misma que si ese orgasmo no hubiera existido.[19] Los orgasmos, al producir una sensación de calma y relajación, llevan a algunas mujeres a tenderse de espaldas después del sexo y a relajarse. El hecho de permanecer en sentido horizontal reduce la cantidad de reflujo de esperma y también podría aumentar la posibilidad de concebir.

También podría ser que el papel que desempeña el orgasmo en el proceso reproductivo fuera que, en el caso de las mujeres que están con hombres lentos para eyacular, las contracciones vaginales que tienen lugar durante el orgasmo faciliten la eyaculación. Y cuando la hormona prolactina se libera durante el orgasmo, es posible que penetre en los fluidos vaginales, cervicales o uterinos, donde puede influir en que el calcio se filtre en el esperma. Esto, a su vez, ayuda a activar los espermatozoides para que penetren en el tracto genital de la mujer.[20]

El orgasmo podría aumentar el éxito reproductivo de la mujer al incrementar las posibilidades de quedar embarazada mediante estos diversos métodos fisiológicos. Pero también podría hacerlo empleando un método más psicológico. En la medida en que el orgasmo puede ser una experiencia inmensamente placentera, puede servir de «cebo» o de «gratificación» para que la mujer tenga relaciones sexuales con un compañero en particular. Según esta opinión, las mujeres de nuestro pasado evolutivo que experimentaban la gratificación sexual del orgasmo se sentían más motivadas a tener relaciones sexuales que las que no tenían orgasmos. La elevada motivación daba lugar a una mayor frecuencia en las relaciones sexuales, y por consiguiente a una mayor facilidad para el embarazo y la reproducción.

En términos evolutivos, el éxito reproductivo no significa únicamente ser capaz de reproducirse, sino también poseer los recursos y las capacidades necesarias para cuidar de la prole el tiempo suficiente para asegurar su supervivencia. A tal efecto, ser capaz de tener un orgasmo con un hombre determinado podría servir de herramienta para elegir pareja. Desde la perspectiva del compañero, si una mujer es capaz de tener un orgasmo con él, ello le envía la señal de que se encuentra satisfecha sexualmente y por lo tanto es menos probable que busque la gratificación sexual en otra parte. Cuando los hombres están seguros de su paternidad, es más probable que sigan comprometidos con una mujer y que inviertan en los hijos que ésta tenga. De este modo, al servir como señal de la fidelidad sexual, el orgasmo femenino podría, aunque de forma indirecta, asegurar a su compañero que él es efectivamente el padre. Ello podría en última instancia contribuir al éxito reproductivo de una mujer logrando que el hombre se quedara y la ayudara a criar a unos hijos que supuestamente llevan sus genes.

Preocuparse del placer sexual de una mujer lo suficiente para dedicar un tiempo a aprender lo que la excita y le produce un orgasmo también es un buen indicador de «altruismo sexual». En la medida en que dicho altruismo sexual podría extenderse a otros terrenos, es posible que sea señal de que ese hombre sería mejor compañero a largo plazo y mejor padre que otro sexualmente egoísta. Así pues, al escoger quedarse con un hombre con el que tiene orgasmos, es posible que la mujer esté seleccionando un compañero que no la abandone y que invierta generosamente en ella y en sus hijos. Lo cual nos lleva al amor.

# 3

## Eso que llaman amor

*Una conexión emocional y espiritual*

> La primera vez que dos personas están juntas, sus corazones están en llamas y la pasión es muy intensa. Pasado un tiempo, el fuego se enfría y ya se queda así. Continúan queriéndose el uno al otro, pero de modo distinto: tierno y dependiente.
>
> NISA, mujer Kung de Botswana

«El amor es algo maravilloso.» Probablemente sea éste el motivo por el que abundan las historias de amor romántico, en contraposición al amor que podemos sentir hacia padres, hijos, hermanos, animales domésticos o amistades platónicas. En la mitología griega encontramos a los huérfanos Dafnis y Cloe, cuya pasión va aumentando a medida que maduran y dejan de ser niños para convertirse en amantes, y a Ulises y Penélope, que sufren continuas pruebas durante los años que permanecen separados. La diosa hindú Sati amaba tanto a su esposo Shiva que se suicidó en un acto de contrición y vergüenza y con ello dio su nombre al ritual por el que las mujeres de la India se inmolan a sí mismas en la pira funeraria de su esposo en un último acto de devoción a él. Según una leyenda maorí, Hinemoa recorrió dos millas a nado por un mar agitado para reunirse con su amante Tutanekai. El emperador chino Ai, de la dinastía Han, prefirió cortarse la manga de la túnica antes que despertar a su amante Dong Xian. En Estados Unidos, se dice que el primer amor de Abraham Lincoln, Ann Rutledge, que murió muy joven, fue la causa de que él pasara toda su vida luchando contra la melancolía, mientras que la ternura y el compañerismo que unían a John y Abigail Adams los ayudaron a aguantar con firmeza toda la revolución, aun cuando lo único que podían hacer era escribirse cartas el uno al otro. El «amor romántico» es el tema de miles de películas de Hollywood, y la palabra «amor» aparece en el título de más de dos mil canciones vendidas en iTunes. (Intentar contar el número de veces que aparece en la letra de las canciones sería absurdo.) El amor romántico es algo tan poderoso[1] que las autoridades políticas y religiosas de todas las épocas y culturas han intentado controlarlo por miedo a que alterase el orden social, político y religioso.

Los psicólogos han constatado que sentirse amado por otra persona y unido emocionalmente a ella constituye un factor importante para predecir la felicidad global de una persona y su grado de satisfacción con la vida. El hecho de negar dichos sentimientos provocó que más de un protagonista de Shakespeare tuviera un final trágico; además de los célebres Romeo y Julieta, Cleopatra se envenenó con una serpiente y Ofelia se volvió loca y se ahogó.

En nuestro estudio, la búsqueda de amor y apego emocional condujo a muchas mujeres al dormitorio. De hecho, de las más de doscientas razones que dieron para haber tenido relaciones sexuales, el amor y la proximidad emocional estaban situadas entre las doce primeras. ¿Qué son estos sentimientos, que tienen poder para suscitar miedo y desesperación, felicidad y contento, y que pueden conducir a conductas con un final eufórico, triste o trágico? ¿Por qué los científicos que estudian el cerebro han llegado a la conclusión de que el amor es semejante a un desorden mental o una adicción a las drogas? ¿Podemos cambiar la capacidad o el deseo de una persona de unirse a alguien modificando las sustancias químicas de su cerebro del mismo modo que podemos modificarlos en los animales? ¿Es posible que al tener relaciones sexuales con una persona que sólo nos atrae ligeramente nuestro cerebro libere sustancias químicas que nos mantendrán unidos a ella? En este capítulo exploramos los poderosos sentimientos del amor y de la unión, cómo y por qué están tan íntimamente relacionados con la sexualidad.

## ¿QUÉ ES EL AMOR?

Según la famosa «teoría triangular del amor» del psicólogo Robert Sternberg, el amor consta de varios componentes muy claros: intimidad, pasión y compromiso. La intimidad es la experiencia de sentir hacia otra persona una calidez que surge de sentimientos de proximidad y conexión. Implica el deseo de dar y recibir apoyo emocional y de compartir los pensamientos y las experiencias más profundas de la persona. Así es como experimentaba una mujer de nuestro estudio esta dimensión del amor:

> Siento que el sexo puede ser una de las muchas expresiones físicas del amor, aunque no es siempre una expresión de amor. Cuando hago el amor con mi marido, es una intimidad, una confianza y una desnudez de mi persona que sólo comparto con él [...] porque le quiero. El sexo puede ser un modo de satisfacer las necesidades de mi marido (físicas, emocionales, psicológicas) que no se puede satisfacer de ninguna otra manera, y ello le indica que yo le quiero, y viceversa. Aunque he tenido intimidad física (besos, caricias, etc.) con otras personas a las que no amaba, relaciones sexuales las he tenido sólo con personas a las que amaba. (Mujer heterosexual, 29 años.)

La pasión, el segundo componente, tiene que ver con intensos sentimientos románticos y deseo sexual hacia otra persona. Elaine Hatfield, una distinguida psicóloga de la Universidad de Hawai, lleva décadas estudiando el amor apasionado y su forma de expresarse. Ella lo define como una «emoción ardiente e intensa» que se caracteriza por un intenso anhelo de unirse con otro. Es la parte «enferma» del amor que Hatfield está convencida de que existe en todas las culturas. De hecho, hay culturas que hasta cuentan con criterios de diagnóstico concretos para los «síntomas» que tiene la gente cuando se enamora apasionadamente. Por ejemplo, Hatfield dice que en las familias tamiles del sur de la India se dice que las personas enamoradas sufren *mayakkam*, un síndrome que se caracteriza por mareos, confusión, intoxicación y delirios.[2]

Cuando son recíprocos, los sentimientos de pasión suelen asociarse con sensaciones de plenitud y éxtasis:

Hablando con sinceridad, para mí el sexo nunca ha sido únicamente un acto que busca satisfacción. Siempre ha expresado algo más. [...] Me siento muy feliz de tener al hombre más maravilloso del mundo. [...] Probablemente sucedió porque al vivir muy lejos el uno del otro durante bastante tiempo tuvimos una oportunidad estupenda de comprender lo que somos el uno para el otro y lo que es el amor verdadero, y cuando le miro a los ojos al hacer el amor, siempre es algo que resulta muy difícil de explicar con palabras [...] pero es como si nuestro amor floreciera en su máximo esplendor. (Mujer heterosexual, 38 años.)

Hubo una mujer en nuestro estudio para la cual los sentimientos de pasión y romance servían de premio adicional: la ayudaban a ignorar la negligencia doméstica que tenía su novio:

Cuando cumplí los veinte años mi novio me llevó a una marisquería increíble y lo pasamos fenomenal. Me trató como a una princesa. Me sentí muy querida, estaba muy enamorada, y todos aquellos sentimientos provocados por aquel ambiente romántico del restaurante me llevaron hasta el apartamento cutre donde vivía él e hicimos el amor en su cama. Puede que fuera el mejor polvo que hemos echado nunca. (Mujer heterosexual, 23 años.)

El compromiso, el tercer componente del amor, exige tomar decisiones. Una decisión a corto plazo sería la de si uno quiere o no a la otra persona, mientras que una a largo plazo tendría que ver con la voluntad de mantener vigente la relación a las duras y a las maduras. Muchas mujeres de nuestro estudio comentaron que para ellas el compromiso era un componente esencial del amor; de hecho, algunas dijeron que se valían de las relaciones sexuales para intentar asegurarse el compromiso de un compañero del que se sentían enamoradas:

Mi primera experiencia sexual con un hombre la tuve porque quería que fuera una relación con compromiso. Los dos teníamos dieciséis años y éramos vírgenes, y llevábamos tres meses saliendo. Forcé la situación para que nos acostáramos porque quería demostrarle que le amaba. Deseaba darle algo que no pudiera tener de nadie más. (Mujer heterosexual, 25 años.)

¿El motivo por el que me acosté con mi ex marido? Porque era joven, tenía dieciséis años y quería retenerle a mi lado. Pensé que si nos acostábamos, ello garantizaría una relación de compromiso. No fue así, pero en aquel momento me resultaba imposible verlo de otra manera. Creía que sexo era igual a amor. Y pensaba que cuanto más hiciéramos el amor más me querría él. Fui una tonta. (Mujer heterosexual, 41 años.)

Algunos investigadores están convencidos de que la «cantidad» de amor que experimenta una persona depende de la fuerza absoluta de sus tres componentes, y que las parejas están mejor avenidas cuando poseen niveles parecidos de intimidad, pasión y compromiso.

Sternberg ha identificado siete «estilos de amar» distintos, basados en las combinaciones posibles de intimidad, pasión y compromiso dentro de una relación. Por ejemplo, él denomina «amor vacío» a aquel en el que existe compromiso, pero ni intimidad ni pasión. Éstas son las personas que uno ve sentadas en silencio en los restaurantes, que se quieren principalmente debido al sentido del deber y a la falta de alternativas. El amor en el que hay pasión e intimidad, pero sin compromiso, lo llama «amor tonto». Es el cortejo apasionado que al principio es como una llamarada pero después se va apagando cuando un miembro de la pareja o los dos llega al triste descubrimiento de que no tienen nada en común (aparte del sexo, tal vez). El «amor de agradar» es intimidad sin pasión ni compromiso, y, como su nombre indica, define una amistad estrecha. Lo contrario, el amor con pasión y compromiso pero sin intimidad, es lo que Sternberg considera «amor romántico». El «amor de chifladura» tiene pasión, pero no intimidad ni compromiso, mientras que el «amor de compañerismo» se compone de intimidad y compromiso, pero le falta pasión. Tristemente, el «amor de compañerismo» es bastante típico en las uniones de larga duración, en las que el deseo sexual puede ir apagándose con el tiempo y con la familiaridad.

Por supuesto, el séptimo y último estilo de amor que describe Sternberg es el supremo: el «amor consumado», la mezcla perfecta de intimidad, pasión y compromiso. Pocas parejas duraderas experimentan todo el tiempo el «amor consumado». En la mayoría de las relaciones, el grado de intimidad, pasión y compromiso va disminuyendo con el tiempo y con las circunstancias. Así pues, no es infrecuente que una pareja experimente varias formas de amor a lo largo de su relación.

LA DROGA DEL AMOR

Para gran consternación de las personas que están convencidas de que la definición del amor debería dejarse en manos de los poetas y los autores de canciones —o, mejor todavía, en los labios de los amantes que lo experimentan—, los científicos están explorando si el amor, desde el de chifladura hasta el consumado, se puede explicar por la biología de una persona. El neurólogo Niels Birbaumer[3] y sus colegas fueron los primeros científicos de la actualidad que examinaron dicha posibilidad. Colocaron electrodos en el cuero cabelludo de hombres y mujeres y midieron la actividad eléctrica del cerebro por medio de un electroencefalógrafo o EEG, mientras los participantes veían una escena alegre con un ser querido, una escena de celos y una escena de control: un cuarto de estar vacío. En el momento del experimento la mitad de los hombres y mujeres estaban enamorados apasionadamente; la otra mitad no tenía ninguna relación sentimental con nadie. Cuando los investigadores compararon las ondas cerebrales de las personas enamoradas con las de las no enamoradas, hallaron diferencias enormes en la actividad cerebral durante el visionado de una escena con un ser querido. Los que estaban enamorados mostraron unos patrones mucho más complejos en las ondas cerebrales y una actividad mucho más generalizada por todo el cerebro. Tal como señalaron los autores: «Los sujetos enamorados llevan su "carga" emocional al laboratorio de un fisiólogo igual que el caracol lleva su casa a cuestas.» Y basándose en dichos hallazgos, el equipo de investigación llegó a la conclusión de que el amor apasionado se parece a un «caos mental».

En 2003, una década después del descubrimiento llevado a cabo por Niels Birbaumer, dos neurólogos de Londres, Andreas Bartels y Semir Zeki, comenzaron a escanear el cerebro de amantes jóvenes para ver lo que significa «enamorarse».[4] Seleccionaron a diecisiete hombres y mujeres que cumplían con los criterios para estar «verdaderamente, profundamente y perdidamente enamorados» y observaron sus cerebros mediante imágenes por resonancia magnética funcional (IRMF), un escáner capaz de registrar los cambios operados en el riego sanguíneo que reciben las diversas partes del cerebro. Cuando las células nerviosas del cerebro están activas, consumen oxígeno. El oxígeno es transportado hasta el cerebro por la hemoglobina dentro de los glóbulos rojos desde los capilares más próximos. De aquí que el riego sanguíneo del cerebro y la cantidad de actividad cerebral estén estrechamente relacionados entre sí.

Cuando se empezó a examinar el cerebro de los participantes, los investigadores les mostraron fotos de sus amados o bien de amigos carentes de implicaciones románticas. Sólo cuando contemplaron las fotos de sus seres queridos sus cerebros revelaron una actividad intensa en las áreas asociadas con la euforia y la gratificación, y una actividad reducida en las regiones del cerebro asociadas con la tristeza, el miedo y la ansiedad. De hecho, el patrón de actividad cerebral que surgió cuando los participantes vieron a sus seres queridos no era diferente de la pauta que se ve cuando una persona se encuentra bajo los efectos de drogas euforizantes como la cocaína. Los cerebros excitados por el amor también revelaron una actividad menor de las regiones asociadas con el pensamiento crítico, lo cual podría explicar por qué las personas que están muy enamoradas suelen dar la impresión de estar «colocadas». También es posible, tal como sugieren los autores de este estudio, que cuando una persona decide que está enamorada, el pensamiento crítico necesario para evaluar la personalidad del ser querido ya no se considera necesario.

La idea de que «el amor es una droga» también ha sido apuntada por el psiquiatra Michael Liebowitz del Instituto de Psiquiatría del Estado de Nueva York, el cual compara el amor apasionado con un colocón de anfetaminas.[5] Ambas cosas pueden crear un vértigo que eleva el estado de ánimo, y si se retira cualquiera de las dos se produce ansiedad, miedo y hasta ataques de pánico. En efecto, cuando una persona se enamora el organismo segrega todo un abanico de sustancias químicas: dopamina, norepinefrina y sobre todo feniletilamina, que se considera una prima cercana de la anfetamina. Por desgracia, el «colocón natural» que provocan estas sustancias del cerebro no dura eternamente. Liebowitz opina que ello es la causa de que algunas personas, a las que él llama «yonquis de la atracción», pasen de una relación a otra buscando su siguiente «colocón amoroso».

EL AMOR, ESE DESORDEN MENTAL

Además de todas las maravillosas emociones que puede provocar el amor apasionado —euforia, alegría, contento—, también puede causar un intenso torbellino emocional. Las personas enamoradas a menudo describen sentimientos de ansiedad, depresión y desesperación cuando no están en compañía de su amado, incluso cuando sólo pasan un corto período de tiempo separadas de él. Tienden a pasar horas y horas pensando en su ser querido de manera obsesiva, de modo muy parecido a las personas a las que se les ha diagnosticado un desorden obsesivo-compulsivo, o DOC, que tienen pensamientos molestos.

A finales de la década de los noventa, la psiquiatra Donatella Marazziti y sus colegas de la Universidad de Pisa especularon que las personas apasionadamente enamoradas y las que sufren DOC es posible que tengan algo en común: una disminución de la serotonina del cerebro. La disminución de los niveles de serotonina se asocia desde hace mucho con desórdenes de depresión y ansiedad como el DOC, y los antidepresivos como Prozac actúan fundamentalmente intentando aumentar los niveles de serotonina segregada por el organismo.

Para demostrar su hipótesis,[6] el equipo de investigación seleccionó tres grupos distintos de hombres y mujeres. Uno de ellos constaba de personas que se habían enamorado dentro de los seis meses anteriores pero aún no habían tenido relaciones sexuales, y que estaban obsesionadas con su nuevo amor durante cuatro horas al día como mínimo. Un segundo grupo comprendía a personas a las que se les había diagnosticado un DOC y no estaban recibiendo medicación. El tercer grupo, el «normal», estaba compuesto por personas que no cumplían los criterios para el DOC y que tampoco estaban apasionadamente enamoradas. Los investigadores tomaron muestras de sangre de cada uno de los participantes y examinaron sus niveles de serotonina. Cosa nada sorprendente, las personas que no estaban enamoradas ni se les había diagnosticado un DOC tenían niveles de serotonina normales. Las personas diagnosticadas con DOC mostraron niveles significativamente más bajos que los del grupo de control. Pero lo más sorprendente fue que, al igual que el grupo del DOC, el grupo de los enamorados reveló tener niveles de serotonina aproximadamente un 40 por ciento más bajos que los de control.

Un año después, los investigadores volvieron a examinar a algunos de los participantes enfermos de amor y, cómo no, una vez que había pasado la intensidad de la fase inicial del enamoramiento, sus niveles de serotonina habían vuelto a ser normales. Por suerte, la disminución no fue permanente.

Helen Fisher, una investigadora de la Universidad de Rutgers que ha utilizado las IRMF para examinar el cerebro de muchas personas enamoradas, también está convencida de que el amor apasionado —o lujuria, como lo llama ella— se parece al DOC. En su opinión, es posible «tratar» o inhibir dicho estado si la persona dominada por la «lujuria» tomase un antidepresivo como Prozac desde el principio, cuando aparecen los sentimientos, para contrarrestar los bajos niveles de serotonina que caracterizan el DOC. Pero, según ella, una vez que la lujuria se transforma en amor romántico, constituye un impulso tan poderoso que no hay ningún cóctel de Prozac capaz de frenarlo.

ENAMORARSE TODO EL TIEMPO

Ya sea el amor un sentimiento de intimidad y de unión, una emoción apasionada o un complejo revoltillo de sustancias químicas en el cerebro, una cosa es segura: que es persistente y universal. Es posible encontrar pruebas de la persistencia del amor incluso en sociedades que han intentado socavarlo permitiendo que un hombre tome más de una esposa. Por ejemplo, los miembros de la Comunidad Oneida, una comuna utópica fundada en el estado de Nueva York en el siglo XIX, sostenían la opinión de que el amor romántico era mera lujuria disfrazada. Los oneida se apuntaron a los «matrimonios complejos» cuyos miembros no tenían permiso para establecer entre sí relaciones exclusivas sexuales o románticas, sino que debían estar constantemente en circulación a fin de evitar que se formase un «amor especial». También los primeros mormones veían el amor romántico como algo perjudicial y trataban de desalentarlo. Sin embargo, en estos dos grupos a menudo el amor romántico persistía entre las personas, en ocasiones a escondidas, oculto a la vista de los ancianos.

De modo similar, en algunas sociedades polígamas en las que tradicionalmente los matrimonios son concertados, el amor apasionado no está prohibido, sino simplemente separado. En muchas culturas árabes, son los parientes mayores del varón quienes le eligen a éste la primera esposa; la segunda ya puede elegirla él mismo. Entre los taita de Kenia, es preferible ser la segunda o tercera esposa, no la primera. Las mujeres creen que tras ese primer matrimonio es más probable que el hombre vuelva a casarse por amor, y por lo tanto preferirá a sus siguientes esposas y compartirá con ellas más cercanía emocional e intimidad. El primer matrimonio se lleva a cabo por deber, mientras que los siguientes pueden hacerse por amor.[7]

Un testimonio de la universalidad del amor es el que proviene de estudios en los que simplemente se pregunta a hombres y mujeres si están enamorados en ese momento. Susan Sprecher y sus colegas[8] entrevistaron a 1.667 hombres y mujeres de Rusia, Japón y Estados Unidos para averiguar si estaban enamorados, y casi en todos los casos la mayoría de los entrevistados contestaron que sí: el 73 por ciento de las mujeres rusas, el 61 por ciento de los rusos, el 63 por ciento de las mujeres japonesas, el 41 por ciento de los japoneses, el 63 por ciento de las mujeres estadounidenses y el 53 por ciento de los estadounidenses. Esto dejó sin respuesta el curioso diferencial existente entre las respuestas de unos y otras. Los estudios sobre el amor en otras culturas[9] también han revelado que se ha utilizado una abrumadora mayoría de lenguajes para reflexionar sobre la experiencia del amor, entre ellos declaraciones de amor, canciones de amor y expresiones de dolor al separarse de un ser querido o cuando el amor no es correspondido.

En el estudio más masivo[10] jamás llevado a cabo para explorar las preferencias de pareja —realizado entre 36 culturas ubicadas en seis continentes y cinco islas, y entre 10.047 participantes— en todas las culturas el factor más importante o entre los primeros resultó ser la «atracción mutua y el amor», que se consideraban indispensables en un compañero estable. En un estudio realizado para hallar la relación existente entre amor y matrimonio,[11] el psicólogo Robert Levine y sus colegas preguntaron a varios universitarios de once países si estarían dispuestos a casarse con alguien a quien no quisieran pero que tuviera todas las demás cualidades que ellos buscaban en una pareja. En países como Estados Unidos, Brasil, Australia, Japón e Inglaterra, la mayoría de los hombres y mujeres insistieron en que no se casarían con alguien a quien no amaran. En países menos ricos —Filipinas, Tailandia, Pakistán e India— hubo un porcentaje mayor de alumnos que afirmaron estar dispuestos a casarse con una persona a la que no amaran. Está claro[12] que en los países donde el matrimonio está controlado por los padres o por la religión y existe pobreza generalizada, la decisión de con quién casarse, en determinadas situaciones, puede ser más práctica que pasional. Y los psicólogos que han estudiado el concepto del amor[13] en distintas culturas han descubierto que la definición que hacen los hombres y mujeres del mismo no difiere demasiado entre una cultura y otra, ya sea la de China, Indonesia, Micronesia, Palaos, Turquía, Rusia, Japón o Estados Unidos.

Los hombres y mujeres definen el amor en términos parecidos, pero ¿comparten experiencias parecidas cuando se enamoran o se desenamoran? Pese a que es habitual[14] ver a chicas adolescentes que se enamoran de chicos a los que apenas han visto (o no han visto nunca), y a pesar de que los estereotipos que afirman que las mujeres son las únicas que sienten inclinación romántica, las investigaciones demuestran que en realidad los hombres son más propensos que las mujeres a «enamorarse a primera vista», lo cual tal vez sea resultado de una adaptación evolutiva. Tal como vimos en el capítulo 1, en general los hombres se dejan arrastrar más deprisa por la apariencia física a la hora de escoger pareja que las mujeres, que tienden a fijarse en un abanico de señales más amplio, entre ellos el olor y la personalidad, para sentir la chispa inicial de la atracción. Los hombres de culturas que se extienden desde Argentina hasta Zimbabue buscan mujeres que tengan una cintura pequeña en relación con las caderas, una señal sincera aunque inconsciente de salud y fertilidad en una mujer. Las cualidades que buscan las mujeres, particularmente en un compañero estable, necesitan más tiempo para ser evaluadas. Simplemente, para los hombres el «amor a primera vista» es más sencillo.

Pasada esa primera avalancha de emociones, por lo visto los

hombres también permanecen más tiempo enamorados. Un estudio que evaluó a 231 parejas[15] de universitarios que estaban saliendo juntos desde 1972 hasta 1974 refutó el estereotipo de que las mujeres son las que aman y los hombres los que abandonan. Dicho estudio reveló que las mujeres tendían más que los hombres a romper una relación, y que también tendían a prever muy de antemano dicha ruptura. Por consiguiente, después de romper, era más probable que las mujeres considerasen que el fin de la relación había sido un proceso gradual, mientras que los hombres lo veían como una ruptura brusca, al parecer «imprevista». Y cuando las mujeres recordaban relaciones anteriores, tendían a enumerar más problemas que los hombres.

También hubo pruebas que sugerían que la ruptura de una relación resultaba más traumática para los hombres que para las mujeres. Obviamente, ello depende de las circunstancias tanto de la relación como de la ruptura, pero en general, después de romper, los hombres suelen afirmar que se encuentran más solos y deprimidos.

Los autores explicaron que sus hallazgos se debían a las diferencias entre un sexo y otro en cuanto a poder económico y social. Aunque el estudio sobre las rupturas se efectuó en la década de los setenta, hoy en día las mujeres siguen dependiendo más de los hombres en lo relativo al dinero y el estatus que el caso contrario. En este sentido, para una mujer es más importante escrutar al varón que escoge como pareja en función de las potenciales alternativas, lo cual supone un «freno» para el encaprichamiento instantáneo. Los hombres, que a menudo se encuentran en una posición de más poder a la hora de obtener estatus y dinero, tienden a preocuparse menos por el impacto de dichas decisiones. Así que ellos, más que las mujeres, pueden «permitirse» el lujo de caer presas del «amor a primera vista» y continuar dentro de una relación simplemente por el romance. También puede ser que las mujeres, debido a la predisposición biológica que tienen hacia lo que la psicóloga Shelley Taylor de la Universidad de California denomina «instinto de cuidar» (propensión de las féminas a reaccionar al estrés cuidando o volcándose en otras personas) o simplemente debido a la mayor aceptación cultural de recurrir a los amigos en busca de apoyo, cuentan con mejores redes de apoyo cuando tiene lugar una ruptura.

## LA RELACIÓN AMOR-SEXO

Así que el amor resiste y crea emociones intensas —tanto buenas como malas— y puede alterar, al menos temporalmente, la química de nuestro cerebro. Pero, parafraseando a Tina Turner, ¿qué tiene que ver el sexo con eso? La respuesta, según nuestro estudio, es que tiene que ver mucho. De las razones que dieron las mujeres para tener relaciones sexuales, dos de las diez primeras fueron: «Quería expresar el amor que sentía por la persona» y «Me di cuenta de que estaba enamorada». Aportaron numerosos comentarios de cómo se valieron del sexo para obtener amor. Algunas veces, tal como anhelaban, el sexo les proporcionó amor y compromiso:

Probablemente perdí la virginidad por la necesidad de ser amada. Yo vivía en una localidad pequeña y mi madre no me hacía caso, tenía demasiados problemas propios. Durante todo el colegio no encontré a ningún chico que me gustara, y cuando en el primer año del instituto conocí a uno que me gustó de verdad, me acosté con él enseguida. Nunca había besado a un chico, y en cosa de un mes pasé directamente del primer beso al acto sexual. Con él me sentía deseada, especial, me decía que me quería. [...] Por suerte elegí bien, estuvimos cuatro años juntos. (Mujer bisexual, 25 años.)

En ocasiones el hecho de tener relaciones sexuales no trajo el codiciado amor, sino más bien la fantasía transitoria de sentirse amada:

En aquella época yo era de lo más ingenua y estaba loquita por el que entonces era mi novio. En el fondo sabía que él no estaba por mí tanto como yo por él, pero me las arreglé para convencerme de que sí, porque quería creerlo. Cuando hacía el amor con él me sentía feliz, casi triunfante, porque, para mi mentalidad ingenua, el sexo era el equivalente del amor, y acostarme con él era una «prueba» de que me quería. [...] En aquella época, sinceramente, racionalicé así la decisión. (Mujer heterosexual, 25 años.)

Estaba en mi primer empleo de jornada completa y trabajaba con un tío que era muy sexy. Yo ya era madre [...] y creía que ya no iba a encontrar a nadie que me quisiera, pero lo cierto es que me enamoré de un compañero de trabajo. Él tenía mucha más experiencia y me enseñó verbalmente unas cuantas cosas sobre el sexo. Lo llevamos a la práctica, y yo creía que si hacía lo que él me pedía se enamoraría de mí. Algunas de aquellas cosas eran sexo oral, hacer un striptease y decir guarradas por teléfono. En aquella época yo no tenía mucha experiencia y estaba convencida de que si hacía todo aquello él terminaría enamorándose de mí. No fue así, y aún hoy en día siento algo por él. (Mujer heterosexual, 46 años.)

Pero otras veces no trajo ni amor ni fantasía:

Me enamoré de un hombre y creí que él me querría a su vez si le daba lo que quería. Me acosté con él aunque me dejó bien claro que ya no tenía interés en seguir saliendo conmigo y que sólo quería que fuéramos amigos. Me acosté con él por lo menos cinco veces más, hasta que por fin se negó a tener más relaciones sexuales conmigo diciendo que los amigos no hacían eso. [...] Toda aquella experiencia me resultó sumamente dolorosa. (Mujer heterosexual, 28 años.)

Muchas mujeres de nuestro estudio tuvieron relaciones sexuales no para obtener amor en sí, sino como una manera de expresar el amor que sentían por otra persona:

El sexo para expresar amor consiste en saber llevar los sentimientos a la práctica. Con diferentes clases de amor existen diferentes maneras de expresar ese amor a través de la acción. En mi caso, cuando deseo a una persona de forma física o mental, es posible que decida demostrar ese deseo mediante actos sexuales. (Mujer heterosexual, 25 años.)

Y para otras muchas, el sexo y el amor estaban estrechamente conectados:

Humm... ¿existe alguna otra razón para tener relaciones sexuales? En serio. El amor es una parte muy importante de ello, por lo menos en mi caso. (Mujer heterosexual, 35 años.)

Que amor y sexo están relacionados no es nada nuevo. De hecho, dicha relación está implícita desde que los seres humanos inventamos la escritura. A finales de la década de 1880 se halló una tablilla en una región que actualmente es Iraq. Grabado en esa tablilla de cuatro mil años de antigüedad[16] se encuentra lo que según los historiadores es el poema de amor más antiguo que se ha escrito. En él una sacerdotisa profesa no sólo el amor, sino también el deseo sexual que siente hacia un rey:

*Novio, amado de mi corazón,*
*Divina es tu belleza, dulce como la miel.*
*Me has cautivado, me tienes temblando ante ti;*
*Novio, deseo que me lleves a la alcoba.*

Al parecer, el estilo más bien directo de la sacerdotisa no ahuyentó al rey, porque más adelante escribe lo siguiente:

*Novio, has tomado placer de mí.*
*Díselo a mi madre, que te dará delicias;*
*Y a mi padre, que te hará regalos.*

Aun así, si bien para muchas mujeres el amor y el sexo van de la mano, desde luego no todas opinan lo mismo:

Cuando empecé a tener relaciones sexuales, creía que el sexo equivalía a amor y compromiso. Eso era lo que yo sentía hacia mi compañero. Pero recientemente he cambiado de parecer. (Mujer heterosexual, 28 años.)

Las investigaciones incluso nos han enseñado qué mujeres son menos propensas a necesitar el amor o el sentimiento antes de tener relaciones sexuales. Las mujeres más abiertas[17] a practicar el sexo sin amor suelen tener una personalidad extravertida y estar más dispuestas a vivir experiencias nuevas de todo tipo, entre ellas probar alimentos exóticos y viajar para conocer otras culturas.

Aunque muchas mujeres no necesitan ni buscan el amor para practicar el sexo, las mujeres, más que los hombres, creen que el sexo debería ir acompañado de amor. En el Laboratorio Meston de Psicofisiología Sexual[18] se preguntó a más de setecientos universitarios si estarían de acuerdo o no con la afirmación de que «El sexo sin amor está bien». Aproximadamente la mitad de los alumnos eran de ascendencia europea y la otra mitad de ascendencia sudasiática. Entre ambos grupos culturales, los hombres se mostraron significativamente más inclinados que las mujeres a coincidir en que el sexo sin amor era algo aceptable. El psicólogo David Schmitt[19] y sus colegas hallaron resultados similares en un estudio masivo que se realizó en 56 países.

Los resultados de un estudio llevado a cabo en el Laboratorio Buss de Psicología Evolutiva también indican una diferencia de género en la relación amor-sexo. Se pidió a cien mujeres y cien hombres que pensaran en personas de las que estaban enamoradas o habían estado enamoradas en el pasado. A continuación, con dichas personas en mente,[20] se les pidió que pusieran por escrito cinco acciones o conductas que reflejaran o ejemplificaran el amor que sentían. Apareció una interesante diferencia entre un sexo y otro: mientras que tan sólo el 8 por ciento de las mujeres nombraron «tener relaciones sexuales» como un acto de amor, el 32 por ciento de los hombres nombraron como actos de amor los actos sexuales. Este hallazgo revela que al menos existe un sentido en el que, para los hombres, el sexo y el amor se encuentran más estrechamente relacionados. Por lo visto, el sexo les viene a la mente como un rasgo de amor antes que a las mujeres. De modo que aunque las mujeres son más dadas a ver el amor como un requisito previo para el sexo, al parecer los hombres tienden más a ver el sexo como un rasgo definitorio del amor.

## EL VÍNCULO DEL SEXO QUE UNE

De igual modo que muchas mujeres de nuestro estudio dijeron que habían tenido relaciones sexuales para dar o recibir amor, también fueron muchas las que dijeron que fue para dar o recibir una sensación de conexión emocional. Según afirmaron, «deseaban la proximidad emocional y la intimidad» y querían «comunicarse en un nivel más profundo», «sentirse conectadas con la persona», «aumentar el vínculo emocional mediante las relaciones sexuales» y «convertirse en un solo ser con otra persona». Estas respuestas reflejan un tema común: el deseo de alcanzar o aumentar un vínculo emocional con un compañero por medio del sexo. Una vez más encontramos que, en contra de los estereotipos de género, no existían diferencias sustanciales en la frecuencia con que tanto hombres como mujeres de edad universitaria dijeron que se habían acostado con alguien para forjar un fuerte lazo emocional.

Algunas mujeres habían tenido relaciones sexuales en un intento de formar una conexión emocional para salvar una relación:

Era una relación de mucho tiempo y yo no podía aceptar que hubiera que ponerle fin. Nos acostamos porque era más o menos lo único que hacíamos en las raras ocasiones en que nos veíamos. Yo esperaba que el sexo nos acercara un poco más y nos hiciera pensar que verdaderamente íbamos a solucionar las cosas. Pero no funcionó. (Mujer lesbiana, 18 años.)

Hubo otras mujeres de nuestro estudio que describieron experiencias prácticamente idénticas. Dijeron que tener relaciones sexuales para sentirse unidas emocionalmente en una relación que va cuesta abajo no solía dar resultado. Con frecuencia tenía el efecto contrario, pues lograba que un miembro de la pareja o los dos se dieran cuenta de la desconexión emocional (e incluso física) que se había establecido entre ambos.

En cambio, si una pareja se siente conectada, desde luego hacer el amor puede servir para intensificar dicho vínculo:

> Acostarse con alguien crea un vínculo especial con esa persona que no se puede conseguir de ninguna otra forma. Yo lo hacía para hacer ver que estaba muy metida en la relación y para mostrar mi vulnerabilidad. (Mujer heterosexual, 25 años.)

> Tenía la impresión de que estaba empezando a enamorarme de aquella chica. Me encantaba compartir cosas con ella, ya fueran episodios de mi vida o experiencias que habíamos vivido juntas. Conectábamos tan bien mental y emocionalmente que [...] quise sentirme conectada con ella también en lo sexual. (Mujer lesbiana, 20 años.)

Muchas mujeres que contaron que habían tenido relaciones sexuales por amor y por el vínculo emocional no distinguían entre ambas cosas. Es decir, en lo referido al sexo, el amor y la unión iban de la mano:

> Casi siempre he tenido relaciones sexuales para sentirme conectada con alguien en un plano físico y emocional. Me siento conectada a esas personas antes de acostarme con ellas y quiero sentirme lo más conectada posible. Ahí radica la sutil diferencia que hay entre tener relaciones sexuales y hacer el amor. Cuando estoy enamorada de una persona, conecto con ella de múltiples maneras, y una de ellas es el sexo. (Mujer heterosexual, 24 años.)

> No me acuesto con alguien si no estoy enamorada, y para mí estar enamorada significa desear fundirme con la persona

por la que tengo esos sentimientos tan fuertes. La unión de dos personas no es algo simplemente físico, sino también mental y emocional. El sexo es una manera de llenar todos esos aspectos a la vez. (Mujer heterosexual, 23 años.)

En efecto, el sentimiento de conexión provoca una sensación de paz y seguridad en la relación que no es muy distinta de la experiencia emocional del amor. Tanto el sentimiento de amor como el de unión alejan los sentimientos de soledad y depresión, y pueden proporcionar a la persona la sensación de formar parte de un equipo, o de ser la mitad de un todo perfecto:

> Estar totalmente enamorada de otra persona de tal forma que quieres formar con ella un solo ser, el uno dentro del otro, física y espiritualmente, explotando para volverte del revés. (Mujer lesbiana, 43 años.)

Estos temas de «ser un solo ser», «sentirse conectada» y sentirse «entera» que expresaron varias mujeres de nuestro estudio son notablemente similares a los que aparecen en la definición del amor que hace Aristófanes en el *Simposio* de Platón. Según el filósofo griego, cuando los seres humanos comenzaron a vivir no eran físicamente como en la actualidad, sino que tenían cuatro brazos, cuatro piernas, dos caras y un cuello de forma cilíndrica. Estando dotados de tantos apéndices, podían correr a toda velocidad y poseían gran fuerza y resistencia. Eran tan poderosos que conspiraron para desplazar a Zeus y a los demás dioses. Como venganza, Zeus los cortó a todos por la mitad y ordenó a Apolo que les volviera la cara y atase la piel cortada en el medio, formando un ombligo. A partir de entonces, siempre anhelaron unirse de nuevo:

> Cuando su naturaleza fue dividida en dos, cada mitad, anhelante, buscó la otra mitad y ambas se rodearon con los brazos y se entrelazaron una con la otra, deseando crecer juntas como un solo ser, incluso murieron de hambre y de inactividad porque no querían hacer nada la una sin la otra.

[...] Cada una de ellas no es sino el recuerdo de un ser humano dividido por la mitad igual que un pez, dos a partir de uno, cada uno de ellos buscando eternamente la parte que lo complementa.[21]

Por lo visto, las personas llevan milenios buscando su otra mitad.

Para las mujeres, el vínculo emocional y el sexo pueden estar relacionados de más formas. Por ejemplo, algunas mujeres de nuestro estudio hablaron de la experiencia del sexo como método para hacer las paces después de una pelea, porque ayudaba a restablecer la conexión que sentían con su pareja:

> Mi novio y yo estábamos pasando por una fase muy difícil de nuestra relación. Él estaba convencido de que ya no le quería. Aunque pasábamos horas y horas hablando las cosas, yo tenía la sensación de que ya no estábamos tan unidos como antes. Notaba que necesitaba acostarme con él para recuperar parte de la proximidad que teníamos antes. (Mujer heterosexual, 19 años.)

Otras dijeron que sentirse conectadas durante el sexo intensificaba el deseo y el placer:

> Mi relación actual es la primera en la que he tenido relaciones sexuales con amor, la primera vez que ha habido de verdad una conexión emocional intensa y en la que el sexo es una sensación de conexión increíble. Al sentirme unida emocionalmente con mi pareja, el sexo es más intenso y nos permite conectar de forma todavía más plena. La primera noche que nos dimos cuenta de que estábamos enamorados de verdad, deseamos hacer el amor para consumar aquel sentimiento, para completarnos, por así decirlo. (Mujer bisexual, 22 años.)

En un estudio aparte,[22] llevado a cabo en el Laboratorio Meston, identificamos cuatro categorías principales de sucesos o señales que provocaban en las mujeres sensaciones de deseo sexual. Tres de ellas estaban relacionadas con la atracción y la excitación. Por ejemplo, el deseo de la mujer se avivaba mediante detalles eróticos explícitos, como leer o ver un relato sexual, «decir cochinadas» con la pareja o notar una excitación progresiva en el cuerpo, incluida la detección de lubricación vaginal. Reaccionaron a señales de estatus, como ver a una persona poderosa o famosa o hablar con ella. Y reaccionaron a señales «románticas», como bailar agarrados, compartir una cena amorosa y reír juntos. En cambio, la otra categoría de sucesos que aumentaban el deseo sexual de una mujer guardaba relación con la unión emocional. Los sentimientos de unión pueden hacer que las mujeres deseen tener relaciones sexuales.

Aunque no busquen el sexo ellas mismas, o en los casos en que su cuerpo no reacciona sexualmente a los acercamientos de su pareja u otras señales, algunas mujeres obtienen placer al practicar el sexo debido a lo que puede venir después del acto sexual: abrazos, ternura y sentimiento de conexión. He aquí cómo lo describió una mujer de nuestro estudio:

> Como soy asexual, normalmente no tengo el impulso de tener relaciones sexuales por motivos físicos, pero sí obtengo disfrute emocional cuando estoy con mi pareja. (Mujer asexual, 20 años.)

Rosemary Basson, una famosa investigadora de la sexualidad femenina de la Universidad de la Columbia Británica, lo denomina tener relaciones sexuales por los «beneficios secundarios».

EL PODER DE LAS CARICIAS

En este mismo capítulo hemos visto que estar enamorado efectivamente provoca cambios en la actividad cerebral y la liberación de determinadas sustancias químicas. ¿Es capaz la química del cerebro de explicar también los sentimientos de unión emocional? Resulta que dos de las hormonas liberadas por el cerebro durante la relación sexual (la vasopresina y la oxitocina) en los animales están asociadas a la unión, y también podrían desempeñar un papel en el apego de los seres humanos.

El mayor incremento de vasopresina y oxitocina tiene lugar después del orgasmo femenino. La vasopresina aumenta más tras el orgasmo masculino, mientras que la oxitocina sube más en las mujeres. No se han investigado mucho[23] los efectos que tiene la oxitocina en las emociones humanas, pero algunos investigadores han descubierto que si uno aspira una dosis de oxitocina por la nariz se incrementan sus sentimientos de confianza y generosidad. Otros han afirmado que la liberación de estas hormonas produce sensaciones de comodidad, seguridad y apego. La oxitocina, que ha sido llamada «hormona del abrazo» porque también se segrega cuando a una persona la masajean o la acarician, se cree que posee también propiedades contra la ansiedad y la depresión. Con independencia de cómo se segregue, la mayoría de los investigadores están convencidos de que un chorrito natural de oxitocina hace que uno se sienta bien.

Dos terapeutas de pareja de Nueva York ya están haciendo caja con ello. En 2004 Reid Mihalko, el cofundador de Cuddle Party, empezó a organizar fiestas en las que los asistentes, principalmente solteros, tenían que pagar treinta dólares por la oportunidad de abrazar a otras personas durante aproximadamente una hora. Por lo visto, en estos últimos años unas diez mil personas se han abrazado a desconocidos con la esperanza de redescubrir el contacto no sexual y obtener una dosis de oxitocina libre de ataduras. (Estas fiestas de abrazos incluyen «socorristas de abrazos».)

En el mundo de la investigación, la oxitocina es famosa por el papel que desempeña en la conducta materna. Por ejemplo, estimula las contracciones del útero que facilitan el parto, de ahí su nombre, que en griego quiere decir «nacimiento rápido». Un testimonio de su efectividad a este respecto es el hecho de que aproximadamente al 75 por ciento de las mujeres de Estados Unidos que entran en los paritorios se les suministra una forma sintética de oxitocina, como Pitocin, para inducir o acelerar el parto. En China, que tiene una incidencia mucho menor de muertes en el parto en comparación con Estados Unidos, se aconseja tomar una ducha fría cuando el parto necesita un empujón. Las duchas frías estimulan los pezones, lo cual, a su vez, hace que el cerebro produzca más oxitocina propia. Desde hace mucho tiempo las comadronas saben que poner hielo en los pezones puede ayudar a segregar oxitocina. Ello también puede ayudar en los partos prolongados (no hay problema en probarlo en casa).

La oxitocina también permite que las mamas de las mujeres embarazadas y las que están amamantando segreguen leche, y en muchas especies desempeña un papel muy importante en la vinculación de la madre así como el cuidado de las crías. Los investigadores han comprobado que si a una hembra animal se le bloquea la producción natural de oxitocina administrándole determinados fármacos, deja de mostrar una conducta maternal normal y rechaza por completo a su propia progenie. Y también puede suceder lo contrario: si se inyecta oxitocina a ratas jóvenes que nunca han parido o siquiera copulado, empiezan a hociquear y proteger las crías de otras hembras como si fueran suyas.

## LA VINCULACIÓN EN EL CEREBRO

Se ha investigado mucho la relación de la oxitocina con el vínculo materno en los animales, desde las ratas hasta las ovejas. Pero muchos investigadores opinan que la oxitocina también tiene que ver con el vínculo sexual, y no sólo entre los animales.

Diane Witt, una investigadora de la Universidad de Binghamton, propone que la producción de oxitocina puede estar condicionada a la visión de determinadas personas. Recordemos al premio Nobel ruso Pavlov y sus perros: los perros salivan al ver comida, porque ello desempeña un papel muy importante en el proceso digestivo. Pavlov empezó a tocar una campana cada vez que daba de comer a sus perros, y al cabo de un tiempo el mero sonido de la campana hacía que los perros comenzaran a salivar. Habían sido condicionados para que produjeran saliva al oír una campana. Witt está convencida de que, de modo similar, la oxitocina se puede condicionar para que el cerebro la segregue en presencia de una pareja determinada.

Por ejemplo, una mujer conoce a un hombre y en la primera cita llega a la conclusión de que no coincide con su ideal —Clint Eastwood—, pero aun así es lo bastante aceptable para salir con él unas cuantas veces más. Con el tiempo decide acostarse con él... y libera oxitocina, de modo que experimenta la sensación de que todo es maravilloso. Después de varios encuentros sexuales y varias liberaciones de oxitocina con el mismo hombre, se forma una asociación condicionada. Muy pronto, el mero hecho de ver a ese hombre puede hacer que su cerebro empiece a producir oxitocina... ¡sin llegar a tener relaciones sexuales! De repente, el que era «bastante aceptable» se convierte en alguien «sin el que no puedo vivir». Algunos investigadores están convencidos de que el roce prolongado con una persona da lugar a elevados niveles de oxitocina y de su pariente cercana, la vasopresina, lo que muy factiblemente podría ayudar a mantener un vínculo a largo plazo entre hombres y mujeres.

No hace mucho, los investigadores relacionaron por primera vez la oxitocina con el hecho de que algunos animales sean monógamos por naturaleza y otros no. Sólo un 3 por ciento de los mamíferos no humanos forman vínculos monógamos; la mayoría se emparejan libremente con diferentes individuos. Algunas especies de ratones de campo forman parejas duraderas (a veces de por vida). Comparten el nido, evitan conocer a otros compañeros potenciales y crían a su prole juntos. Estrechamente relacionados con los ratones de campo están los ratones de monte, que tienen un estilo de emparejamiento muy distinto. Estos últimos no forman parejas estables sino que se aparean con libertad, los machos no tienen interés por cuidar de la prole y tampoco participan en dicha tarea. Las hembras del ratón de monte tampoco es que sean madres devotas: abandonan a sus retoños poco después de que nazcan.

Dado que estas dos especies de ratones comparten el 99 por ciento de los genes, lo cual los hace muy parecidos genéticamente, ¿por qué se comportan de modo tan distinto? Resulta que los ratones difieren mucho en la producción de oxitocina y vasopresina. Los de campo, fieles y dados a la unión con su pareja, tienen una cantidad mucho mayor de estas hormonas y un conjunto más denso de receptores cerebrales para detectarlas y hacer uso de ellas.

Asimismo, recientemente se ha descubierto[24] que en los ratones de campo (pero no en los infieles ratones de monte) el área del cerebro que está repleta de receptores para la oxitocina y la vasopresina también es rica en receptores para la dopamina, una sustancia producida por el cerebro que desde hace mucho se asocia con la gratificación. Cuando los animales (incluidos los humanos) hacen cosas como comer, beber y aparearse (conductas necesarias para la supervivencia de la especie) su cerebro libera dopamina. Dicho torrente de dopamina los hace sentirse bien y esencialmente los recompensa por esa conducta, lo que aumenta las posibilidades de que deseen comer, beber y aparearse de nuevo. El hecho de que los fieles ratones de campo tengan esos receptores de la «recompensa» en la misma zona del cerebro que los receptores de la «unión» sugiere que practicar el sexo con un ratón ya conocido resulta más gratificante que aparearse con uno nuevo. Los ratones de monte, que no tienen receptores de unión en la misma zona del cerebro que los receptores de la recompensa, no asocian la familiaridad con sentirse bien.

Trabajando con estas dos especies de ratones, la investigadora Miranda Lim y sus colegas de la Universidad de Emory en Atlanta realizaron un descubrimiento sorprendente: hallaron que podían convertir[25] a los ratones de campo, normalmente fieles, en auténticos donjuanes simplemente bloqueando los receptores de la unión que tenían en el cerebro. Y también podían hacer lo contrario: cuando se sirvieron de un virus inofensivo[26] para transferir el gen de los receptores de la unión del ratón de campo al ratón de monte, este último mostró un incremento del número de receptores de la unión en la zona del cerebro asociada con la recompensa. Y ¿adivinan qué pasó? Que los ratones de monte, normalmente promiscuos, exhibieron una fuerte preferencia por su pareja frente a otras hembras y se mostraron dispuestos a sentar la cabeza y criar a la prole.

El sexo estimula la liberación de oxitocina y vasopresina en los seres humanos igual que en los ratones, pero ¿pueden las diferencias hormonales explicar por qué algunos seres humanos son monógamos por naturaleza y otros no? El laboratorio Meston está trabajando con ahínco para responder a esta pregunta. La investigadora Lisa Dawn Hamilton hizo pruebas para ver si hay diferencias entre el cerebro de las personas monógamas y el de las no monógamas. Las personas que se consideraban monógamas no sólo elegían a su pareja y preferían tener relaciones sexuales con ella, sino que además no fantaseaban con otras personas ni las deseaban «en secreto». En cambio, los no monógamos mostraban un patrón de salir con múltiples parejas a un mismo tiempo o tener relaciones sexuales al margen de su relación habitual.

Para llevar a cabo el estudio, el equipo del laboratorio Meston escaneó el cerebro de personas identificadas como monógamas y no monógamas mientras éstas veían una serie de fotografías que representaban diversas escenas. Unas eran eróticas (p. ej. parejas haciendo el amor), otras románticas/de unión (p. ej. parejas cogidas de la mano o riendo) y otras eran neutras (p. ej. un paisaje rural). Acto seguido observamos si había diferencias en la activación de áreas del cerebro que sabemos que son ricas en receptores de la recompensa. Según nuestras predicciones, las personas monógamas debían mostrar una mayor activación cerebral que las personas no monógamas en las áreas de la recompensa cuando se les enseñaran fotos de escenas románticas o de unión emocional. Esperábamos que las imágenes sexuales resultaran gratificantes para los dos grupos, y que resultaran más gratificantes que las escenas neutras. Hasta el momento hemos completado el estudio sólo con varones, pero nuestras predicciones se han cumplido. Las áreas de la gratificación del cerebro de los hombres monógamos se iluminaron igual que un árbol de Navidad como reacción a las fotos sexuales y a las que representaban unión emocional. En fuerte contraste,[27] el cerebro de los hombres no monógamos se iluminó sólo con los estímulos sexuales, mostrando muy poca activación en las zonas de la recompensa al ver las fotos que representaban unión emocional. El laboratorio Meston necesita probar este resultado en muchos varones más antes de poder extraer la conclusión de que hay hombres «de campo» y hombres «de monte», pero sí parece ser que la unión emocional es más gratificante desde un punto de vista biológico para unos hombres que para otros.

## UNA EXPERIENCIA TRASCENDENTAL

Si bien las motivaciones sexuales de ratones y hombres parecen tener mucho en común, la sexualidad humana también es moldeada por la cultura, desde lo que opina la gente del sexo hasta las ideas que tiene sobre la conexión emocional. Y eso es así sobre todo en lo relativo a la religión.

El papel desempeñado por la sexualidad varía ampliamente según las confesiones religiosas, y hay tradiciones que son mucho más restrictivas en lo sexual que otras. El libro del Levítico, que forma parte de la Torá judía y del Antiguo Testamento cristiano, ha sido fundamental para dar forma a la relación entre religión y sexo en la mentalidad de los occidentales. Según el Levítico, Dios dio a Moisés una lista de conductas sexuales prohibidas junto con los castigos apropiados para las transgresiones, que a menudo eran la lapidación o ser quemado vivo. Entre dichas conductas prohibidas se encontraba el adulterio, el incesto, las relaciones sexuales durante la menstruación, el sexo entre hombres y el sexo con animales. El Levítico no prohíbe el sexo marital. De hecho, en el Antiguo Testamento hay numerosos pasajes que atestiguan el estatus moral positivo del vínculo del matrimonio y del sexo dentro de dicho vínculo. El Levítico tampoco prohíbe el sexo entre hombres y mujeres que no estén casados. Sin embargo, otros pasajes de la Biblia dejan claro que las mujeres que no lleguen vírgenes al matrimonio podrán ser ejecutadas (Deuteronomio 22, 13-29). Pero no existe ningún castigo equivalente para los varones que no lleguen vírgenes al matrimonio.

Está bien documentado en el campo de la psicología que el hecho de contravenir pautas religiosas estrictas puede llevar a un sentimiento de culpa sexual, el cual puede suponer un obstáculo para que la mujer disfrute del sexo. Así pues, resultó refrescante oír decir a mujeres de nuestro estudio que la asociación entre sexo y religión puede ser una experiencia intensamente positiva. Para algunas mujeres, sentirse conectadas con su pareja durante el sexo también las hacía sentirse conectadas con Dios:

> Según la ley judía, es un mitzvah [buena acción] tener relaciones sexuales con la pareja en el sabbat, y en el misticismo judío existe una forma de éxtasis sexual que imita la unión de Dios y el hombre y la recreación del mundo. En realidad no sé describir esta experiencia. [...] Pero la profunda dicha y la comunicación que siento con la otra persona se acercan cada vez más a los ciclos de la vida y a la energía subyacente y palpable del mundo... en esencia, Dios. (Mujer heterosexual, 21 años, sin especificar orientación sexual.)

> Fue un sueño hecho realidad, estar con aquel hombre tan increíble. Logré perderme a mí misma y ver a Dios, ver dónde terminaba el mundo de ensueño y dónde empezaba el mundo real. (Mujer heterosexual, 23 años.)

> Había estado pensando que si Dios es inmanente, eso quiere decir que Cristo está dentro de mí y de todo el mundo. Y si Cristo está dentro de mí, también estará dentro de mi compañero. De repente comprendí que si ambos nos uníamos, sería Cristo buscando a Cristo, y eso sería maravilloso. (Mujer bisexual, 20 años.)

Para otras mujeres, el sexo no cumplió sus expectativas espirituales:

> Me crie en un ambiente en el que no hablábamos de Dios ni del sexo. Por ese motivo metí las dos cosas en la misma categoría, la de las cosas que parecían especiales porque estaban al margen de mí. Cuando empecé a salir con mi novio, le hice esperar mucho tiempo. Y cuando por fin ocurrió, yo esperaba que fuera una experiencia que casi tuviera algo de religioso. Pero no fue así. (Mujer heterosexual, 21 años.)

Para tener una idea de hasta qué punto el sexo puede crear un sentimiento de conexión con Dios, podríamos observar lo que sucede en el cerebro durante las experiencias profundamente religiosas. En el libro *Why God Won't Go Away* [Por qué Dios no va a desaparecer], el profesor de radiología Andrew Newberg y el psiquiatra Eugene D'Aquili observaron que en las personas que buscan una conexión espiritual profunda por medio de la oración o la meditación —como las monjas franciscanas y los monjes budistas— la zona del cerebro denominada lóbulo parietal guarda silencio. El lóbulo parietal tiene la responsabilidad de cotejar la información proveniente de los sentidos; nos ayuda, por ejemplo, a entender cómo combinar la información visual con el entorno espacial. Si el lóbulo parietal está menos activo, disminuye la capacidad para orientarse en el espacio físico y, según Newberg y D'Aquili, para distinguir entre el yo y lo que no es el yo. Es posible que durante el sexo algunas personas se vean tan bombardeadas por informaciones visuales y espaciales que ello cree una experiencia de algún modo parecida.

Por otra parte, hay representaciones artísticas de experiencias religiosas, como la escultura barroca titulada *El éxtasis de Santa Teresa*, de Gianlorenzo Bernini, que también apuntan a una asociación desde hace siglos entre el éxtasis religioso y el orgasmo, aun cuando disfrutar del sexo en sí mismo no formara parte de la ecuación de la mayoría de las mujeres religiosas de aquellas épocas.

## LA EVOLUCIÓN DEL AMOR Y DE LA UNIÓN

Aunque en nuestro estudio no hemos hallado diferencias sustanciales entre hombres y mujeres en la frecuencia con la que tenían relaciones sexuales por motivos de unión, un estudio llevado a cabo en el laboratorio Buss mostró una gran diferencia de género en la importancia que se da a la conexión emocional con un compañero sexual. En dicho estudio, se formuló a hombres y mujeres heterosexuales de diversos países una pregunta provocativa:

Por favor, piense en una relación seria y con compromiso que haya tenido en el pasado, que está teniendo actualmente o que le gustaría tener. Imagine que descubre que la persona con la que tiene esa relación tan seria toma interés por otra persona. ¿Qué le molestaría o le angustiaría más?: a) Imaginarse a su pareja formando un profundo lazo emocional con esa persona, o b) Imaginarse a su pareja disfrutando de un apasionado acto sexual con esa persona.

De forma incuestionable,[28] a las mujeres las angustiaba más pensar que su pareja estuviera unida emocionalmente a otra persona que pensar que se acostara con otra. Esto es perfectamente lógico en el plano evolutivo. Desde el punto de vista de una mujer, que un hombre tenga relaciones sexuales con otra puede indicar o no que está unido emocionalmente a ella, o bien simplemente gratificación física. Pero si un hombre está unido emocionalmente a otra mujer, existen bastantes posibilidades de que también esté teniendo relaciones sexuales con ella (o vaya a tenerlas muy pronto). Si un hombre está unido emocionalmente a otra mujer y tiene relaciones sexuales con ella, existen muchas posibilidades de que empiece a trasladar su compromiso y sus recursos a esta segunda mujer, lo cual constituye una clara amenaza para la primera, en términos de evolución.

Merece la pena hacer una pausa para recordar que, a pesar del ejemplo que pusimos anteriormente con los ratones de campo, para la gran mayoría de las especies de este planeta el sexo no implica ningún tipo de compromiso. Los seres humanos constituimos la rara excepción, incluso entre los primates, ya que somos una de las pocas especies en las que machos y hembras forman parejas estables que duran años, décadas y en ocasiones toda la vida. Entre los chimpancés, los primates que genéticamente están más cerca de los seres humanos, el sexo tiene lugar sobre todo cuando una hembra entra en celo. Durante este período de ovulación, el vivo color rojo de los genitales hinchados de la hembra y el olor que despiden provocan en los machos un frenesí sexual, pero fuera de ese período los machos se muestran en general indiferentes a las hembras. Por lo tanto, las relaciones sexuales de los chimpancés tienen una duración corta. Entre los seres humanos la ovulación está oculta, al menos en su mayor parte. Aunque pueden producirse algunos sutiles cambios físicos en las mujeres —un ligero resplandor de la piel o un aumento del deseo sexual—, hay escasas pruebas científicas de que los hombres sean capaces de detectar cuándo está ovulando la mujer. Desde un punto de vista evolutivo, nuestros antepasados seguramente tendrían que andar pegados a las hembras para tener relaciones sexuales durante todo el ciclo menstrual; sin nada que indique la ovulación, un único acto sexual da como resultado una concepción tan sólo un 3 o 4 por ciento de las veces, y pararse para darse un revolcón a media tarde rara vez pagaba dividendos. Por este motivo, algunos investigadores están convencidos de que la evolución probablemente eligió ocultar la ovulación para aumentar la unión de pareja o el compromiso en las relaciones sexuales humanas. (Se han aducido otras funciones de la ovulación oculta, como el hecho de que impedir que los hombres se apareen las protege cuando son más fértiles, lo cual abre una opción para asegurarse beneficios de cópulas realizadas fuera de la pareja.) Esto, a su vez, aumentaba las posibilidades de que los recursos fueran adjudicados a una única pareja y su prole.

Pero ello no explica la poderosa emoción del amor y el motivo por el que evolucionó en los seres humanos. Los psicólogos evolucionistas están convencidos de que tal vez sea un «seguro de compromiso a largo plazo». Si su pareja se viera cegada por una emoción incontrolable que no pudiera evitar, una emoción suscitada sólo por usted y nada más que por usted, todavía más poderosa por estar asociada a una cascada de hormonas desatadas por el sexo, sería menos probable que el compromiso flaqueara, en la salud como en la enfermedad, en la pobreza y en la riqueza. Por otro lado, si un compañero la elige a usted basado principalmente en criterios «racionales» —por ejemplo, el acceso que tiene usted a recursos o el hecho de que usted no tenga una prole que consuma recursos—, basado en eso mismo podría abandonarla... a favor de una competidora que posea cualidades ligeramente más deseables.

# 4

## La emoción de la conquista

*De capturar una pareja a robarla*

No basta con triunfar; otros deben fracasar.

GORE VIDAL (n. 1925)

La realidad de la competitividad sexual entre las mujeres está muy bien captada, aunque de forma artificial y exagerada, en el popular programa de televisión *The Bachelor* [El soltero]. Todas las semanas lo sintonizan millones de norteamericanos para ver cómo un soltero de la vida real escoge entre veinticinco mujeres que se acicalan, lo cortejan, salen con él, se pavonean, le hacen carantoñas y en ocasiones se acuestan con él, con la esperanza de capturar pareja para el dormitorio y para el altar. Los solteros seleccionados para dicho programa, cosa nada sorprendente, cuentan con cualidades que desean muchas mujeres: son guapos y seguros de sí mismos, muestran una personalidad cautivadora, lucen un físico tonificado y atlético y tienen éxito en el aspecto profesional. En las trece primeras temporadas, entre esos solteros hubo un asesor de empresas de éxito, el vicepresidente de una cadena de bancos, el propietario de una entidad hipotecaria hecho a sí mismo, un futbolista profesional, un actor que hacía de médico en la serie *Urgencias*, un empresario del mundo de la cosmética, un médico que casualmente también era triatleta y oficial de marina, el dueño de varios bares de éxito, un financiero de nivel internacional y un ejecutivo de cuentas.

Durante el programa, el soltero acude a una serie de citas con las mujeres, unas veces en solitario y otras en parejas o en grupo. Al final de cada episodio se eliminan varias mujeres del concurso. Al final de la serie, a medida que va aumentando la tensión, el soltero escoge una ganadora y (a veces) le propone matrimonio. Durante el transcurso del programa, la competición sexual va tornándose cada vez más agresiva. Además de despreciar verbalmente a las féminas rivales ante el cotizado soltero a espaldas de las demás concursantes, las mujeres van mostrándose cada vez más sexuales en la imagen física y en la conducta, si bien en el programa no se muestra nada de sexo real. Tal como comentó un espectador: «Al final de la temporada, las mujeres siempre consiguen dar la imagen de chicas de instituto de clase baja.»[1] En ocasiones este programa ha sido tachado de grosero, poco realista, insultante para las mujeres, explotador, superficial, falso, deplorable y patético. Aun así, sigue arrastrando a unos once millones de espectadores, en su mayoría mujeres según las estimaciones de Nielsen, que quedan enganchadas ante la representación de una competición sexual. (En la primera temporada del programa derivado de éste, *The Bachelorette* [La soltera], se permitió que una de las mujeres «rechazadas» en *The Bachelor* escogiera entre veinticinco hombres.)

Cuando pensamos en la competición por la pareja,[2] a muchos de nosotros nos vienen a la mente imágenes de hombres luchando entre sí o escenas de documentales de la naturaleza en las que dos ciervos macho entrelazan sus cornamentas en una lucha ritual por lograr la dominación. En todas las culturas humanas, los hombres más que las mujeres compiten entre sí en violentas peleas físicas. Luchan por conseguir el estatus en el campo de batalla, ya sea en el tribunal *ulama* de los antiguos aztecas, donde la diferencia entre ganar y perder se equiparaba a la que hay entre la fertilidad y la sequía, o en los megaestadios de la NBA del mundo contemporáneo. Desde siempre, los hombres también han competido unos con otros en la actividad de cazar para obtener carne rica en calorías a fin de superar a sus rivales; en las sociedades modernas, la mayoría de los varones exhiben su estatus y sus recursos de maneras más simbólicas, como las posesiones de prestigio. Tal como lo expresó una de las cofundadoras del grupo de apoyo Dating a Banker Anonymous [Novias de Banqueros Anónimas]: «Es que él es un macho alfa, agresivo, ambicioso, no acepta un no por respuesta, está seguro de sí mismo, la gente lo respeta, y todo eso crea la mística que lo hace ser quien es.»[3]

De hecho, la competición entre machos es tan evidente y ostentosa[4] que ello probablemente condujo a Charles Darwin y a muchos científicos después de él a pasar por alto lo que ahora sabemos que es una poderosa fuerza evolutiva y psicológica: la competición sexual entre hembras. En nuestro estudio, varias mujeres dijeron que lo que las motivaba para tener relaciones sexuales era el deseo de vencer a sus rivales:

A mi novio le encanta que le presten atención, y ya desde el principio de nuestra relación inició una relación informal con otra chica a mis espaldas. Cuando me enteré de ello me sentí destrozada, pero con el tiempo me fijé el objetivo de hacerle comprender que yo era la única que le convenía. Aunque me sentía bien acostándome con él, ahora me doy cuenta de que también lo hacía con la esperanza de demostrarle que yo era mejor que la otra. (Mujer heterosexual, 18 años.)

Pese a este punto ciego que han sufrido generaciones de investigadores, casi todo el mundo estaría de acuerdo en que las mujeres compiten sexualmente tanto como los hombres.

Desde una perspectiva evolutiva, la razón es sencilla: los hombres difieren drásticamente en el grado en que son deseables para las mujeres o, como dice el cliché, cuesta mucho encontrar un hombre bueno. Así que no es un eufemismo decir que todas y cada una de las mujeres que existen hoy en día constituyen un éxito de la evolución, y merece la pena hacer una pausa para estudiar el porqué.

En nuestro pasado evolutivo, las mujeres que adquirían predominancia sobre otras obteniendo el acceso sexual a los varones más deseables podían acceder a toda una serie de beneficios reproductivos: mejores genes, mayores probabilidades de tener hijos e hijas más triunfadores, acceso a recursos superiores y un avance en el estatus social. Todos estos beneficios, en el tiempo de nuestros antepasados, se habrían traducido en un mayor éxito reproductivo, directamente en que a una le sobrevivieran más hijos, e indirectamente en el hecho de tener numerosos nietos porque dichos hijos serían más sanos y deseables sexualmente. Cada mujer de la actualidad desciende de un linaje muy antiguo y literalmente ininterrumpido de madres ancestrales que triunfaron en la competición sexual.

Entre los psicólogos existe un saludable debate acerca de hasta qué punto esos imperativos de la evolución dan forma a las motivaciones y las conductas de las mujeres contemporáneas, y acerca de en qué medida la explicación consciente que da cada persona respecto de su conducta debe prevalecer por encima de procesos documentados científicamente que pueden influir en la conducta de las personas sin que lo sepan ellas. Pero en nuestro estudio hemos descubierto que hay una estrecha correlación entre las hipótesis evolutivas sobre la competición entre mujeres y las motivaciones que expresan éstas para tener relaciones sexuales.

En cierto modo, la competición sexual entre mujeres parece haberse intensificado en las últimas décadas, quizá porque los medios de comunicación hablan mucho de las supuestas rivalidades sexuales de los famosos, desde Debbie Reynolds frente a Elizabeth Taylor hasta Jennifer Aniston frente a Angelina Jolie. Con toda la atención que se presta actualmente a los famosos y la aceptación cultural que tienen programas de gran éxito que llevan un tinte sexual, ahora la gente puede fácilmente ver a esas personas de estatus tan elevado como competidoras sexuales, aunque un compañero sexual no tendría ninguna oportunidad de conocer a una estrella de cine, y mucho menos de encontrársela en una cama de verdad. En lugar de simplemente intentar vencer a una rival que vive a pocos portales del suyo, es posible que las mujeres (y los hombres) se pongan a preocuparse por si su pareja está imaginándose que se acuesta con un famoso... y decidan conseguir el compromiso sexual empleando un serie de tácticas. En este capítulo se explora de qué forma actúan las rivalidades entre mujeres en la competición por conseguir compañeros sexuales a corto plazo que sean deseables, compañeros a largo plazo con compromiso y dominación sexual sobre las propias rivales. Examinaremos una versión particular denominada «el robo de la pareja», que consiste en perseguir a un compañero sexual que ya tiene una relación. Empezaremos observando dos de las principales estrategias que utilizan las mujeres al competir por un compañero sexual deseable: aumentar su atractivo sexual e influir en la reputación sexual de sus rivales.

## CUESTIÓN DE ATRACCIÓN

No es ningún secreto que los hombres valoran mucho el físico de sus parejas sexuales, ya sean casuales o con compromiso. Pero en contra de lo que llevan décadas diciendo los sociólogos, este énfasis no se limita a Estados Unidos, las sociedades occidentales o las culturas saturadas de medios visuales modernos. El valor que conceden los hombres al físico, para bien o para mal, es universal al ser humano.[5]

La lógica de la selección sexual dicta que las preferencias de pareja en cada sexo definen en gran medida el terreno de la competición en el otro sexo. De igual manera que los hombres compiten en intentar personificar lo que las mujeres desean sexualmente, las mujeres compiten para personificar lo que desean los hombres. Y del mismo modo que los hombres pasan los unos por encima de los otros para conseguir estatus, asegurarse los recursos y exhibir sentido del humor, inteligencia y poderío físico porque ésas son cualidades que les resultan sexualmente atractivas a las mujeres, éstas compiten entre sí por desarrollar y exhibir las cualidades que resultan sexualmente atractivas a los hombres. Entre ellas se encuentra la belleza física.

Nancy Etcoff, psicóloga de Harvard,[6] señala que las mujeres de Estados Unidos gastan más dinero en incrementar su belleza que en estudios o servicios sociales. Dentro de Estados Unidos, las norteamericanas compran cada día aproximadamente 2.136.960 barras de labios y 2.959.200 tarros de productos para el cuidado de la piel.[7] Cada año, alrededor de trescientas mil mujeres de Estados Unidos se someten a una operación quirúrgica de aumento de mamas. El Laboratorio Buss de Psicología Evolutiva entrevistó a varias mujeres para averiguar cuáles eran las tácticas más comunes y eficaces que empleaban para atraer a los hombres, y hallaron que muchas giraban en torno a la apariencia física de la mujer:

1. Aprender a maquillarse.
2. Usar maquillaje.
3. Hacer régimen para mejorar la figura.
4. Usar ropa estilosa.
5. Ir siempre bien arreglada.
6. Hacerse un peinado nuevo e interesante.
7. Dedicar más de una hora a conseguir una imagen más agradable.
8. Arreglarse cuidadosamente el pelo.
9. Tumbarse al sol para ponerse morena.
10. Usar pendientes, collares u otros complementos para mejorar la imagen.

Las mujeres afirman que se maquillan para tener mejor cara veinte veces más que los hombres (hoy en día, hay hombres que usan maquillaje). Las mujeres tienen el doble de posibilidades que los hombres de dedicar más de una hora al día para cuidar su imagen, y son un 50 por ciento más dadas que los hombres a tumbarse al sol o debajo de una lámpara de rayos ultravioletas para conseguir un brillo que irradie salud, aunque en última instancia sea perjudicial para la piel. Aunque los hombres dedican cada vez más dinero y esfuerzo a aumentar su atractivo sexual, sigue habiendo un desequilibrio tremendo: las mujeres gastan casi diez veces más que los hombres en productos para mejorar la imagen.

Ya sea de forma consciente o no, las mujeres siempre han sido consumidoras de moda y productos de belleza que indiquen un atractivo para los hombres. Las mujeres se ponen tacones para parecer más altas y más esbeltas (tal como hicieron los hombres durante muchos siglos), usan ropa que acentúe o cree una baja (y atractiva) relación cintura-cadera, usan productos para el pelo que acondicionen una melena lustrosa y sana, y emplean rellenos en la ropa que simulen curvas de fertilidad. Todas estas mejoras tienen como objetivo que las mujeres parezcan jóvenes, desprovistas de irregularidades tales como cicatrices y manchas y rebosantes de salud; dicho de otro modo: sexualmente deseables.

Los investigadores que observaron el comportamiento de las mujeres en los bares de solteros descubrieron que «muchas mujeres dijeron que después del trabajo y antes de irse al bar pasaban por casa para hacerse una "restauración completa".[8] Con frecuencia se daban un baño, se lavaban la cabeza, se maquillaban otra vez y se cambiaban tres veces de ropa antes de salir nuevamente a la calle: "para nosotras, arreglarse cuenta más que para los tíos, ellos no tienen que preocuparse tanto por su imagen"». Mejorar la apariencia física invita a recibir propuestas de un abanico más amplio de posibles candidatos y proporciona a las mujeres un mayor número de compañeros entre los que escoger.

Importa mucho que la mujer esté buscando un compañero sexual a corto plazo o una pareja estable. En efecto, a las mujeres la táctica de mejorar la imagen física les resulta más eficaz a la hora de atraer compañeros sexuales casuales que a la hora de atraer una pareja de larga duración, sin duda porque a la larga los hombres valoran también otros atributos, como la inteligencia, la personalidad, la sinceridad y la fidelidad. Las mujeres que buscan un compañero sexual pasajero es mucho más probable que sexualicen su imagen usando ropa muy ajustada, blusas escotadas que dejen ver carne, camisas que dejen al descubierto los hombros o la espalda y faldas cortas que enseñen mucha pierna. Sexualizar la imagen es una táctica que suele funcionarles a las mujeres que buscan un compañero sexual. Además, mandar señales de conducta sexual hiperactiva la psicología sexual masculina: arquear la espalda para resaltar los senos, inclinarse hacia delante para mostrar un poco más de escote, mantener el contacto sexual durante una fracción de segundo más que la media, exagerar el contoneo de las caderas al andar y pasarse la lengua por los labios en ademán seductor. Todas estas tácticas remueven pasiones en más hombres, con lo cual se amplían las posibilidades para que la mujer pueda elegir sexualmente.

## LOS RITMOS COMPETITIVOS DE LA OVULACIÓN

Resulta interesante observar que el grado de sexualización que imprimen las mujeres a su imagen física depende del ciclo ovulatorio, por lo menos en mujeres que no están tomando anticonceptivos orales. La psicóloga evolucionista Kristina Durante y sus colegas[9] hicieron que varias mujeres que no estaban tomando la píldora fueran a su laboratorio dos veces, una durante la etapa fértil del ciclo y otra durante la etapa infértil. Las dos veces les tomó fotografías de cuerpo entero y les pidió que dibujaran prendas de vestir que podrían llevar aquella noche a un evento social. Las mujeres que estaban ovulando acudieron al laboratorio con ropa más sexy y más escotada y para el supuesto evento dibujaron prendas que claramente enseñaban más, en comparación con lo que hicieron cuando no estaban ovulando. La mujeres que carecían de restricciones sexuales —las que dijeron que tendían hacia una conducta sexual más libre y que buscaban el sexo con mayor variedad de hombres— mostraron el efecto de la ovulación de forma más contundente que las otras. La psicóloga Durante y sus colegas razonan que ese cambio hacia la ropa sexy es reflejo de una mayor competitividad entre hembras en el momento de la ovulación por el afán de conseguir los compañeros sexuales más deseables.

Ciertos estudios llevados a cabo en Alemania descubrieron un efecto similar sirviéndose de fotografías digitales para captar lo que llevaban puesto las mujeres en los bares de solteros y entrevistándolas después. Con la ayuda de un programa informático que calculaba el porcentaje de piel que dejaba al descubierto la ropa que habían elegido ponerse, descubrieron que las que se encontraban en la fase más fértil del ciclo usaban prendas que enseñaban más piel que las que se encontraban en la fase no fértil. Las mujeres que están ovulando se visten para triunfar sexualmente. Otro grupo de investigadores, encabezados por Martie G. Haselton, una psicóloga evolucionista de la UCLA,[10] descubrió que las mujeres que se encuentran en la fase fértil del ciclo se ponían ropa más bonita y más de moda y mostraban más piel de la parte superior y la inferior del cuerpo que cuando se encontraban en la fase de baja fertilidad del ciclo.

El ciclo ovulatorio de la mujer influye también en sus pautas de consumidora. Un estudio concreto creó un programa de simulación de compras por Internet[11] diseñado para estudiar los patrones de consumo de las mujeres en artículos tales como moda, zapatos, ropa interior, bisutería y otros accesorios. Como hemos visto, todos éstos son productos que utilizan las mujeres para mejorar su imagen y competir con rivales de su mismo sexo. En los días cercanos a la ovulación, las mujeres tendían a inclinar sus patrones de consumo hacia prendas más sexys y que enseñaban más. Y el cambio más llamativo se dio cuando se las hizo creer que había atractivas rivales del mismo sexo presentes.

Ha habido varios estudios científicos más que respaldan la teoría de que las mujeres que están ovulando sexualizan su imagen física para triunfar en la competición por conseguir pareja. Las mujeres afirman que en sus días fértiles sienten más deseos de acudir a fiestas y locales en los que puedan conocer a hombres.[12] Cuando se encuentran en la fase ovulatoria del ciclo o cerca de ella tienden más a coquetear con hombres que no son su compañero principal. En esos días del ciclo, incluso juzgan menos atractivas a otras mujeres,[13] un hallazgo que la psicóloga evolucionista Maryanne Fisher interpreta como prueba de que las mujeres son más competitivas sexualmente con otras mujeres cuando están cerca de la ovulación y sienten el impulso de «derribar» a sus posibles rivales. Por último, cuando el psicólogo evolucionista Karl Grammer entrevistó a varias mujeres en una discoteca, las que calificaban su atuendo de «sexy» y «atrevido» indicaron también una motivación sexual concreta: el deseo de coquetear con los hombres o de encontrar un compañero sexual.

Desde una perspectiva evolucionista, las mujeres compiten más que nunca por la mejor oportunidad de emparejamiento cuando se encuentran cerca de la ovulación, porque ése es precisamente el momento en que las decisiones de emparejamiento tienen más importancia. Es la fase en la que los errores salen más caros,[14] la fase en la que las mujeres poseen su mayor valor reproductivo, y la fase en la que derrotar a las rivales para conseguir el compañero más deseable arroja los mayores beneficios adaptativos.

## LA REPUTACIÓN ESCARLATA

Sin embargo, las mujeres que sexualizan su imagen corren un riesgo: perjudicar su reputación sexual. Una mujer que participó en nuestro estudio describió el elemento de compensación que existe entre el éxito en la competición sexual y la reputación sexual:

> Rompí con un novio después de llevar varios meses con él, justo después de terminar una relación muy larga, y me sentía [...] libre. Entonces vino a ver a una amiga un tío que estaba buenísimo y tuve claro que deseaba tontear con él. Me di cuenta de que todas las demás chicas que tenía alrededor estaban hablando de hacer lo mismo. La primera de todas que lo deseaba era la «guerra del dormitorio», y me imaginé que antes de que acabara la noche conseguiría ligárselo. [...] Yo tenía curiosidad por saber qué sentía ella cada vez que se iba a casa con un tío escogido al azar. Así que competí contra ella en su propio juego [...] y gané [...] pero pagando un precio. (Mujer heterosexual, edad 20 años.)

Naturalmente, el efecto del éxito en estas rivalidades sexuales a corto plazo varía mucho según cada cultura. Las mujeres corren el riesgo de que las etiqueten con una de las varias decenas de calificativos denigrantes que existen para denominar a las mujeres que persiguen una estrategia sexual a corto plazo. Entre los términos modernos están los de guarra, cerda, puta y putón, y más antiguos son los de fulana, pelandusca, ramera, buscona, cortesana, meretriz, etc. Además de colocarles estas etiquetas, algunas mujeres desprecian a sus rivales sexuales esparciendo chismorreos sexuales acerca de ellas. Un estudio llevado a cabo por el Laboratorio Buss reveló que en la competitividad sexual se incluía llamar promiscua a una rival; contar a otras personas que esa mujer sólo quería darse un revolcón; decir que había tenido demasiados novios; decir que se acostaba con todo bicho viviente; decir que era capaz de irse a la cama con cualquiera; y llamarla «ligera de cascos».

Menoscabar la reputación sexual de una rival tiene una función muy específica: conseguir que la rival sea menos deseable para otras mujeres como amiga y para las parejas estables como compañera sexual. En la competición reproductiva, la pérdida sufrida por un rival produce beneficios. Una mujer que limita las oportunidades de emparejamiento de su rival poniendo en duda su reputación sexual aumenta al mismo tiempo sus propias oportunidades para emparejarse, por lo menos si el derribo se hace con maña. Por ejemplo, el Laboratorio Buss descubrió que las que emplean la táctica de denigrar a menudo se distancian de dicho protagonismo con frases como: «Me han dicho que se ha acostado con el equipo de fútbol entero» o «Corre el rumor de que tiene herpes».[15]

Cabría pensar que en esta época de supuesta igualdad sexual no existirían los dobles raseros; que de igual modo que los hombres que se acuestan con muchas mujeres rara vez sufren daños en su reputación, una mujer que se ha acostado con muchos hombres tampoco sufriría, o debería sufrir, menoscabos en su reputación. Pues no es así. No sólo no se ha erradicado el doble rasero, es que además da la impresión de utilizarse más que nunca por parte de las mujeres que de los hombres. La psicóloga evolucionista Anne Campbell realizó varios estudios sobre la reputación sexual de las chicas y observó que «eran las propias chicas las que protestaban más para hacer valer ese código».[16] A fin de proteger su propia reputación, evitaban hacerse amigas de aquéllas tachadas de «lagartas» y «putas» y las rechazaban abiertamente. No querían ser «culpables» por relacionarse con ellas. Tal como señaló un científico: «Las confidencias más arriesgadas giran en torno a la conducta y los sentimientos sexuales. Una razón de que sean tan pocas las chicas que hablan con sus amigas íntimas del deseo sexual o de la conducta sexual es el miedo de que sus amigas puedan traicionarlas con un cotilleo y hacer correr el rumor de que son unas guarras. En el caso de los chicos no existe el problema paralelo de que una posible traición pueda destrozar su posición social, como les ocurre a las chicas.»[17] Que a una mujer le cuelguen una etiqueta denigrante la coloca en una situación terriblemente difícil, dado que no existe ninguna manera directa de refutar la acusación, la cual supone una amenaza para las oportunidades de emparejamiento que pueda tener en el futuro.[18]

## LA ALEGRÍA DEL GANADOR

Siendo la reputación sexual tan valiosa para las propias mujeres, parece casi contrario a la intuición que éstas tengan relaciones sexuales empujadas por un sentimiento de competición. Pero para algunas mujeres el sentimiento de la conquista es suficiente para que tengan relaciones sexuales:

En el instituto recuerdo que me sentía muy orgullosa del número de compañeros sexuales que había tenido. [...] Antes de acostarme con uno me emocionaba mucho, porque pensaba: «¡Otro más! ¡Ya he cazado otro más!» La conquista. (Mujer heterosexual, edad 26 años.)

Yo veo el sexo como una experiencia divertida y disfruto de la emoción que supone conocer a una persona y seducirla. La sensación de haber logrado una conquista es de euforia, como un subidón. (Mujer bisexual, edad 20 años.)

Naturalmente que a todos en algún momento se nos mete algo entre ceja y ceja y deseamos conseguirlo. Yo, cuando consigo mi objetivo de irme a casa con alguien, me siento como si hubiera logrado una conquista. (Mujer heterosexual, edad 26 años.)

También puede ser una motivación el derecho a fanfarronear. En nuestro estudio, una mujer dijo que ella fanfarroneaba de una conquista sexual no para desairar a una rival en concreto, sino como un medio de comunicar su poder sexual:

> Ah, una tontería, la verdad. [...] Me molestan muchísimo esos tíos gais que coquetean abiertamente con chicas y se pasan el rato diciendo «Oh, me gusta la estética del cuerpo femenino, pero...» y no dejan claro si alguna vez estarían dispuestos a hacer algo al respecto. Así que una noche en que estaba yo un poco bebida reté a uno de ellos... y terminamos durmiendo juntos. Llegué a la conclusión de que estaba bien alardear un poco, convertir a un gay... (Mujer heterosexual, edad 22 años.)

También descubrimos a varias mujeres que expresaban su competitividad directamente, no limitándose a aprovechar la oportunidad de acostarse con alguien, sino además venciendo a otras mujeres mientras tanto:

> Yo quería ganar. Mi mejor amiga siempre tenía chicos pululando alrededor de ella en el instituto. Aunque a mí nunca me interesaron mucho los chicos, lo cierto es que aquello me molestaba. Así que empecé a perseguir a los mismos tíos que ella para demostrar que se me daba tan bien como a ella, si no mejor. Cuando ella mostraba interés por un chico en particular, yo lo perseguía inmediatamente y lo conquistaba con la oferta de darle sexo al momento. Eso consistía en las caricias que nos hacíamos por debajo de la mesa en clase y en el coito en un armario o en una zona escondida del instituto. (Mujer lesbiana, edad 23 años.)

Las ofertas de sexo inmediato pueden tener éxito cuando explotan el deseo masculino de tener encuentros sexuales de bajo coste y bajo riesgo, cualidades que son atractivas vistas desde la perspectiva evolutiva y la clínica.[19]

En efecto, es más fácil atraer a un compañero sexual que posea un gran valor como pareja para el sexo casual que para un emparejamiento con compromiso. En estos casos, la competitividad sexual de las mujeres es posible que tenga la función de adquirir estatus entre sus amigas:

> Me acosté con una persona que era muy famosa y popular, sobre todo en mi zona. No lo hice porque me interesara iniciar una relación, sino porque éramos unas cuantas chicas las que teníamos interés por él. [...] Yo sabía que las otras deseaban salir con él, pero quería conquistarlo yo primero, quería ser la que se lo robase a las demás. En cuanto conseguí una cita con él, supe que íbamos a acostarnos... y estaba deseando que llegara el día siguiente, cuando las demás se enterasen de que yo había estado con él. Me sentí genial. Yo era la que se lo había ligado. Mis amigas me tuvieron envidia por ello. (Mujer heterosexual, edad 23 años.)

> Cuando era más joven, iba a los bares con mis amigas. La sensación que teníamos siempre era de competitividad, a ver quién se ligaba al tío. Después de unas copas y unas risas, a veces yo me llevaba al tío a casa [...] al piso compartido en que vivía, y me acostaba con él para que mis amigas supieran que aquella noche al tío me lo había ligado yo. (Mujer heterosexual, edad 26 años.)

Por supuesto, la emoción de ganar no se limita a la competitividad de una sola noche. En 2008, en una exhibición muy pública de supuesta rivalidad, la cantante y actriz Jessica Simpson apareció con su novio Tony Romo, *quarterback* de los Dallas Cowboys, vestida con una camiseta que decía «Las chicas de verdad comen carne». Sus fans lo interpretaron como una pulla competitiva contra la anterior acompañante de Romo, que es vegetariana.

Las mujeres son rivales sexuales no sólo para parejas a corto plazo, sino también para relaciones a largo plazo y con compromiso. La premisa del programa *The Bachelor*, naturalmente, es que se compite por conseguir una pareja a largo plazo, aunque hasta la fecha sólo ha contraído matrimonio una de las parejas, escogida por una soltera, no por un soltero. Pero en la temporada de 2009 los productores decidieron conceder otra oportunidad al perdedor de un *Bachelorette* anterior, y dicho soltero, que era un padre solo y divorciado, atrajo un número cada vez más grande de espectadores todas las semanas. Al parecer, resultaba atractivo debido a su propensión a hacer de padre, por lo menos para las seguidoras del programa.

A la hora de atraer a una pareja comprometida, con frecuencia la rivalidad sexual puede ser explícita:

> Estaba viendo a una mujer que me resultaba bastante intimidatoria por su edad y por el dinero que tenía. Además salía al mismo tiempo con otras personas, todos varones. La primera vez que intentó seducirme, no se lo permití porque no estaba segura de mí misma. La segunda vez dejé que ocurriera porque pensé que a lo mejor así me la ligaba. (Mujer lesbiana, edad 20 años.)

Pero aunque tener relaciones sexuales como estrategia para asegurarse un compromiso a largo plazo puede tener éxito, varias mujeres de nuestro estudio afirmaron que a ellas dicha estrategia no les funcionó:

> Cuando estaba en el instituto me enamoré perdidamente de un chico. Él terminó prestándome «atención», y como yo quería ser su novia me acosté con él pensando que así se interesaría [por mí]. Pero no. Lo único que quería de mí era aquello. (Mujer heterosexual, edad 35 años.)

> Cuando era adolescente hubo unas cuantas veces en las que pensé que con el sexo conseguiría que un chico se queda-

se conmigo, o que si no le daba sexo iba a perder interés por mí. En aquella época me parecía bien, pero después empezó a provocarme un sentimiento más bien depresivo, sobre todo porque por lo general no obtenía el resultado que esperaba. (Mujer heterosexual, edad 33 años.)

En las competiciones sexuales, por cada vencedor hay al menos un perdedor, y cuando falla el sexo para iniciar una relación a largo lazo, muchas mujeres dicen que se sienten utilizadas y deprimidas. Tal como vimos en el capítulo 3, la liberación de oxitocina durante la relación sexual genera una oleada de sensaciones agradables y lazos emocionales que tal vez sirvan para explicar este cambio en el estado de ánimo. Según la fisióloga sueca Kerstin Uvnäs Moberg, la oxitocina forma parte de un «sistema de calma y de conexión [que está] asociado con la confianza y la curiosidad en vez del miedo, y con la amistad en vez de la ira. Cuando comienza la digestión, el sistema cardiocirculatorio se ralentiza. Cuando predominan la paz y la calma, dejamos que bajen nuestras defensas y nos volvemos más sensibles y abiertos y mostramos más interés por los que nos rodean».[20] Aunque este cambio interior resulta muy útil cuando una persona consigue formar un vínculo de pareja, puede hacer que un intento fallido en una situación competitiva resulte más doloroso emocionalmente. De hecho, algunos científicos están convencidos de que al finalizar una relación puede producirse una «retirada de la oxitocina», y que la consiguiente depresión que experimentan las mujeres tras la ruptura puede deberse en parte a esa brusca reducción de dicha hormona.

OJO POR OJO

En ocasiones, la competición sexual tiene lugar no sólo porque una mujer busca la emoción de la conquista o un aumento de estatus entre sus iguales, sino también porque desea vengarse de una rival sexual:

Estaba de vacaciones con mis amigas y había un grupo de chicos que se quedaban en el mismo hotel. Uno de ellos me gustaba, y también le gustaba a una de mis amigas. Podría no haber hecho nada al respecto, pero tuve una pelea tremenda con mi amiga, ni siquiera recuerdo por qué fue. De modo que me lancé a coquetear con el chico. Yo era muy joven (dieciocho) y muy inexperta sexualmente. Pero llegué a la conclusión de que me apetecía acostarme con aquel chico, sólo para vengarme de mi amiga y para demostrar que yo era la más atractiva/mejor de las dos. Así que conseguí lo que me propuse. Estaba enfadada con ella y orgullosa de mí misma por haber ganado. (Mujer heterosexual, edad 26 años.)

A otra mujer, acostarse con el ex de otra le produjo al mismo tiempo una sensación de venganza y de triunfo:

En el instituto había una chica que me odiaba porque en aquella época yo era amiga de su novio. Intentaba hacerme la vida imposible buscando pelea conmigo a todas horas. Así que un par de años más tarde me acosté con un ex suyo (no era el mismo) con la esperanza de que ella llegara a enterarse y se pusiera furiosa. Me produjo la sensación de haber dejado el tema zanjado y de que la que había terminado ganando era yo. (Mujer heterosexual, edad 22 años.)

Las rivalidades sexuales también se reflejan en la competición por obtener la atención de compañeros sexuales de estatus elevado para relaciones a corto plazo, en particular en el caso de personajes famosos del mundo de la música y el del deporte. El llamado «efecto del que toca el bajo» pone de manifiesto la jerarquía competitiva que existe entre las *groupies*: El bajista, que normalmente se sitúa en la parte de atrás y por lo tanto tiene un estatus inferior, a menudo resulta menos atractivo sexualmente que el cantante o el guitarrista principal. El término *groupie* [o «fan»] en sí mismo no siempre se considera despectivo entre muchos de los acompañantes más importantes de las estrellas del rock. En la película que hizo en el año 2000 Cameron Crowe, titulada *Casi famosos*, aparece un personaje llamado Penny Lane, interpretado por Kate Hudson, que fue creado a partir de dos *supergroupies* de la vida real que conocía Crowe, una de las cuales se llamaba efectivamente Penny Lane, y la otra Bebe Buell. En la vida real, Lane niega que sea una *groupie* y afirma que ella es una *band-aid* [expresión que significa «ayudante de la banda» y también «tirita»], y Buell prefiere el término «musa» para calificar las relaciones sexuales de cierta duración que mantuvo con los músicos Elvis Costello y Steven Tyler, este último integrante del grupo Aerosmith. Además de la fama que acumuló Buell gracias a sus encuentros sexuales con estrellas del rock famosas, también tuvo una hija con Tyler, la estrella de cine Liv, lo cual posiblemente constituye un ejemplo de los beneficios genéticos que se obtienen acostándose con hombres que resultan sumamente deseables para las mujeres.

Las *groupies* tienen tanto predominio en el mundo de la música, que hay decenas de grupos que han escrito canciones que hablan de ellas, entre otras la canción de los Beatles «She Came In Through the Bathroom Window» [Ella entró por la ventana del cuarto de baño], haciendo alusión a una *groupie* que se coló en la casa de Paul McCartney. (Quizás el máximo honor que pueda recibir una *groupie* sea que la inmortalicen en una canción.) Hay *groupies* que por lo visto obtienen un aumento adicional de estatus escribiendo libros reveladores en los que dan a conocer al público sus conquistas sexuales. Pamela Des Barres, otra *supergroupie* del rock, llegó a ser la portavoz no oficial de la desaforada escena musical de Los Ángeles en los años sesenta gracias a sus cuatro libros, entre ellos el hábilmente titulado *Let's Spend the Night Together* [Pasemos la noche juntos]. Ella afirma haber compartido cama con leyendas del rock como Jim Morrison de The Doors, Jimmy Page de Led Zeppelin y Mick Jagger de los Rolling Stones.[21] Las memorias de Carmen Bryan tituladas *It's No Secret: From Nas to Jay-Z, from Seduction to Scandal —a Hip-Hop Helen of Troy Tells All* [No es un secreto: Desde Nas hasta Jay-Z, de la seducción al escándalo. La Helena de Troya del hip-hop lo cuenta todo] describen su relación con el rapero Nas, con el cual tuvo una hija, y con el rival de éste, el cantante de hip-hop Jay-Z, además del jugador de la NBA Allen Iverson, del cual dice que es un «guerrero delgado y musculoso».

## ROBAR A LA PAREJA

Ya sean *groupies* o simplemente colegas que se mueven en el mismo círculo social, las mujeres que vencen en las competiciones sexuales pretenden obtener una serie de beneficios, y la rivalidad puede volverse tensa, más todavía porque para muchas mujeres los hombres deseables son difíciles de encontrar.

En las culturas que practican la poliginia, en las que a los hombres se les permite que tengan más de una esposa, los varones más deseables a menudo encuentran varias esposas. Muchas mujeres prefieren ser la segunda o la tercera esposa de un hombre de estatus elevado que la única esposa de un hombre de estatus bajo. Esto puede explicarse mediante la «hipótesis del umbral de la poliginia». Expresado de manera sencilla, a veces una mujer puede obtener más recursos asegurándose un tercio o la mitad de la fortuna de un hombre acaudalado que ya posee esposas que haciéndose con todos los recursos de un hombre pobre que no tiene esposas.

En las culturas monógamas, las mujeres se enfrentan a un problema muy distinto: los varones más deseables ya están emparejados, y las costumbres culturales y las normas de las más religiosas a veces dejan fuera del alcance a esos hombres «buenos». Algunas mujeres han inventado una solución para dicho problema, aunque sea una que a menudo se considera socialmente indeseable: una estrategia para «robar la pareja», o atraer a hombres ya emparejados para que dejen a su pareja actual. Los hombres, naturalmente, también roban las parejas de otros.

Sin duda, la práctica de robarle la pareja a otro se remonta a la aparición del vínculo de pareja de larga duración. El testimonio escrito más antiguo que existe al respecto se encuentra en la Biblia, en el relato del rey David y Betsabé. Un día, el rey David vislumbró brevemente a la atractiva Betsabé bañándose en la azotea de una casa vecina. Por desgracia para él, ella ya estaba casada con otro hombre, llamado Urías. Pero eso no disuadió al rey David. Y el hecho de que fuera rey tampoco le vino mal. Consiguió seducir a Betsabé y la dejó embarazada. A continuación ideó un plan traicionero para eliminar de modo permanente a su rival sexual: envió a Urías al frente de la batalla y luego ordenó a sus tropas que se retirasen, lo cual dejó a Urías expuesto a un peligro mortal. Una vez que Urías estuvo a salvo en su tumba, el rey David se casó con Betsabé, una unión que dio como fruto cuatro hijos.

Aunque la práctica de robarle la pareja a otro es antigua, dicha frase no entró en la literatura científica sobre el emparejamiento humano hasta 1944, y el primer estudio científico sobre el robo de parejas entre los seres humanos no se publicó hasta 2001.[22] Dicho estudio, llevado a cabo por el laboratorio Buss, descubrió que en Estados Unidos el 60 por ciento de los hombres y el 53 por ciento de las mujeres reconocieron haber intentado atraer a la pareja de otro para iniciar con ella una relación con compromiso. Aunque la mitad de esos intentos fracasaron, la otra mitad tuvo éxito.

Hay veces en que los robaparejas sólo quieren sexo y nada más. Para encuentros sexuales a corto plazo, las diferencias por sexo fueron más grandes y no dejaron a los varones en buena posición, ya que un 60 por ciento de ellos confesaron haber intentado atraer a una mujer ya emparejada para un encuentro sexual. En contraste, el 38 por ciento de las mujeres del estudio confesaron una conducta comparable, aunque sigue siendo una cifra sustancial. Una mujer de nuestro estudio describió del siguiente modo un episodio de este tipo:

Yo era más joven y me gustaba el novio de una amiga. Entonces otra amiga mía me retó diciéndome: «¿A que no te atreves a acostarte con su novio?» Y yo le contesté que por favor no me tentase porque era muy capaz de hacerlo. Así que una noche fui a la casa de ambos. Ella no estaba (a propósito, yo ya sabía que no iba a estar). Estuve charlando un minuto con él, y fue él quien inició la situación. Me besó, luego me acarició, y terminamos haciéndolo allí mismo, en el cuarto de estar. Me sentí muy bien, superior a mi amiga por haberme ligado a su novio. (Mujer heterosexual, edad 27 años.)

Dado el estigma social que en ocasiones lleva aparejado el robar la pareja de otro, las cifras citadas más arriba probablemente se queden cortas a la hora de representar la incidencia real de esta práctica, sobre todo teniendo en cuenta que en ambos sexos salen porcentajes mucho más altos de entrevistados que afirman que «otros» han intentado engatusarlos para que dejasen una relación ya existente. El 93 por ciento de los hombres y el 82 por ciento de las mujeres dicen que alguien ha intentado atraerlos para que dejasen la relación que tenían y entrasen en otra con compromiso a largo plazo. Para escarceos sexuales breves, las cifras son el 87 por ciento de los hombres y el 94 por ciento de las mujeres.

El psicólogo evolucionista David Schmitt halló pautas similares en el estudio más masivo jamás realizado sobre el robo de parejas: 16.964 personas procedentes de 53 países.[23] Como es natural, la tasa varía ligeramente entre una cultura y otra. Tiende a ser más alta en países de Oriente Próximo como Israel, Turquía y Líbano, y más baja en países asiáticos como Japón, Corea y China. Pero en todas las culturas estudiadas hubo un número sustancial de entrevistados que confesaron haber intentado robarle la pareja a otro. Incluso en Oriente Próximo, en donde hay muchos países en los que la sexualidad femenina está restringida por las costumbres árabes o la ley islámica, cabría esperar que fuera escaso el número de mujeres que intentan robar la pareja de otra. Sin embargo, aproximadamente el 64 por ciento de los hombres y el 54 por ciento de las mujeres admiten haber sucumbido a los encantos de un robaparejas. En todo el mundo, el 12 por ciento de los hombres y el 8,4 por ciento de las mujeres afirman que su pareja actual tenía ya una relación romántica con otra persona cuando la conocieron.

En ocasiones los robaparejas se entrometen en la vida de un matrimonio en forma de amigos de confianza, entablan una proximidad emocional y después pasan al modo de robo, en cuanto se presenta la oportunidad. Es frecuente que los «amigos» terminen siendo rivales para el emparejamiento.[24] La explicación está en el principio de emparejarse con una persona que cuadre con el carácter de uno, eso de que los «parecidos» se atraen. Tendemos a escoger a los amigos porque comparten nuestros intereses y nuestros valores, y a menudo también las mismas cualidades deseables que poseemos nosotros. Debido a la amistad con personas similares, la gente tiene una probabilidad superior a la media de sentirse atraída por la pareja de un amigo.

Los robaparejas suelen ser muy hábiles para introducir una cuña en la relación de un matrimonio. Una forma común de hacer esto es la de dar a entender que la pareja actual de esa persona está engañándola o que podría cometer un extravío. Otra consiste en señalar defectos de la pareja o de la relación. Por ejemplo, una mujer que espera robarle la pareja a otra podría decirle al hombre que ya está comprometido que su mujer no lo trata bien. Otras intentan aumentar la autoestima y el sentimiento de ser deseable de su objetivo, diciendo cosas como «Tú eres demasiado bueno para ella» o «Tú te mereces a alguien mejor». Lo que pretende la robaparejas es generar una discrepancia entre la sensación del valor como pareja que tiene uno y la que tiene el otro, con lo cual disminuye el compromiso de su objetivo para con la relación actual. Algunas robaparejas aguardan pacientemente y se lanzan al ataque cuando el matrimonio tiene una pelea.

Una forma de robo de parejas particularmente insidiosa es lo que se ha denominado la táctica de «poner un cebo y luego reemplazarlo por otra cosa».[25] Dicha táctica consiste en que la robaparejas se presenta al varón como «sexo sin coste», un escarceo sin ataduras. Esto da lugar a dos posibles resultados, ambos beneficiosos para la robaparejas. Uno es que la pareja normal del hombre descubre la infidelidad. El Laboratorio Buss se tropezó con un caso en el que una robaparejas se dejó intencionadamente los pendientes entre los pliegues del sofá del matrimonio después de haberse acostado con el marido. Cuando la esposa descubrió los pendientes de otra mujer en su casa, la infidelidad se hizo patente y el matrimonio se rompió, con lo cual el marido quedó disponible. El otro resultado es el de que una aventura pasajera se convierta en una relación estable, unas veces sigilosamente, otras sin que haya intención. La robaparejas aprovecha la oportunidad conscientemente para desarrollar una conexión emocional y física con su objetivo o lo hace sin pensar, y un día el objetivo se da cuenta de que la atracción se ha transformado en amor.

Lo que hace que robar la pareja de otro, como motivante sexual de las mujeres, sea tan fascinante es que éstas a menudo desean esconder su competitividad sexual a sus rivales. De lo contrario, se arriesgan a sufrir represalias —por ejemplo, ver ensuciada su reputación sexual— y fracasar en su intento de conseguir su objetivo. En este sentido, el robo de parejas difiere de otras formas de competición sexual, que por lo general tienen que ver con exhibiciones en público como llevar puesta ropa que enseña mucho o enviar señales sexuales observables. A pesar de los esfuerzos que hacen las mujeres por reducir al mínimo los riesgos que acarrea robarle la pareja a otra mujer, es una táctica de emparejamiento que conlleva peligros inminentes.

Esto quedó bien claro de una manera poco usual: los estudios llevados a cabo en el Laboratorio Buss sobre fantasías homicidas que experimenta la gente corriente.[26] Para nuestro asombro, descubrimos que la gran mayoría de las personas ha tenido en su vida al menos una fantasía de homicidio vívida. De hecho, de los más de cinco mil participantes que estudiamos, el 91 por ciento de los hombres y el 84 por ciento de las mujeres dijeron que habían tenido por lo menos una. Y la competición sexual en sus muchas formas fue la razón principal por la que ambos sexos fantasearon con matar a alguien.

He aquí un ejemplo que lo ilustra a la perfección:

Mi novio siempre está diciéndome que Kate Moss le parece una tía buenísima. La verdad es que es una drogadicta y está delgadísima. ¿Qué método se me ocurrió para matarla? Pues pensé en coger una percha metálica y metérsela por un ojo para que le llegara al cerebro. Luego colgaría su flacucho cuerpecillo en mi armario y le demostraría a mi novio que después de todo no está tan buena. (Mujer heterosexual, edad 20 años.)

Es poco probable que Kate Moss sea de verdad una competidora sexual para esta mujer. Pero los medios de comunicación bombardean a hombres y a mujeres con imágenes de famosos, y a veces con consecuencias nocivas.

La investigación ha documentado que los hombres que se ven expuestos repetidamente a imágenes de mujeres atractivas reconocen sentir niveles más bajos de amor y de compromiso hacia sus parejas habituales,[27] y que los hombres que ven con frecuencia pornografía sexual suelen sentirse insatisfechos con la imagen física y el rendimiento sexual de sus parejas.[28] Las mujeres a las que se les muestran repetidamente fotografías de mujeres atractivas sufren en su autoestima. Tal como lo captó el director de cine Baz Luhrmann en su canción «Everybody's Free (to Wear Sunscreen)» [Todo el mundo es libre (de usar crema para el sol)], «no leáis revistas de belleza, sólo conseguiréis sentiros feas».[29] De modo que aunque la mayoría de las mujeres no son en sentido literal rivales sexuales de las chicas de portada de todo el mundo, en un sentido muy real las modelos guapísimas y las estrellas de cine se convierten en competidoras bajando la autoestima de las mujeres y reduciendo el amor y el compromiso de sus parejas. En nuestro mundo psicológico, estamos rodeados de rivales sexuales tanto reales como imaginarios.


VENGARSE POR EL ROBO DE LA PAREJA

Valerse del sexo para atraer a un hombre y conseguir que abandone la relación que ya tiene, puede, por supuesto, no dar resultado. Otras mujeres recelan de la amistad de mujeres que se sabe que son dadas a robarles la pareja a otras, y la robaparejas fracasada puede desarrollar la reputación de ser «la otra». Aun cuando una mujer consiga que el hombre deseado abandone a su pareja actual, es posible que sufra ansiedad al pensar hasta qué punto le va a ser fiel a ella. Al fin y al cabo, si una ha logrado apartar a alguien de una relación con compromiso mediante el sexo, ya tiene una prueba de primera mano de que esa persona es susceptible a insinuaciones sexuales externas.

Existe una táctica de represalia que repercute en los motivos por los que hacen el amor las mujeres: para cobrarse venganza por el robo de pareja acostándose con la pareja de la robaparejas. En nuestro estudio, varias mujeres mencionaron que habían tenido relaciones sexuales para vengarse de un compañero que las engañó y también de la mujer que se lo robó, que en ambos casos era su mejor amiga:

> Mi marido me engañó con mi mejor amiga, así que yo me lie con su marido durante tres meses. Y no me sentí culpable en absoluto. (Mujer heterosexual, edad 44 años.)

> Me acosté con mi ex novio, el cual yo sabía que todavía sentía algo por mí aunque a mí no me ocurría lo mismo. Mi ex novio había empezado a verse con mi mejor amiga, y yo quería vengarme tanto de él como de ella. (Mujer heterosexual, edad 22 años.)

Las mujeres también se sirven del sexo para vengarse de un compañero sexual que sucumbe a las tentaciones de la robaparejas, y centran toda la culpa en él más que en ella:

> Mi pareja me engañó una vez, de modo que pensé que si yo lo engañaba a mi vez quedaríamos en paz, así que una noche salí con unas amigas y me encontré con un amigo del instituto y acabamos enrollándonos. Mi pareja no se enteró jamás, pero yo sentí que me había vengado. (Mujer heterosexual, edad 34 años.)

Y hay mujeres que extraen un placer especial al valerse del sexo para vengarse:

> Mi ex fue un cabrón conmigo, así que cuando rompimos la relación me acosté con un amigo suyo. Fue divertido y lo disfruté mucho porque sabía que a él lo iba a cabrear. (Mujer, edad 22 años, sin especificar la orientación sexual.)

Hace unos años mi marido me engañó. Yo acababa de tener a nuestra hija y estaba enorme, de modo que me sentía como si no valiera nada. En sólo seis meses adelgacé y lo engañé a él con su mejor amigo, para poder obtener la misma satisfacción que obtuvo él al engañarme a mí. (Mujer bisexual, edad 27 años.)

El hecho de que en muchos casos tener relaciones sexuales por venganza consista en acostarse con el mejor amigo de un antiguo compañero resalta el placer con que se ejerce la venganza, en este caso, una retribución por haber permitido que la robaparejas se saliera con la suya. Ejemplifica una de las muchas facetas de la competitividad sexual: la rivalidad con otras mujeres por compañeros sexuales deseables, las luchas por atraer a compañeros deseables y con compromiso, el antagonismo hacia rivales imaginarias a través de los medios de comunicación y la insidiosa amenaza de los intrusos sexuales. Como a lo largo de la historia de la humanidad se han dado una y otra vez muchos problemas de competición sexual, la evolución ha inventado poderosas defensas que ayudan a las mujeres a combatirlos. Una de dichas defensas adquiere la forma de una emoción que se ha vuelto muy maligna: los celos sexuales. Un tema que vamos a tratar a continuación.

# 5

## El impulso de los celos

*De proteger a la pareja a cambiarla por otra*

*¿Crees que habría de llevar una vida de celos,*
*cambiando siempre de sospechas*
*a cada fase de la luna? No, una vez que se duda,*
*el estado del alma queda fijo irrevocablemente.*

WILLIAM SHAKESPEARE, *Otelo*

La competición sexual gira en torno a la existencia de rivales, término que en latín significa utilizar (o intentar utilizar) el mismo río que otra persona, y en el Imperio romano los ríos eran un recurso esencial que había que proteger con un gran coste, el medio más eficiente para el transporte, la comunicación y el comercio, además de servir para el riego, la higiene y el sostenimiento en general. Del mismo modo, las mujeres utilizan el sexo para lograr una serie de objetivos psicológicos, físicos y evolutivos, en ocasiones complicando a otros rivales en una competición sexual por el mismo compañero deseable.

En este capítulo vamos a fijarnos en lo que ocurre cuando la rivalidad se vuelve defensiva y cuando los celos —y también el hecho de provocarlos en una pareja— entran a formar parte de las motivaciones sexuales de una mujer. Tal como lo expresó una mujer de nuestro estudio:

Llevaba más de seis meses acostándome con un hombre (sin salir con él). Una noche estábamos mi pareja, su mejor amigo y yo tomando unas copas. Mi pareja se quedó dormido y su mejor amigo me «sedujo». Decidí acostarme con él para que mi pareja se diera cuenta de que había otras personas que me deseaban. (Mujer heterosexual, edad 19 años.)

## ¿QUÉ SON LOS CELOS?

Entender por qué existen los celos sexuales es algo que lleva décadas dejando perplejos a los sociólogos. La opinión tradicional que ha prevalecido durante mucho tiempo es que los celos son un sentimiento inmaduro, un defecto de la personalidad y una señal de baja autoestima. A principios de la década de los treinta, la famosa antropóloga Margaret Mead postuló que los celos son poco más que orgullo herido: «Los celos no son un barómetro por el cual se pueda medir la profundidad del amor. Simplemente registra el grado de inseguridad del que ama. [...] Es un estado desgraciado de emociones negativas que tiene su origen en un sentimiento de inseguridad e inferioridad.»[1] Otros investigadores, como el psicólogo holandés Bram Buunke, se han sumado a esta opinión afirmando que los celos son alimentados principalmente por una débil autoestima y por el miedo a perder lo que es «propiedad» de uno o a que alguien lo invada.[2] Quienes respaldan esta opinión suelen afirmar que los celos son en gran medida un producto cultural, y que por lo tanto varían grandemente entre una cultura y otra.

En el otro extremo del espectro, los psicólogos evolucionistas han propuesto que los celos sexuales constituyen una adaptación sumamente funcional.[3] Según este punto de vista, los celos son un sentimiento evolucionado que se desata cuando existe una amenaza hacia una relación muy valorada. En las relaciones románticas las amenazas pueden provenir de fuera de dicha relación, como cuando un «robaparejas» ataca sexualmente al compañero o intenta apartarlo de la relación.[4] Puede darse una amenaza cuando la pareja emite señales de infidelidad sexual o expresa indicios de ir a dejar la relación. Y también pueden existir amenazas en la dinámica de la propia relación, como por ejemplo cuando una discusión genera una discrepancia en el grado de deseabilidad. Así pues, los celos sirven para alertar a la persona de la existencia de una amenaza; para prestar atención a las fuentes de la amenaza; y en última instancia para motivar a la acción a fin de alejar dicha amenaza.

En general, cuanto más insegura es una persona, más dependiente es de su pareja; y cuanto más amenazada se encuentra su relación, más intenso es el sentimiento de los celos.[5] Al hilo de esta afirmación, varias mujeres de nuestro estudio que contaron que alguna vez habían tenido relaciones sexuales por celos, mencionaron que en su decisión había influido una baja autoestima:

Estuve saliendo con una persona y acababa de romper conmigo. Me molestó mucho y me sentí rechazada y con la autoestima herida. Como una semana después acudí a una cita a ciegas y tuve relaciones sexuales, se lo conté a la chica con la que había estado saliendo (todavía éramos amigas) con la esperanza de ponerla celosa. La mujer con la que me acosté para darle celos a ella no me resultaba atractiva, y no me habría acostado con ella si no hubiera pensado que tenía algo que demostrar. (Mujer lesbiana, edad 21 años.)

No es algo de lo que me resulte cómodo hablar, y desde luego no me siento orgullosa de ello. Pero en el pasado, cada vez que he salido de una relación y mi autoestima ha estado en un nivel bajo, he tenido relaciones sexuales pensando en la persona con la que tuve la relación. Es como si me dijera: «¿Qué pensaría si me viera, se pondría celoso, le gustaría que todavía estuviéramos juntos?» Es una forma de pensar patética, y demuestra que obviamente no he superado mi relación con esa persona. (Mujer heterosexual, edad 19 años.)

El factor desencadenante de los celos y la manera de reaccionar de las personas guardan ciertas similitudes y diferencias entre culturas. En un estudio realizado, los investigadores entrevistaron a más de dos mil alumnos universitarios de siete países —Estados Unidos, Irlanda, México, Hungría, Holanda, la antigua Unión Soviética y la antigua Yugoslavia— sobre lo que sentirían si vieran a su pareja sexual practicando una serie de actos con otra persona. Se les pidió que tuvieran en cuenta transgresiones sexuales como coquetear, besarse, bailar, abrazarse, tener relaciones sexuales y abrigar fantasías sexuales. Algunas conductas —coquetear, besarse y tener relaciones sexuales— provocaron celos intensos en todos los sujetos, mientras que otras —bailar, abrazarse y las fantasías sexuales— en general suscitaron reacciones emocionales más débiles, también en todos los sujetos.

Sin embargo, hubo interesantes diferencias culturales en cuanto al factor que provocaba los celos. Por ejemplo, mientras que los estadounidenses no se molestaban tanto al ver que su pareja abrazaba a otra persona, los húngaros se encrespaban enormemente al pensar en ello. Los eslovacos expresaron unos celos intensos por el coqueteo, pero fueron los que menos se molestaron con que su pareja tuviera fantasías sexuales o besara a otra persona. Los holandeses, al parecer, se toman con calma los besos, los abrazos y el baile, pero una pareja que fantasee sexualmente con otro dispara todas las alarmas. En comparación con los demás países estudiados, a quienes más molestó lo de bailar con otra persona fue a los de la antigua Unión Soviética.[6]

Los estudios transculturales de los celos han mostrado que la infidelidad sexual probablemente se ve más como algo amenazante en determinadas circunstancias: 1) Si se requiere el matrimonio para compañía, estatus o supervivencia; 2) Si cuesta trabajo conseguir relaciones sexuales fuera del matrimonio; 3) Si la propiedad es privada; y 4) Si se valora mucho el hecho de tener hijos.[7]

La situación de dos tribus estudiadas por la psicóloga Elaine Hatfield ilustra cómo se han manifestado dichas circunstancias en el mundo.[8] Entre los esquimales *ammassalik*, todo lo necesario para sobrevivir —alimento, ropa, refugio y herramientas— ha de ser fabricado. Los esquimales *ammassalik* también son conocidos por ser sumamente celosos, cosa nada sorprendente dado que un rival sexual podría suponer una amenaza para su supervivencia. En fuerte contraste con esta tribu, la tribu de los toda de la India practicaba una economía de clan en la cual no existía la propiedad privada, las tareas eran compartidas por todos los miembros del clan y el sexo abundaba en libertad. Los toda consideraban que el matrimonio era un lujo, no una necesidad, y la forma más común de matrimonio era lo que se denominaba «poliandria fraternal», que quiere decir que cuando una mujer se casaba se convertía en la esposa de todos los hermanos de su marido. Según parece, el parentesco genético entre maridos sofoca en cierto modo los celos, dado que los toda rara vez experimentaban dicho sentimiento.

Un estudio realizado en Estados Unidos entre veinticinco mil personas de diversos grupos étnicos halló que la mayoría de las personas reaccionaban a las punzadas de los celos de un modo parecido. Estaban obsesionadas con pensamientos dolorosos de que su ser amado estuviera con otra persona y buscaban pruebas que confirmaran sus miedos escuchando sus conversaciones telefónicas, siguiéndolo y hurgando entre sus pertenencias personales en busca del nombre o el número de teléfono de un rival potencial.[9]

Aunque algunas de las conductas de celos parecen irracionales, las pruebas sugieren que en ellas subyace una lógica adaptativa. Estudiemos el caso siguiente:

> Una Nochebuena, había un hombre al otro lado de la calle mirando y le pareció ver que las luces del árbol de Navidad que había en la ventana del vecino parpadeaban sincronizadas con las del árbol que tenía él en su casa. Llegó a la conclusión, con total certeza, de que su mujer tenía una aventura. Cuando su mujer lo llevó a ver al terapeuta, se le declaró que sufría «delirios» y celos patológicos.[10]

Ciertamente, los celos de este individuo tenían un componente irracional: las luces de los árboles de Navidad no estaban sincronizadas. ¡Pero el marido resultó estar en lo cierto con sus sospechas! Efectivamente, su mujer tenía una tórrida aventura, y además la tenía con el vecino del que sospechaba él. Algunos psicólogos proponen que los celos reflejan una «sabiduría emocional» que se activa cuando existe una amenaza auténtica o posible para una relación romántica.[11] Los celos se desatan no sólo debido a amenazas inmediatas, sino también debido a amenazas que acechan en el horizonte de una relación, como la observación de que la pareja de uno por lo visto ya no tiene ganas de hacer el amor.

Como la infidelidad y la traición con frecuencia van acompañadas de gran secreto, para detectarlas hay que basarse en indicios que sólo de modo probabilístico guardan relación con la traición. De la misma manera que una falsa alarma que se dispara cuando no hay ningún incendio, las personas que tienen tendencia a los celos cometen lo que el psicólogo Paul Ekman llama el «error de Otelo». En su libro titulado *Emotions revealed* [Emociones reveladas], Ekman rememora la historia de Otelo y Desdémona que cuenta la obra de Shakespeare. Cuando Otelo le exige a Desdémona que confiese que ha cometido adulterio y traición, ella le pide que traiga a su presunto rival, Casio, como testigo de su fidelidad. Entonces Otelo revela que ha matado a Casio. Esto provoca en Desdémona un ataque de pena... y Otelo supone que llora por su amante muerto. Según Ekman, «el error de Otelo no fue no reconocer lo que sentía Desdémona, pues él sabía que estaba angustiada y que tenía miedo. Su error consistió en creer que las emociones tienen un único origen, en interpretar el dolor de ella como resultado de conocer la muerte de su supuesto amante y su miedo como el que corresponde a una esposa infiel que ha sido sorprendida en un acto de traición. La mató sin tener en cuenta que la angustia y el miedo que sentía ella podrían deberse a otra cosa, que eran reacciones de una mujer inocente que sabía que su celosísimo esposo estaba a punto de matarla y no tenía modo alguno de demostrar su inocencia».[12]

La reacción más extrema a los celos es la de castigar seriamente a la pareja o matarla, la otra cara de la venganza cobrada (o anhelada) contra un rival que hemos estudiado en el capítulo anterior. Es mucho más común que los hombres maltraten o asesinen a una mujer por celos que viceversa.[13] Las estadísticas obtenidas en casas de acogida de mujeres indican que aproximadamente dos tercios de las mujeres que buscan refugio actúan empujadas por los celos excesivos y normalmente injustificados de su pareja, que han desembocado en una agresión física. Y en efecto, los celos masculinos son la primera causa de palizas y homicidios perpetrados contra la esposa en todo el mundo.

Los investigadores han hallado diferencias individuales en el modo que tienen las personas de hacer frente a sus sentimientos de celos. Algunos hacen la vista gorda, otros intentan averiguar qué hay en ellos mismos que ha hecho que su pareja se desvíe del camino e intentan cambiarlo, y otros procuran eliminar al rival con métodos menos violentos. En nuestro estudio, los celos llevaron a varias mujeres a servirse del sexo para intentar eliminar a una rival:

> Mi ex estaba hablando con una chica que me irritaba y me disgustaba de verdad. Cuando surgió la oportunidad de acostarme con él, la aproveché. Sabía que él se lo iba a contar a ella, y pensar eso me hizo feliz. (Mujer heterosexual, edad 24 años.)

> Mi ex novio se había acostado con otra chica, y yo volví a acostarme con él, y por lo visto lo hice en parte con la esperanza de que la otra se pusiera celosa. (Mujer bisexual, edad 20 años.)

UNA EMOCIÓN PELIGROSA

Otra reacción a los celos es la de intentar controlar la conducta de un ser querido. A lo largo de la historia han sido siempre los hombres quienes han empleado esta táctica. En la Edad Media, los hombres de la nobleza ponían a la esposa un cinturón de castidad para garantizar que les era fiel. Hoy en día, muchas culturas practican lo que se conoce como circuncisión femenina o mutilación genital femenina. Los expertos calculan que en todo el mundo habrá entre 80 y 120 millones de mujeres que han sido sometidas a alguna forma de mutilación de los genitales externos en la infancia o en la pubertad. Actualmente, esta práctica existe en 29 países, sobre todo de África, pero también se practica en Oriente Próximo, Indonesia y otros lugares. La mutilación genital femenina se asocia en particular con las culturas islámicas, y aunque no está prescrita en el Corán, se menciona positivamente en textos islámicos posteriores y a menudo se considera que tiene un significado religioso.

Existen tres clases de mutilación genital femenina. La *sunna* (una palabra árabe que se refiere a una obligación religiosa tradicional) es la forma menos invasiva y consiste en practicar una incisión en el capuchón del clítoris o extirparlo. La clitoridectomía, la segunda modalidad, consiste en extirpar el clítoris entero con su tallo, además del capuchón y a veces porciones cercanas de los labios menores. La infibulación, que se practica extensamente en Sudán, es la forma más invasiva de circuncisión femenina. Este procedimiento incluye la clitoridectomía, pero también la extirpación de los labios menores en su totalidad y las partes interiores de los labios mayores. A continuación se cosen los mellados bordes de los labios mayores dejando una pequeña abertura para que pase la orina y la sangre menstrual. Cuando la mujer tiene relaciones sexuales por primera vez dicho espacio tiene que agrandarse, y a menudo se vuelve a coser después.

En algunas culturas que suscriben dichas prácticas se cree que la mujer que conserva su clítoris es ritualmente impura o peligrosa para la salud del hombre que tenga relaciones sexuales con ella. Sin embargo, el objetivo que probablemente subyace a esta práctica es el de reducir el deseo y la actividad sexual de la mujer, sobre todo fuera del matrimonio o antes del mismo. La ablación del clítoris disminuye el placer del acto sexual, mientras que la infibulación hace que la penetración sea físicamente imposible y vuelve incómodo cualquier tipo de contacto genital. En muchas culturas que practican la circuncisión femenina, la mujer que no ha pasado por dicho procedimiento no es casadera.

Los efectos a largo plazo de la circuncisión femenina son objeto de controversia, sobre todo en lo referido a la infibulación, que puede causar problemas graves con la función de orinar, la menstruación, el coito, el parto y la infertilidad. No está claro el grado de impacto que ejercen sobre la mujer las formas menos severas en cuanto a su capacidad para tener orgasmos o recibir placer sexual, dado que esta práctica por lo general se lleva a cabo antes de que la mujer haya tenido alguna experiencia sexual con la cual comparar dicho impacto. Algunas investigaciones indican que la capacidad de alcanzar orgasmos no se pierde necesariamente si sólo se extirpa el capuchón del clítoris o posiblemente hasta algunas porciones del mismo. Pero no ocurre lo mismo con la infibulación, que a menudo causa un daño en los nervios que reduce la capacidad de tener orgasmos o siquiera experimentar la excitación sexual física. Recientemente varios científicos han intentado reemplazar quirúrgicamente o reparar los nervios dañados, y han obtenido resultados muy prometedores en cuanto a la posibilidad de aumentar el placer sexual de la mujer. En Estados Unidos, la circuncisión femenina es ilegal desde 1996. Recientemente algunos gobiernos africanos han prohibido o impuesto limitaciones estrictas a dicha práctica, aunque hasta la fecha dichas prohibiciones no han tenido demasiada repercusión.

Los celos pueden ser peligrosos incluso cuando no se suscitan de forma intencionada. Dado lo amplio y lo grave de las consecuencias que acarrea provocar celos, a primera vista parece extraño que algunas mujeres tengan relaciones sexuales intencionadamente para despertar al «monstruo de ojos verdes». Pero así es.


EL DESEO DE OJOS VERDES

Existe un proverbio que dice que «si tú no quieres hacer algo, habrá una hermana tuya que se muera por hacerlo». Salir con un hombre que engaña a su pareja nos enseña lo que la mayoría de la gente piensa pero no quiere reconocer. Si tu pareja se siente satisfecha sexualmente, se reducen las posibilidades de que te engañe (a no ser, claro está, que sea un tipo que engaña a diestro y siniestro, en cuyo caso te engañará hagas lo que hagas). (Mujer heterosexual, edad 28 años.)

Todo vale en el amor y en la guerra, y la provocación intencionada de celos en una pareja lo ilustra perfectamente. De hecho, las mujeres explotan los celos más que los hombres —el 31 por ciento frente al 17 por ciento, según un estudio— y emplean diferentes tácticas, todas ellas relacionadas con la conducta sexual.[14]

La táctica más común que emplean las mujeres para provocar celos es la de mencionar por casualidad lo atractivas que las consideran otros hombres dejando caer en la conversación que un hombre les ha hecho una insinuación, que se ha rozado contra ellas o que les ha pedido el teléfono. Otra táctica es la de coquetear con un potencial rival en presencia de la pareja. A veces basta con una mera sonrisa. Aquí hay diferencias según el sexo, porque los hombres a menudo interpretan las sonrisas femeninas como una señal de interés sexual, una invitación a acercarse, y los hombres suelen actuar siguiendo dichas señales. Algunas mujeres provocan los celos bailando de forma sensual con otra persona en presencia de su pareja. Otras hablan de sus relaciones pasadas. Cuando sucede esto, a veces los hombres (y las mujeres) suprimen toda emoción. Las personas ocultan los celos para no dar la impresión de que sobre ellos pesa una amenaza, y disimulan una emoción que podría delatar auténticos sentimientos de inseguridad respecto de la relación. Pero a menudo por dentro están hirviendo de celos.

¿Para qué iban a desear las mujeres provocar celos, teniendo en cuenta que es un sentimiento peligroso que se sabe va ligado a la violencia física e incluso el asesinato? Una pista podemos encontrarla en las circunstancias en que las mujeres emplean dicha táctica. Aunque los miembros de muchas parejas están igual de comprometidos el uno y el otro, hay una sustancial minoría —un 39 por ciento, según un estudio— que exhibe un nivel desigual de compromiso entre un miembro y otro. Dentro de este grupo, cuando el miembro más comprometido es el hombre, tan sólo el 26 por ciento de las mujeres afirman haber suscitado celos de forma intencionada. En fuerte contraste, cuando el miembro más comprometido con la relación es la mujer, el 50 por ciento de las mujeres recurren a provocar celos.[15]

La estrategia de provocar celos en la pareja que emplean las mujeres tiene tres funciones. En primer lugar, incrementa en el hombre la percepción de la deseabilidad de su compañera. Tal como vimos en el capítulo 1, el interés sexual de rivales del mismo sexo es un barómetro del valor global como pareja que tiene un compañero. En segundo lugar, la reacción de la pareja ante una situación que provoca celos sirve para apreciar el grado de compromiso que tiene. Por ejemplo, si un hombre se muestra indiferente cuando su compañera se sienta de modo seductor sobre las rodillas de otro hombre, ello puede indicar una falta de lealtad, y el grado de sus celos puede ser un indicador de la profundidad de su dedicación emocional a la relación. Tal vez la tercera función sea la más importante de todas: aumentar el compromiso de la pareja. Esto ocurre sobre todo en los hombres, que, como vimos en el capítulo 1, son más dados a considerar que una mujer es menos atractiva cuando está rodeada por un grupo de rivales que cuando se da la situación contraria, en la que les parece más atractiva. Un hombre inducido por los celos se enamora más profundamente, llega a creer que es afortunado por estar con su pareja, de modo que redobla su dedicación a ella. Una sonrisa sutil dirigida a otro hombre puede desencadenar en un hombre la percepción de que la mujer siente interés sexual, y suscitar en otro celos sexuales. Si se utiliza con habilidad, es una táctica muy inteligente.

## MEDIDAS DESESPERADAS

Nuestro estudio descubrió que, en lugar de limitarse a activar el interés sexual de un hombre, algunas mujeres se acostaban con un desconocido en un intento de aumentar en su pareja la percepción de la deseabilidad de su compañera. Varias mujeres comentaron situaciones en las que se valieron de la táctica de provocar celos. En la mayoría de los casos, no consiguieron lo que esperaban:

Estaba enamorada de una persona de mi mismo sexo pero ella no me correspondía, así que me acosté con otra persona del sexo opuesto en un intento de ponerla celosa. [...] Pero no funcionó. (Mujer bisexual, edad 27 años.)

Cuando tenía veinte años, rompí con un novio que tenía desde hacía dos. Él había estado tonteando con otra. Así que me acosté con un chico de su fraternidad, uno de sus mejores amigos. Me dije a mí misma que era para hacer daño a mi ex, pero en realidad era porque quería que se sintiera celoso y le entraran ganas de volver conmigo. Pero me salió el tiro por la culata, claro. No sólo no quiso volver conmigo, sino que además todos los chicos de la fraternidad tuvieron una opinión muy mala de mí, incluido el que se acostó conmigo (aquí hay una especie de doble rasero). (Mujer bisexual, edad 29 años.)

Una mujer describió lo mal que terminó su intento de provocar los celos de su pareja:

Mi novio y yo rompimos, y para ponerlo celoso, poco después me acosté con uno de sus amigos en una fiesta. Yo había bebido mucho y me sentía muy dolida, y estaba claro que su amigo sentía atracción por mí. Para resumir, dormimos juntos y fue horrible. Yo me sentí fatal y mi novio se quedó destrozado. Aquella noche se cruzó una raya, y desde entonces ya nada ha vuelto a ser lo mismo entre mi ex y yo. Todavía estamos el uno presente en la vida del otro, pero él ya no se fía en absoluto de mí, y yo pienso que ojalá no hubiera hecho lo que hice. (Mujer heterosexual, edad 22 años.)

Y en ocasiones esta táctica tiene efectos contraproducentes y pone fin a la relación para siempre:

En aquella época yo estaba decepcionada con una relación. Decidí poner celosa a mi pareja, supongo que para que me tratase mejor. En cambio la relación terminó instantáneamente. Llegué a la conclusión de que ya no merecía la pena andarse con jueguecitos. (Mujer, edad 23 años, sin especificar la orientación sexual.)

Una razón principal por la que falla la táctica de tener relaciones sexuales con otros para aumentar el compromiso es que la gente suele desear fidelidad sexual en un compañero estable. Varios estudios llevados a cabo por el Laboratorio Buss de Psicología Evolutiva muestran que las mujeres colocan la «fidelidad sexual» en el segundo lugar entre los rasgos más valorados en un compañero a largo plazo, justo por detrás del más valorado de todos (pero obviamente relacionado): la sinceridad.[16] Los hombres del pasado que eran indiferentes a que su pareja tuviera relaciones sexuales con otros hombres no son nuestros antepasados evolutivos. Los hombres modernos descienden de los varones que valoraban la fidelidad sexual, reservaban su compromiso para las mujeres que les demostraban fidelidad (o a las que obligaban a demostrar fidelidad) y cortaban por lo sano con las que no se la demostraban. Muchas mujeres son plenamente conscientes de esta dinámica, y tal vez sea ésa la razón de que todavía se ponga más énfasis entre las mujeres que entre los hombres en mantener la reputación sexual y en manchar la de las rivales. Provocar celos sirviéndose del sexo con parejas externas puede poner en peligro el vínculo, a menudo frágil, del emparejamiento a largo plazo.

No obstante, de vez en cuando no hay repercusiones negativas. A veces se puede satisfacer un deseo:

> Quería poner celosa a la otra persona para que hiciera lo que yo quería, así que me acosté con otro. El tío con el que me enrollé era uno al que quería tirarme de todos modos, así que la cosa salió bien, al menos para mí. (Mujer bisexual, edad 25 años.)

Provocar celos mediante el coqueteo puede resultar una táctica eficaz para aumentar en la pareja la percepción de la deseabilidad de su compañera y por consiguiente aumentar su compromiso. Sin embargo, cuando las mujeres tienen relaciones sexuales para provocar celos, por lo general es un esfuerzo inútil para corregir un desequilibrio en el grado de compromiso, y fracasan las más de las veces.

Mi madre me enseñó que tenía que complacer a mi hombre, de lo contrario lo complacería otra. (Mujer heterosexual, edad 37 años.)

Proteger a la pareja abarca toda una gama de estrategias, desde la vigilancia hasta la violencia, diseñadas para retener a un compañero.[17] Tener relaciones sexuales como medio de defender una relación es una táctica de protección de la pareja. Las mujeres dicen que recurren al sexo porque quieren evitar que su pareja se desmande y porque esperan reducir el deseo de ésta de acostarse con otra. Una mujer de nuestro estudio describió lo preocupada que estaba ante la amenaza de las robaparejas:

Tuve un ex novio que creía estar «enamorado» de otra mujer por Internet. Nunca había visto una foto suya, pero cuando hablaban por la red él vivía una fantasía, así que yo siempre intentaba hacer algo sexual para vencer a aquella mujer de fantasía que le decía lo que él quería oír y que iba a hacer realidad todas sus fantasías. Yo estaba compitiendo con una persona que nunca se había materializado de verdad. Para ella todo aquello era un juego, pero para él no, de modo que yo siempre pensaba que me estaba comparando con aquella «fantasía» y me pasaba el tiempo intentando ser mejor que ella. (Mujer heterosexual, edad 41 años.)

El proteger a la pareja tampoco es algo que se limite a las culturas occidentales. Entre los muria, una población que reside en la región Bastar del centro de la India, a las mujeres las preocupa en particular que sus maridos se vayan con otra en las primeras etapas del matrimonio: «Las esposas nunca están contentas con las visitas que hacen sus maridos al *ghotul* [una especie de albergue mixto para jóvenes en el que el sexo es común]... y puede que insistan en practicar el coito antes de que sus maridos salgan de casa, esperando que ello reduzca las tentaciones que ofrece el *ghotul*.»[18]

A las mujeres, tener relaciones sexuales les funciona como estrategia para proteger a la pareja por dos razones fundamentales. En primer lugar, puede contribuir a mantener al compañero de una relación romántica satisfecho sexualmente y fiel sexualmente, tanto en relaciones cortas como largas. Tal como señaló una mujer:

Hace poco descubrí que mi marido se dedicaba a buscar en una página de contactos en Internet. Acabábamos de tener un niño y todo era una locura. Llevábamos más de nueve meses sin tener relaciones sexuales. (Yo había tenido un embarazo muy difícil y me prohibieron el sexo durante una temporada.) Le pregunté al respecto. Tuvimos una bronca. La mejor respuesta que me dio fue que estaba aburrido. Me sentí responsable de ello, así que me acosté con él para que no intentase buscar el sexo en otra parte. (Mujer heterosexual, edad 27 años.)

En segundo lugar, puede servir para dar a conocer la vida sexual que tiene una mujer con su pareja a otros individuos de su círculo social, lo cual envía a las posibles robaparejas una señal clara de que no deben acercarse.

Se han documentado estrategias para proteger a la pareja en multitud de especies, desde insectos hasta mamíferos. Por lo general, pero no siempre, son los machos los que protegen a su pareja. Por ejemplo, existe una variedad del insecto zapatero o andarríos —a veces llamado por los científicos el «verdadero insecto del milenio»— en la que el macho pasa horas subido al lomo de la hembra, aunque no esté copulando, a fin de evitar que otros andarríos furtivos le roben la pareja. A diferencia de la mayoría de los insectos y los mamíferos, los seres humanos en general formamos parejas duraderas que aguantan años, décadas o una vida entera. Por consiguiente, tanto los hombres como las mujeres se enfrentan al problema de tener que conservar a su pareja.

Dado que somos una especie sumamente social, estamos amenazados constantemente por robaparejas potenciales que intentan robarnos el compañero, ya sea para un breve encuentro sexual o para una relación más permanente. Y también nos enfrentamos al riesgo de que nuestra pareja pueda verse tentada a dejar la relación con la esperanza de cambiarla por una pareja más deseable. Realizada entre parejas que salían y parejas casadas, la investigación del laboratorio Buss ha revelado hallazgos similares a los de nuestro estudio: las mujeres suelen valerse del sexo de muchas maneras distintas para proteger su relación. Ceden a los requerimientos sexuales de su compañero en un intento de tenerlo contento, actúan de modo «sexy» para apartar la mente de su compañero de posibles competidoras sexuales y hacen favores sexuales o sucumben a las presiones sexuales para animar a su compañero a quedarse. En ocasiones estas estrategias cumplen la función deseada:

Mi marido siempre parece estar más contento conmigo después de tener relaciones sexuales cuando las inicio yo. Pasa más tiempo conmigo y parece que ya no se queda mirando tanto a las mujeres. (Mujer heterosexual, edad 30 años.)

Supongo que yo quería tener más relaciones sexuales, antes de que rompiéramos (en aquella época yo era virgen, y llevábamos seis meses saliendo, y no es normal en mí que me dure tanto un novio). Así que pensé que debería hacerlo después de romper [...] y lo hicimos [...] y no sé por qué, pero aquello tuvo el efecto milagroso de fijar la relación. Suena un poco horrible, ¿verdad? Como si fuéramos así de superficiales. [...] Pero por raro que parezca, fue empezar a tener relaciones sexuales y él empezó a dedicarse a mí cada vez más, a actuar como Dios manda y a mostrarse más protector y a tomar la iniciativa, etc. Así que puede que en un nivel subconsciente se trataba de impedir que la ruptura siguiera adelante y también de hacerlo por no seguir siendo virgen. Fuera como fuera, funcionó. (Mujer heterosexual, edad 24 años.)

Pero las tácticas de protección de la pareja también pueden fallar:

En aquella época yo estaba convencida de que había encontrado al hombre de mis sueños. Pensaba que si le daba sexo, me querría sólo a mí. Qué poco sabía yo que no era la única que le estaba dando sexo. No merecía la pena hacer ningún esfuerzo por retenerle. (Mujer heterosexual, edad 37 años.)

Yo era joven y tonta, y creía que con el sexo lograría retener a mi novio. Yo tenía diecisiete años, y no funcionó. Me enfadé mucho y aprendí la lección. (Mujer heterosexual, edad 40 años.)

En ocasiones, acostarse con otro sirve para hacer que el hombre regrese a la relación, al menos durante una temporada, tal como ilustra el caso siguiente:

Mi marido tuvo una aventura y su novia me llamó para contarme los detalles, de modo que me apunté a un gimnasio para ponerme de nuevo en forma para él. Pero en vez de eso conocí a un obrero de la construcción, muy guapo y muy «macho», y empecé a salir con él para que mi marido dejase a su novia. Funcionó, y ésa ha venido siendo la pauta nuestra a lo largo de treinta años. Triste y patético, ya lo sé. (Mujer heterosexual, edad 50 años.)

Algunas mujeres que se meten en «tríos» (los más comunes son los formados por dos mujeres y un hombre) están motivadas por la protección de su pareja, tal como se ve en las experiencias de estas mujeres de nuestro estudio:

Mi novio [...] siempre había querido formar un trío conmigo y con otra chica, y yo siempre le había dicho que no. No quería que afectase a nuestra relación. En fin, la otra chica estaba en la misma fiesta y las dos empezamos a hablar y a besarnos por todo el cuerpo, tal cual delante de él. Después de eso, las dos nos metimos en una habitación en que no había nadie e hicimos el amor. (Mujer heterosexual, edad 22 años.)

En este momento, el tío con el que estoy está loco por el intercambio de parejas. Yo no me siento cómoda con ese estilo de vida, pero le quiero, así que lo hago por él. Vamos a un club de intercambio de parejas y practicamos el sexo con otras personas porque a él lo pone cachondo. Se siente contento, así que yo lo hago por él. Hago como que es mi amo y tengo que obedecer todas sus órdenes, y así me resulta más fácil pasar la noche de esa forma. Jamás lo haría sola. Él me pide constantemente que hagamos un trío con mi mejor amiga y que luego siga actuando como si tal cosa, pero a mí me da pánico. Es que no quiero tener que verla al día siguiente y fingir que no ha pasado nada. (Mujer heterosexual, edad 32 años.)

Por supuesto, no cabe duda de que los tríos pueden obedecer a otras motivaciones, como la búsqueda de aventura o la experimentación, que exploraremos en el capítulo 7. Pero para algunas mujeres los tríos y otras actividades sexuales parecidas, como el intercambio de pareja, son intentos de hacer feliz al compañero... y de retenerlo a su lado.

Las mujeres se sienten motivadas a hacer el amor para proteger a su pareja porque si no lo hacen los costes pueden ser catastróficos. Una mujer que fracase en la tarea de proteger a su pareja puede perder el apoyo que le presta ésta, ya sea material o emocional. Una mujer cuya pareja la engaña puede estar corriendo el riesgo de contraer una enfermedad de transmisión sexual que le contagie la querida a su pareja y su pareja a ella. Si la «cambian» por otra, puede sufrir vergüenza, humillación y daño a su reputación. La táctica de tener relaciones sexuales, aunque no siempre funcione como estaba planeado, en parte está diseñada para prevenir las infidelidades e impedir la ruptura de la pareja.

## LA SUSTITUCIÓN

Muchas personas están convencidas de que las aventuras amorosas están mal moralmente y de que la infidelidad sexual a menudo puede resultar sumamente destructiva para las personas y para el compromiso del matrimonio. Un acto de infidelidad causa mucha angustia psicológica, una mezcla de emociones que incluye celos, tristeza, depresión, rabia y un profundo sentimiento de humillación. La infidelidad sexual es una causa fundamental de la violencia contra la mujer y a veces desata una furia homicida. En un estudio realizado en 89 culturas, la antropóloga evolucionista Laura Betzig demostró ser la segunda causa de divorcio, superada únicamente por la infertilidad.[19]

A pesar del daño que causa la infidelidad, cuando una mujer tiene relaciones sexuales con alguien que no es su pareja habitual, su decisión obedece, en parte, a una serie de beneficios subyacentes. Puede que resulte extraño hablar de «beneficios» en lo relativo a la infidelidad, pero fíense de nosotros. En primer lugar, el sexo con otro proporciona a la persona información muy valiosa acerca de su valor como individuo deseable dentro del «mercado» del emparejamiento, una información crítica para tomar la decisión de permanecer en una relación o abandonarla. Si el amante es muy deseable, eso le indica a la persona que ella también es deseable. Tal como dijo una mujer de nuestro estudio:

> Me dije que si él estaba acostándose con otras, yo tenía que hacer lo mismo, sólo para no resultar herida. No sólo era para estar a la altura de lo que estaba haciendo él (para jugar en igualdad de condiciones, supongo), sino también para reforzarme yo misma en mi inseguridad. Si pensaba que él no me encontraba atractiva o que quería algo más, necesitaba acostarme con otras personas para demostrarme a mí misma que seguía siendo atractiva y deseable. (Mujer, edad 19 años, sin especificar la orientación sexual.)

Si el amante encuentra a la mujer hábil sexualmente y satisfactoria, ello revela que ella no debería medir su propio valor como pareja basándose en el sexo marital poco satisfactorio. Además, el amante puede proporcionar una relación transitoria, funcionando como una red de seguridad que garantice una cierta protección contra el aislamiento psicológico que a veces siente la persona cuando está adaptándose a los cambios a menudo drásticos que trae el dejar una relación larga:

> Mi pareja acababa de indicar que se sentía muy insegura de nuestra relación, así que seduje a otra persona sólo para darme a mí misma la seguridad de que, si me abandonaban, todavía podría encontrar otra pareja. (Mujer bisexual, edad 20 años.)

El amante puede no permanecer a nuestro lado eternamente, pero esa relación supone una estación intermedia psicológica mediante la conexión física y emocional del sexo.

En ocasiones el amante se convierte en el amor de nuestra vida, con el que formar un emparejamiento mejor. Esto aparece entre las motivaciones que han aportado las mujeres para tener aventuras sexuales. Un estudio llevado a cabo halló que el 79 por ciento de las mujeres que tuvieron aventuras se implicaron emocionalmente con su amante o se enamoraron de él. Aunque este hallazgo pueda parecer obvio, guarda un vivo contraste con las experiencias de los hombres, de los cuales tan sólo una tercera parte establece vínculos emocionales. Según un estudio, las motivaciones de la mayoría de los hombres para buscar el sexo fuera de su relación principal tienen más que ver con el deseo de disfrutar de variedad sexual.[20] La importancia que tiene la conexión emocional para las mujeres queda de manifiesto en otro hallazgo clave: la mayoría de las mujeres que tienen aventuras se sienten profundamente infelices con su matrimonio. Una vez más, aunque esto pueda parecer obvio, no sucede en el caso de los varones. ¡Los hombres que tienen aventuras no difieren de los que son fieles en lo que respecta a su grado de felicidad conyugal! Mientras que sólo el 34 por ciento de las mujeres que tienen aventuras dicen que su matrimonio es feliz o muy feliz, nada menos que el 56 por ciento de los varones que practican el sexo extramarital consideran que su matrimonio es feliz o muy feliz.

El hecho es que aproximadamente un tercio de todas las mujeres casadas de las culturas occidentales tendrán una aventura en algún punto de su matrimonio. En muchas aventuras amorosas se oculta una lógica evolutiva. Al proporcionar a las mujeres información muy valiosa sobre cuán deseables son sexualmente, las aventuras incrementan la autoestima, con frecuencia aportan una relación transitoria que les resulta beneficiosa y algunas veces permiten a la mujer forjar una conexión emocional nueva y más significativa que posteriormente podrá transformar en un amor duradero.

Los estudios realizados por el Laboratorio Buss sobre las motivaciones de las aventuras sexuales así lo confirman.[21] Una mujer dijo que al haber tenido una aventura le resultó más fácil romper con su marido. Otra mencionó que su aventura amorosa la hizo darse cuenta de que podía encontrar a alguien que fuera mucho más compatible con ella que su marido. Y una tercera dijo que se había casado joven y que la aventura que tuvo le dejó totalmente claro que no tenía por qué conformarse con un hombre que no tenía el nivel requerido por ella. Por último, la abundancia de gratificación sexual puede elevar la autoestima de la persona y proporcionarle el valor necesario para salir de una mala relación. Cuando un matrimonio experimenta problemas sexuales, es frecuente que los dos miembros de la pareja los interioricen y se echen la culpa a sí mismos. Tal como veremos en el capítulo siguiente, es posible que de hecho el problema fuera resultado de un desajuste en el impulso sexual de uno y otro que hace que el sexo sea una obligación en vez de un placer.

# 6

## El sentido del deber

*Cuando llega la responsabilidad o la culpa*

> Me alegro de que ahora Charles acuda a mi
> alcoba con menor frecuencia que antes. Actual-
> mente sólo resisto dos visitas por semana, y
> cuando oigo sus pisadas al otro lado de la puer-
> ta, me tiendo en la cama, cierro los ojos, abro las
> piernas y pienso en Inglaterra.
>
> LADY ALICE HILLINGDON (1860-1940)

En 1950, los humoristas James Thurber y E. B. White escri-
bieron: «Si bien el deseo irrefrenable de comer es una cuestión
personal que no atañe más que a la persona que tiene hambre,
[...] el deseo sexual, en su auténtica expresión, implica a otra persona. Y es esa "otra persona" la causante de todos los problemas.»[1] Es posible que no estemos enteramente de acuerdo con el
análisis que hacen del yantar (¿con qué frecuencia se las arreglan
solitos los miembros de la familia de usted para conseguir algo de
comer?), pero algo de razón tienen en lo del sexo. Cuando los
miembros de la pareja difieren en sus necesidades sexuales, existe
un potencial significativo para el conflicto.

Naturalmente, esos conflictos sexuales pueden resolverse, o
por lo menos evitarse durante un tiempo. Lo más probable es

que la persona que quiere sexo se las arregle para hablar con la otra persona o presionarla para que acceda a dárselo. Y en efecto, acceder a tener relaciones sexuales para que la pareja deje de insistir fue una de las razones comunes para hacer el amor que dieron las mujeres de nuestro estudio:

Mi marido se queja de que no hacemos el amor lo suficiente, así que yo cedo y hacemos el amor. Así es la vida de casada. (Mujer heterosexual, edad 53 años.)

Y uno de los beneficios de acceder a tener relaciones sexuales consistía en que a menudo era la manera más rápida y más fácil de resolver un conflicto en la relación:

A veces era más fácil ceder y hacerlo cuando quería él que aguantar y oírle todo el tiempo quejarse de lo cachondo que estaba. (Mujer heterosexual, edad 29 años.)

En cierta ocasión me acosté con un tío principalmente para que se callara de una vez. Ya nos habíamos enrollado antes, en otra ocasión. Habíamos estado en una fiesta en casa de un amigo y ya nos íbamos a dormir, me parece que los dos estábamos un poco achispados. Él empezó a hacerme insinuaciones y yo le dije que no quería hacer nada porque al día siguiente tenía que madrugar para ir a trabajar, y además porque en la misma habitación estaban durmiendo nuestros amigos. Pero él siguió abrazándome y diciendo que no era tan tarde, que todavía me daba tiempo a dormir, que no íbamos a despertar a nadie. Por fin cedí, sobre todo porque imaginé que, si continuaba diciendo que no, iba a pasarse una hora entera insistiéndome, y porque si me rendía tardaríamos diez minutos en montárnoslo y después podría dormir. (Mujer, edad 19 años, sin especificar la orientación sexual.)

Una segunda posibilidad para resolver las diferencias en las necesidades sexuales es la de que la persona que no desea sexo consiga rechazar el requerimiento de la otra. Puede hacerlo fingiendo ignorar las señales de apremio, convenciendo a la persona de que no es buen momento, o simplemente diciéndole que «no» o que «más tarde». Como es obvio, el éxito de este método depende de lo persistente que sea la persona que quiere la relación sexual o de lo empeñada o cómoda que se sienta la otra persona al negarse. Rechazar abiertamente los requerimientos de un compañero insistente era algo que les resultaba difícil a muchas mujeres de nuestro estudio:

> Era la primera vez que tenía relaciones sexuales. Me sentía presionada para tenerlas porque parecía el momento adecuado dentro de la relación que tenía entonces. No me apetecía demasiado, es que no sabía cómo decir que no sin romper la relación. (Mujer heterosexual, edad 24 años.)

> Era el primer novio que tenía, y era más bien mayor. Llevábamos una temporada saliendo y él esperaba que yo sacara el tema, y yo sabía que tenía que sacarlo pero la verdad era que por alguna razón no quería. Pero no sabía qué razón era, y no se me ocurría ninguna buena excusa, de modo que fui incapaz de decirle que no. Además, tenía miedo de parecer inexperta o de que me considerase una estrecha. [...] Averiguar la razón me llevó ocho años de salir con él (¡y ocho años de sexo insatisfecho!). (Mujer heterosexual, edad 31 años.)

La tercera posibilidad, que constituye el tema de este capítulo, es que la persona que no desea sexo reconozca el deseo de su pareja y ceda de buen grado.

¿Cuáles son los motivos y las consecuencias de ceder a tener una relación sexual no deseada? En este capítulo trataremos estas cuestiones y hablaremos en detalle de las causas del desajuste en el impulso sexual, la razón que empuja a la mayoría de las mujeres a aceptar hacer el amor sin ganas.

Hay veces que las diferencias en el deseo sexual surgen porque la persona que no desea el sexo teme un embarazo, le desagrada la actividad sexual que se sugiere o piensa que es demasiado pronto en la relación para tener relaciones sexuales. Así, en las relaciones heterosexuales es más frecuente que el hombre quiera sexo antes que la mujer. Un estudio descubrió que las mujeres universitarias, comparadas con los hombres universitarios, esperaban tener por lo menos dos citas más antes de iniciar las relaciones sexuales.[2]

En las relaciones estables, lo más frecuente es que las parejas no concuerden a la hora de tener relaciones sexuales porque cada uno tiene un impulso sexual distinto. Es raro que los dos coincidan siempre en el momento en que les apetece hacer el amor. Tal como explicó una mujer de nuestro estudio:

> Estoy casada, y cuando se está casado hay dos personas con distintas necesidades sexuales y distintos esquemas. Es bastante común que uno de nosotros quiera sexo cuando el otro no lo quiere, y por lo general yo hago el amor porque sé que a mi marido le apetece aunque a mí no me interese de modo especial. (Mujer heterosexual, edad 27 años.)

De hecho, hay algunas para las que el interés por hacer el amor era más la excepción que la norma:

> Mi impulso sexual viene siendo realmente patético, de modo que a veces yo misma me empujo a hacer el amor de vez en cuando, aun cuando casi nunca estoy de humor. (Mujer bisexual, edad 27 años.)

La mayoría de los clínicos seguramente estarían de acuerdo en que lo sensato es escoger una pareja que tenga una necesidad sexual similar a la nuestra. Si las dos personas desean relaciones sexuales sólo una vez cada varios meses, están bien emparejadas en lo referente al impulso sexual y es poco probable que el sexo provoque estrés en su relación. De hecho, el desorden de deseo sexual hipoactivo —como se denomina clínicamente al bajo impulso sexual— sólo es diagnosticable si causa ansiedad a la persona o a la relación. Sin embargo, si un miembro de la pareja tiene de forma crónica un deseo más fuerte que el otro, es posible que sobrevengan conflictos y concesiones.

En ocasiones a las parejas se las lleva a creer que tienen necesidades sexuales compatibles durante la etapa de «encaprichamiento» de la relación. Éste es el período en el que ambos descubren que se atraen el uno al otro y apenas son capaces de comer, dormir ni pensar en algo que no sea la persona amada. La ilusión de tener relaciones sexuales puede ser abrumadora, y la novedad de descubrir el uno la sexualidad del otro resulta emocionante. El resultado es un apetito sexual insaciable que a menudo disfraza el auténtico nivel de deseo. Pasadas unas semanas o unos meses, algunas personas agradecen el inicio de una fase más calmada, la de «apego», en la que predomina esa sensación más profunda de conexión y compromiso. Después de todo, pasar meses o años yendo por ahí como un cachorrito enfermo de amor no lleva a solucionar los problemas de la vida, y mucho menos a la supervivencia.

Pero lo que a menudo supone una conmoción es darse cuenta de que aunque al principio de la relación ambos eran «maníacos hambrientos de sexo» perfectamente sincronizados, de hecho en la relación estable tienen necesidades sexuales muy distintas. Para entonces suele ser ya demasiado tarde, pues están unidos el uno al otro. Y con ese vínculo llega el desajuste en el deseo sexual de uno y otro:

> He dormido sólo con una persona (mi novio actual, con el que llevo varios años). Pasado un tiempo desapareció la chispa inicial, así que a veces no estoy «de humor» al mismo tiempo que él. A veces pienso que tengo el deber de hacerle todo lo feliz que pueda, así que tengo relaciones sexuales con él aunque no las desee necesariamente. (Mujer heterosexual, edad 20 años.)

Hay personas que en cierto sentido son «adictas» a la etapa de encaprichamiento. Abrigan expectativas poco realistas respecto de que esa sensación de novedad y de emoción va a durar eternamente. Cuando la chispa y la emoción comienzan a apagarse, también se apaga el deseo de practicar el sexo. Y ahí empieza otro desajuste en el deseo.

## HOMBRES FRENTE A MUJERES

La idea que se tiene popularmente es que en las relaciones heterosexuales la mujer siempre termina deseando menos sexo que el hombre. Eso no es cierto. No es siempre la mujer la que quiere menos sexo. Hay multitud de parejas que acuden a terapia porque la mujer tiene necesidades sexuales que no son satisfechas por su compañero, o porque ella desea sexo... pero no con su compañero. Lo que sí es cierto, sin embargo, es que los hombres afirman desear más sexo de lo que afirman las mujeres, y las mujeres, más que los hombres, afirman carecer de interés por el sexo.

Los estudios realizados muestran una y otra vez que los hombres dicen tener un grado mayor de impulso sexual que las mujeres. Esto es así entre los estudiantes universitarios,[3] la gente de mediana edad[4] y hasta los ancianos de ochenta y noventa años.[5] Además, los hombres son mucho más dados que las mujeres a decir que quieren más sexo del que están recibiendo actualmente, ya se mida este dato entre personas casadas[6] o parejas que se encuentran en las primeras etapas de una relación.[7] En un estudio realizado en Estados Unidos con 1.410 hombres y 1.749 mujeres, el 32 por ciento de las féminas de edades comprendidas entre los 18 y los 29 años dijeron que habían tenido una falta de interés sexual durante el año anterior, comparadas con un 14 por ciento de hombres de ese mismo grupo de edades.[8] Aunque la cifra estadística referida a las mujeres es más elevada que el número de casos de desorden de deseo sexual hipoactivo diagnosticados clínicamente en mujeres de Estados Unidos, coincide con el hecho de que los problemas de deseo constituyen la queja principal que presentan las mujeres.

Se han ofrecido varias explicaciones de por qué los hombres, supuestamente, tienen un impulso sexual mayor que el de las mujeres. La razón más común es que los responsables son los altos niveles de andrógenos y de otras hormonas que tienen los hombres. Pero además existen otras posibilidades. Hombres y mujeres son educados de modo muy distinto en lo que tiene que ver con el sexo. Los roles sexuales tradicionales dictan que es el hombre el que inicia la relación sexual, no la mujer. Así que se dan situaciones en las que las mujeres desean sexo pero, a diferencia de los hombres, son reacias a buscarlo o pedirlo. Además, con frecuencia a los hombres se les asigna el papel de estar siempre deseosos y preparados para practicar el sexo. Esto podría llegar a empujar a algunos varones a actuar conforme a esas expectativas. Dicho de otro modo, es posible que algunos hombres busquen agresivamente tener relaciones sexuales porque están convencidos de que eso es lo que deben hacer los hombres que triunfan.

Mientras que en general se acepta, incluso se fomenta, que los hombres comiencen a explorar el sexo nada más llegar a la pubertad, a las mujeres se las advierte de las peligrosas consecuencias que puede tener la curiosidad sexual. Esto encaja a la perfección con una explicación evolutiva de por qué los hombres podrían desear más sexo que las mujeres. Un rasgo fundamental de la estrategia sexual de las mujeres a lo largo de la evolución es el de escoger, tanto en lo referente a la calidad de la pareja sexual como en lo referente al momento en que debe tener lugar el acto sexual. Según el antropólogo evolucionista Donald Symons, un impulso sexual feroz interferiría con la elección de pareja y llevaría a la mujer a copular en un momento inoportuno o con una pareja inapropiada, o a cometer infidelidades sexuales que podrían poner en peligro la relación principal.[9] Por otra parte, el mayor impulso sexual de los hombres se ha visto favorecido por la selección de la evolución. Los empuja a tener encuentros sexuales beneficiosos para la reproducción, ya que el éxito reproductivo de un hombre siempre ha estado más estrechamente relacionado con el número de mujeres fértiles a las que podía inseminar.

Las diferencias anatómicas que existen entre los genitales masculinos y los femeninos también pueden producir diferencias en el grado de deseo. Cuando un hombre se excita sexualmente, su erección les proporciona una reacción muy visible y directa que suscita el deseo urgente de tener relaciones sexuales. Esto puede suceder incluso cuando inicialmente no estén buscando sexo. A menudo se producen erecciones nocturnas durante la fase REM (siglas en inglés de movimiento ocular rápido) del sueño, esa parte del ciclo del sueño en la que se ralentizan las ondas cerebrales y la gente empieza a soñar. Los hombres también tienen erecciones al rozarse accidentalmente el pene con la ropa o en la ducha... sin necesidad de que haya un pensamiento sexual consciente. En cambio, la reacción que reciben de una erección puede fácilmente transformar un suceso no sexual en otro sexual. Las mujeres, por su parte, reciben una reacción muy escasa de sus genitales, si es que reciben alguna, cuando empiezan a excitarse. Así pues, los indicios de excitación genital no desatan en la mujer el deseo de tener relaciones sexuales con tanta frecuencia como en los hombres o del mismo modo que les ocurre a ellos.

Para los hombres, los pensamientos, imágenes o fantasías sexuales también son capaces de provocar erecciones que pueden hacerlos desear el acto sexual. Con la excepción de la etapa inicial que tienen las relaciones, la del encaprichamiento, las mujeres, a diferencia de los hombres, no tienden a pensar tanto en el sexo. En un estudio realizado con más de setecientos estudiantes universitarios en el Laboratorio Meston de Psicofisiología Sexual, los hombres afirmaron tener fantasías sexuales unas seis veces por semana, en comparación con las mujeres, que dijeron que sólo las tenían como un par de veces al mes.[10] En un estudio llevado a cabo entre un grupo de mujeres de mediana edad, tan sólo el 1 por ciento de ellas tuvo pensamientos sexuales más de una vez al mes, y casi la mitad dijeron que pensaban en el sexo menos de una vez al mes o nunca.[11] Es interesante observar que cuando a los hombres sexualmente compulsivos se los trata con fármacos que reducen los niveles de testosterona, dicen que tienen un menor número de pensamientos y fantasías sexuales.[12] Así que tal vez un nivel más elevado de testosterona sea la causa de que los hombres fantaseen más y piensen más en el sexo que las mujeres. En la medida en que los pensamientos y las fantasías sexuales crean el deseo de practicar el sexo, una vez más las mujeres tienen menos desencadenantes del deseo sexual que los hombres.

## LOS AGUAFIESTAS

Mientras que algunas parejas comienzan teniendo niveles distintos de deseo sexual, otras son compatibles en sus respectivos niveles de deseo durante un período de tiempo largo, hasta que sucede algo que disminuye el impulso sexual de uno de ellos. Una mujer de nuestro estudio lo describió en términos muy claros:

> Con mi novio anterior, después de llevar tres años juntos nuestra vida sexual se deterioró debido a mi falta de interés. Había ocasiones en que el descontento que sentía él respecto de dicha situación era tan abrumador y alteraba tanto el resto de nuestra vida, que yo fingía interés y tenía relaciones sexuales con él sólo para hacerlo feliz, en parte porque pensaba que no estaba cumpliendo con la parte que me correspondía en la relación en el aspecto sexual. (Mujer heterosexual, edad 21 años.)

Son muchos los factores que pueden contribuir a un bajo deseo sexual en una mujer. Algunos son breves y coyunturales, como sentirse demasiado cansada al venir de trabajar, o el tener que ocuparse de los niños, o carecer de intimidad para sentirse cómoda al hacer el amor. Otros son más duraderos y pueden provocar ansiedad en la relación. Entre ellos se encuentran las causas biológicas como los cambios hormonales, el embarazo, la medicación, la salud y factores de la relación como sentir una menor atracción hacia el compañero, sentirse aburrida o frustrada sexualmente y tener un conflicto con la pareja. Vamos a estudiar en primer lugar las causas biológicas.

Existen tres grandes categorías de hormonas «sexuales»: la progesterona, el estrógeno (del que hay tres variedades: estriol, estradiol y estrona) y los andrógenos (el más importante de los cuales es la testosterona). La progesterona es conocida fundamentalmente por el papel que desempeña en el embarazo. Es la responsable de «construir el nido» preparando el revestimiento del útero para que se implante en él el óvulo fecundado. Los estudios realizados no han demostrado que la progesterona desempeñe un papel importante en el impulso sexual de las mujeres, aunque en niveles elevados puede causar los síntomas del síndrome premenstrual, que está garantizado como supresor de todo deseo.

Por otra parte, el estrógeno y la testosterona son cruciales para el interés sexual de la mujer. El estrógeno, además de proteger el corazón y los huesos (y de supuestamente ayudar a las mujeres a acordarse de dónde han puesto las llaves), es el responsable de la lubricación vaginal que tiene lugar cuando una mujer se siente excitada sexualmente. También ayuda al «relleno» y el mantenimiento del tejido genital. Sin estrógeno, resultarían dolorosos el coito vaginal y la estimulación de zonas erógenas sensibles como los pezones y el clítoris.

La testosterona, que en general se considera la «hormona masculina», de hecho podría desempeñar un papel sumamente importante en lo relativo al impulso sexual de la mujer. Al igual que el estrógeno y la progesterona, en la mujer la testosterona se fabrica fundamentalmente en los ovarios, y en una porción más pequeña en las glándulas adrenales. Según varios laboratorios médicos, la cantidad «normal» de testosterona libre en las mujeres de edades comprendidas entre los 18 y los 46 años puede oscilar entre 1,3 y 6,8 picogramos —es decir, billonésimas de gramo— por mililitro. Obviamente, esto es muy poco, pero, sólo por comparar, a partir de la pubertad los testículos del varón producen entre 300 y 1.000 picogramos por mililitro al día.

En la mujer, los niveles de testosterona disminuyen anualmente de forma natural a partir de aproximadamente los veinte años. Pero la reducción más fuerte de testosterona tiene lugar alrededor de la época de la menopausia, por lo general entre mediados de los cuarenta y los cincuenta y tantos años, y los ovarios reducen drásticamente la producción de hormonas. En general se cree que los niveles de testosterona de las mujeres caen alrededor de un 50 por ciento entre los veinte años y los cincuenta. Si una mujer ha sufrido una histerectomía total, con extirpación de los dos ovarios, con independencia de la edad que tenga, disminuye drásticamente la producción de testosterona. Tal como señaló una mujer de nuestro estudio, ello puede ejercer una repercusión negativa sobre el impulso sexual:

Al cabo de 32 años cuesta trabajo pensar en una sola ocasión [en la que haya tenido relaciones sexuales cuando me ha apetecido a mí]. Yo creo que es algo que sucede en las relaciones estables. En mi caso, la histerectomía hizo que me disminuyera la libido. Había ocasiones en las que no me apetecía hacer el amor, y lo hacía sólo por mi marido. Era frustrante no desearlo, y me deprimía hacerlo porque a mí no me satisfacía. En cambio me sentía culpable por no tener relaciones con más frecuencia y deseaba complacer a mi marido, así que ya está. (Mujer heterosexual, edad 52 años.)

No cabe duda de que es necesaria una cierta cantidad de testosterona para que la mujer experimente placer sexual. Se ha demostrado que la falta de esta hormona afecta negativamente a la frecuencia con que una mujer se masturba, fantasea con el sexo y desea la actividad sexual. Las mujeres que carecen de testosterona suficiente también es posible que les falte sensibilidad en los pezones y en el clítoris, y son incapaces de excitarse sexualmente incluso cuando son estimuladas por alguien o por algo que antes sí las excitaba.[13]

La pregunta es: ¿cuánta testosterona es suficiente? Por desgracia, en realidad no lo sabe nadie. La relación existente entre los niveles de testosterona y el impulso sexual de la mujer no está clara. Aunque hay laboratorios que dan cifras de lo que es «normal», existe una enorme variabilidad entre unas mujeres y otras respecto de cuánta testosterona necesitan para disfrutar. Por ejemplo, dos mujeres de 35 años podrían tener exactamente el mismo nivel de testosterona y una podría tener un saludable impulso sexual y la otra quejarse de un bajo nivel de deseo. Hasta cierto punto, esto puede guardar relación con los niveles de testosterona que tenían al final de la adolescencia en comparación con los que tienen ahora. Para añadir más confusión al asunto, hay muchas mujeres que sufren una falta de deseo sexual y que sin embargo tienen niveles de testosterona perfectamente normales, del mismo modo que hay muchas mujeres que tienen un nivel bajo de testosterona pero un elevado impulso sexual. Sandra Leiblum, una investigadora del sexo, terapeuta y autora de varios libros sobre la sexualidad femenina, sugiere que si una mujer acostumbrada a tener deseo sexual deja de tenerlo, debería pedir a su ginecólogo o a un endocrinólogo que examinara su nivel en sangre de dihidroepieandrosterona (DHEA) y de testosterona. Si dichos niveles se encuentran dentro del cuadrante inferior de lo que es «normal» para su edad, ella recomienda una terapia de sustitución de testosterona.[14]

La testosterona se puede comprar con receta médica en muchas presentaciones: pastillas, comprimidos, cápsulas y, la más común de todas, cremas que se aplican en el clítoris y en los labios menores. Existen algunas investigaciones convincentes que revelan que tomar testosterona ayuda a recuperar el impulso sexual a mujeres que tienen niveles anormalmente bajos, y sobre todo ha resultado eficaz para restaurarlo en mujeres menopáusicas. También se puede comprar testosterona sin receta en forma de DHEA, que se convierte en testosterona una vez que está dentro del cuerpo. La dosis normal de DHEA que se recomienda es de 50-150 miligramos al día, tomada por la mañana. Por lo general es necesario tomarla durante unos cuantos meses para notar cambios. No obstante, la mujeres que prueban a tomar DHEA como un medio de subir sus niveles de testosterona han de saber que la producción de DHEA, como la de muchos suplementos de hierbas medicinales, no está regulada por la Administración para Alimentos y Medicamentos de Estados Unidos. Por lo tanto, aunque en la etiqueta diga que las cápsulas contienen una determinada cantidad de DHEA, en algunas marcas las cantidades reales pueden ser muy diferentes.

Es importante tener en cuenta que si una mujer tiene un bajo deseo sexual pero niveles normales de testosterona, aumentar ésta no va a incrementar su impulso sexual. Además, tomar testosterona puede traer consecuencias negativas cuando el organismo ya tiene bastante testosterona propia. Un exceso de esta hormona puede perjudicar el hígado y desarrollar vello facial, acné, pérdida del cabello y hasta enronquecimiento de la voz. En general estos cambios no se consideran nada sexys, de manera que a no ser que el plan sea disminuir el deseo sexual del compañero, se debe tomar precauciones.

DE LA CONCEPCIÓN AL CAOS

El impulso sexual de la mujer puede cambiar radicalmente durante la gestación y al finalizar la misma. Algunas de las razones para ello tienen que ver con los sentimientos que se experimentan durante esa etapa. Si la pareja se siente feliz y emocionada con el embarazo, si la mujer sufre mareos por las mañanas o tiene dificultades para dormir, si la mujer se siente sexy con el imparable agrandamiento de su cuerpo o si a su compañero le resulta atractiva esa nueva forma, y si la pareja se siente cómoda teniendo relaciones sexuales o le preocupa que el pene pueda metérsele al niño en el ojo (cosa que no puede suceder, por cierto). Todos éstos son factores que pueden afectar al impulso sexual de la mujer durante el embrazo.

Además, la gestación viene acompañada por una cascada de hormonas. El estrógeno y la progesterona ya no fluctúan como antes de la concepción; ambos presentan simultáneamente niveles elevados con el fin de que el cuerpo de la mujer esté preparado para producir leche y para que el revestimiento del útero siga siendo grueso a fin de prevenir abortos espontáneos. Los altos niveles de estrógeno pueden hacer que la mujer se sienta excitada sexualmente y con ganas de hacer el amor, pero es posible que la elevada progesterona la tenga demasiado cansada e irritable para hacer nada.[15]

Tras el parto, es mucho más probable que el impulso sexual

disminuya que al contrario, al menos durante un breve espacio de tiempo:

Hacía unos meses que había dado a luz a nuestro hijo y todavía no sentía ningún impulso sexual. Llevábamos sin tener relaciones desde antes de que naciera el niño, y yo me sentía culpable por no tener interés alguno. Así que fingí interés e hicimos el amor. (Mujer heterosexual, 35 años.)

Esto no es de sorprender, dado el estilo de vida y el caos hormonal que suelen sobrevenir en esos primeros meses. La mayoría de las mujeres tienen dolorida la zona vaginal a causa del parto o sienten molestias a causa de la cesárea. La mayoría están exhaustas debido a la falta de sueño asociada a intentar dar de comer y hacer sitio a una persona nueva en la vida de la pareja.

Una vez más, las hormonas cambian drásticamente y alteran el estado de ánimo, el sueño y el impulso sexual. Con la lactancia aumentan los niveles de oxitocina, pero seguramente es para facilitar el vínculo madre-hijo, más que la unión con un compañero sexual. Al mismo tiempo disminuyen los niveles de estrógeno. Como el estrógeno actúa junto con ciertas sustancias químicas del cerebro para mantener una sensación de bienestar, la caída del estrógeno puede hundir el ánimo y contribuir a la depresión posparto.

La oxitocina que se libera durante la lactancia materna también suprime los niveles de testosterona, de manera que puede ejercer un impacto negativo en el impulso sexual de la mujer. Desde la perspectiva de la evolución, tanto la disminución del impulso sexual tras el parto como el hecho de que los cambios hormonales que tienen lugar durante la lactancia reduzcan las posibilidades de concebir cumplen una importante función para espaciar un alumbramiento de otro. En tiempos ancestrales, las madres que tenían hijos a intervalos de tiempo demasiado breves a menudo se encontraban con que tenían que repartir con cuidado unos recursos que ya eran de por sí limitados. Una disminución temporal en el deseo sexual ayudaba a que hubiera un adecuado espaciamiento entre un hijo y otro y por lo tanto aumentaba las posibilidades de que la prole sobreviviera y creciera. En efecto, en las culturas tradicionales el espacio habitual entre un hijo y otro es de aproximadamente tres años y medio.[16]

El tiempo que tarda en regresar el impulso sexual tras un parto depende de un gran número de factores, uno de los cuales es el tiempo que tarda la mujer en sentirse menos privada de sueño y más al mando de su vida:

> Cuando se tiene una relación durante el tiempo que sea, en mi caso durante casi seis años, hay veces en que simplemente una no tiene ganas de hacer el amor. Yo tengo dos hijos, uno de dos años y otro de uno, y cuando tuve a la niña (la que tiene un año) estaba tan cansada de pasarme las noches enteras en vela y cuidar de los dos durante el día, que lo único que me apetecía era irme a la cama a dormir, no a hacer el amor. Pero el hecho de que en aquella época mi impulso sexual no fuera el mismo de antes no implicaba que el de mi novio hubiera disminuido en absoluto. Él seguía muy interesado, me besaba el cuello, me pasaba las manos suavemente por todo el cuerpo, me acariciaba, me hacía todo lo que sabía que me encanta. Yo estaba demasiado cansada para reaccionar como él quería pero no deseaba herir sus sentimientos y pensaba que mi deber era darle sexo cuando tuviera ganas, y así lo hacía. (Mujer heterosexual, 22 años.)

Hay un reducido grupo de madres cuyo impulso sexual no regresa nunca a los niveles que tenía antes de quedarse embarazadas, a menudo porque la pareja ha pasado al modo progenitor a costa de su relación romántica. Algunas mujeres se envuelven tanto en ese papel que ser madre pasa a ser su identidad primaria o única. Pensar en tentempiés nutritivos que llevar al colegio sustituye a la lencería sexy y a los susurros picarones en la cama por la noche. A no ser que su compañero se lo recuerde constantemente, esas mujeres podrían pasar años sin darse cuenta de que ya no tienen vida sexual. Cuando por fin lo comprenden, es posible que la relación se haya vuelto tan práctica que ambos miembros de la pareja hayan olvidado cómo sentir deseo sexual el uno por el otro. Las explicaciones psicológicas como ésta pueden aplicarse a la mayoría de los casos de deseo sexual disminuido en las mujeres después de haber dado a luz. Actualmente los científicos están explorando la posibilidad de que en algunos casos raros haya también una explicación fisiológica. Algunos investigadores están convencidos de que en ocasiones la gestación puede impedir para siempre la producción de testosterona y que eso, a su vez, podría afectar de modo permanente el deseo de la mujer de tener relaciones sexuales.

## RAYOS X PARA LA INSATISFACCIÓN SEXUAL

La gestación no es el único cambio en la salud que puede afectar negativamente al impulso sexual. De manera más obvia, el cáncer de pelvis, la cirugía, o bien un trauma o una infección de la vagina o del tracto urinario pueden mermar el deseo sexual de la mujer porque le causan dolor al tener relaciones sexuales. Está claro que cualquier clase de dolencia puede tener un efecto negativo sobre el deseo y causar debilidad, dolor, falta de energía o una visión negativa del propio cuerpo.

Hay muchos fármacos prescritos por el médico que también pueden reducir el impulso sexual, ya sea influyendo en las hormonas o en las sustancias químicas del cerebro que desempeñan un papel directo en el impulso sexual, o de forma indirecta mermando la capacidad de la mujer de excitarse sexualmente y tener un orgasmo, dos cosas que hacen que el sexo le resulte menos gratificante. Por ejemplo, las píldoras para el control de la natalidad pueden reducir el impulso sexual si disminuyen sustancialmente los niveles de testosterona. A este respecto son especialmente negativos los anticonceptivos orales que contienen desogestrel o norgestimato como ingrediente activo.[17]

Los antidepresivos, que se utilizan para tratar la depresión y también determinados desórdenes de ansiedad, hace tiempo que se relacionan con el deterioro de la función sexual. Se calcula que el 96 por ciento de las mujeres que están tomando inhibidores selectivos de la recaptación de serotonina o SSRI —la clase de antidepresivo que se receta más comúnmente— experimentan problemas con el deseo, la excitación sexual, el orgasmo o con los tres a la vez.[18] Hasta un 50 por ciento de las mujeres que tienen efectos sexuales secundarios piensan que este problema es lo bastante significativo para dedicarle atención médica.[19] Una mujer de nuestro estudio describió del modo siguiente su lucha contra dicho efecto secundario:

> Mi pareja tiene un impulso sexual mayor que el mío; por lo tanto, a veces pienso que debería hacer el amor para satisfacer su necesidad. Él no hace que me sienta obligada. Pienso eso porque sé que es una parte normal de una relación sana. Como he pasado por una etapa de ansiedad y estoy tomando antidepresivos, mi deseo es muy bajo. Podría pasarme así meses, pero eso no sería justo. (Mujer heterosexual, 38 años.)

Los antidepresivos funcionan fundamentalmente aumentando la serotonina producida por el cerebro, que disminuye en muchas personas deprimidas. Sin embargo, varios estudios realizados con animales muestran que determinados receptores del cerebro que «leen» la serotonina también son responsables de la conducta sexual. Si a dichos receptores se les da demasiada serotonina, suprimen la función sexual. En la década pasada se avanzó mucho en el desarrollo de antidepresivos que no activaran los receptores del cerebro que influyen en la conducta sexual. Como resultado, muchos de los antidepresivos de nueva generación, como Serzone (nefazodona), Wellbutrin (bupropion), Celexa (citalopram) y Remeron (mirtazapina) tienen menos efectos secundarios que afecten negativamente a la conducta sexual que los utilizados diez años antes (como Prozac y Paxil). Los medicamentos para la ansiedad, como Valium, Xanax, Ativan y BuSpar, y los fármacos antipsicóticos como Haldol, Thorazine y Mellaril, también pueden tener un impacto negativo en el impulso sexual de la mujer al interferir con sustancias químicas del cerebro que desempeñan un papel en la función sexual.[20]

Por último, algunos medicamentos para la hipertensión,

como la reserpina y la clonidina, se ha descubierto que inhiben el aporte de sangre a los genitales de la mujer, con lo cual le impiden excitarse sexualmente y experimentar el orgasmo. Los antihistamínicos sin receta médica que se usan para tratar las alergias, entre ellos Benadryl, Atarax y Periactin, también pueden tener un efecto negativo sobre el impulso sexual porque secan las membranas mucosas de la vagina.

Las mujeres difieren unas de otras en cuanto al modo de reaccionar sexualmente a los medicamentos. En la mayoría de los casos, si un medicamento está causando un efecto secundario indeseado, habrá otros fármacos que quizá no tengan los mismos efectos negativos. En ocasiones los efectos secundarios desaparecen al cabo de unas semanas, y a veces los médicos sugieren dar dos o tres días de «vacaciones a las pastillas», lo cual puede contribuir a reducir los síntomas.

### AVERSIÓN PSICOLÓGICA

La mayoría de las personas, tal como dijimos en el capítulo 1, tienen fuertes preferencias por el tipo físico que les resulta atractivo. Si la apariencia física de una persona va cambiando a lo largo de la relación, es posible que su atractivo sexual vaya disminuyendo a los ojos de su compañero/a. Y esto les sucede tanto a las mujeres como a los hombres.

El cambio físico más común que experimenta la gente con la edad es el aumento de peso. A veces no tiene ningún efecto sobre el grado de atracción, pero a muchas mujeres un aumento de peso significativo puede enfriarlas sexualmente. No obstante, esta situación puede ser complicada. Como un compañero con sobrepeso puede no sentirse competitivo en el mercado del matrimonio, es menos probable que abandone la relación o que tenga una aventura, con lo cual, de manera natural, su pareja se siente más segura en la relación.[21] Si su pareja no tiene sobrepeso, es posible que adquiera algo de poder en la relación.

Tal como comentamos brevemente en el primer capítulo, una mala higiene es otro motivo de rechazo sexual para muchas mujeres. Si un hombre está constantemente sudado, sucio, huele mal, no se afeita, lleva la ropa arrugada, huele a tabaco o tiene mal aliento, ¿quién va a querer acercarse a él lo suficiente para tener relaciones sexuales? En el capítulo titulado «Shattered Dreams» [Sueños hechos trizas] del libro *Eugenics and Sex Harmony* [Eugenesia y armonía sexual], publicado por primera vez en 1933, los autores describían los peligros que pueden entrañar los cambios en la higiene para el impulso sexual de la mujer:

> Los sueños románticos de la esposa quedan hechos trizas por la cruda realidad del mundo cotidiano. Descubre que su caballero de brillante armadura no es más que un hombre al que todas las mañanas hay que recordar que se afeite. Y que no es infrecuente que se descuide de tomar su baño diario a menos que alguien insista en recordárselo. Es posible que descubra en él ciertos hábitos que ocultó con sumo cuidado durante el período del cortejo. Es posible que descubra que él se complace en fumar una pipa que desprende un olor particularmente desagradable y que le hace casi insoportable el aliento. Con el tiempo puede ocurrir que él empiece a mascar tabaco y que sus pies y axilas exuden un hedor sumamente desagradable, un problema que él se molesta poco o nada en erradicar empleando como es debido una solución de formaldehído o recurriendo a alguna otra medida sencilla. De mil maneras distintas, sus románticos sueños de color rosa puede que terminen rotos en mil pedazos.[22]

De modo parecido, el estatus y el dinero resultan atractivos sexualmente para muchas mujeres, y si el estatus y el dinero de su pareja disminuyen con el tiempo, lo mismo puede ocurrirle a la atracción que sienten hacia ella.

Menos común es que el deseo de la mujer de acostarse con su pareja disminuya porque se dé cuenta de que se siente más atraída sexualmente hacia miembros de un género distinto que hacia su compañero, un varón. O también puede ser que supiera desde el principio que su orientación sexual era incompatible con la de su pareja pero no quiso o no se atrevió a desvelarlo hasta muy avanzada la relación:

Cuando estaba casada y la vida sexual con mi pareja no me llenaba, me sentía obligada a tener relaciones sexuales con él para hacerle feliz. Yo era su mujer, y él se sentía rechazado y sospechaba que tenía una aventura porque no me apetecía acostarme con él. Nos casamos cuando yo tenía sólo diecinueve años (él tenía veintisiete), y yo ya sabía que me atraían sexualmente las mujeres, pero cada vez que intentaba hablar de ello con mi marido él no quería saber nada. Con el paso del tiempo empecé a experimentar resentimiento hacia él, porque yo estaba intentando hacer lo que se «esperaba» de mí como esposa, pero nadie pensaba en lo que sacaba yo de nuestra vida sexual, y no creo que él se diera cuenta siquiera de que yo no me sentía satisfecha. Aquello fue el principio de una brecha que fue abriéndose entre nosotros, y en mi opinión fue la causa profunda de que fracasara nuestro matrimonio. (Mujer bisexual, 35 años.)

## FRUSTRADA Y ABURRIDA

Estar con una pareja que carece de habilidades sexuales y que es incapaz de aprenderlas o no quiere aprenderlas con el tiempo, evidentemente puede resultar frustrante y disminuir el deseo de tener relaciones sexuales. Hay personas que piensan que si se lanzan al ataque y ya desde el principio se ponen a frotar vigorosamente el clítoris de una mujer, son los amantes menos egoístas del mundo. Pero para muchas mujeres el juego previo empieza mucho antes de ponerse a hacer el amor. Esto se representa humorísticamente —pero también con sinceridad— en el libro titulado *Porn for Women* [Porno para mujeres]. En una de las fotografías desplegables del libro se ve a un hombre muy guapo sentado a la mesa de la cocina con el café del desayuno en la mano diciéndole a su pareja: «Oh, mira, hoy se juega la final de la liga de fútbol. Seguro que no tendremos problemas para aparcar en la feria de artesanía.» La manera en que el hombre trata a la mujer en general, y no sólo justo antes del momento de «hacerlo», puede influir enormemente en el deseo de ésta de tener relaciones sexuales.

Una queja común entre las mujeres que llevan mucho tiempo dentro de una relación es la de que el sexo se vuelve rutinario, predecible y por lo tanto menos placentero. Así experimentaba una mujer de nuestro estudio el deber de tener relaciones sexuales después de haberse convertido en algo rutinario:

> Quiero a mi marido, pero cuando una lleva casada una temporada, afrontémoslo, el sexo ya no resulta emocionante. Todo es predecible. Incluso cuando intentamos ser «espontáneos» resulta casi cómico, porque soy capaz de predecir cada uno de los movimientos de mi marido. Hago el amor porque pienso que se lo «debo» como esposa, y también porque le quiero y deseo que siga siendo feliz. Pero la verdad es que la mayoría de las veces lo único que hago es tumbarme y empezar a hacer listas mentalmente. De vez en cuando dejo escapar un gemido para que él sepa que estoy despierta, y al terminar le digo que ha estado genial. Y por lo visto funciona. Estamos felizmente casados. (Mujer heterosexual, 48 años.)

Además, como las mujeres heterosexuales es más probable que se casen o establezcan una relación de largo plazo con un hombre mayor que ellas (en comparación con lo contrario), con frecuencia han de adaptarse a los problemas sexuales o de salud que pueda tener un compañero que va envejeciendo, antes de enfrentarse ellas a esos mismos problemas. Los cambios que tienen lugar en el funcionamiento sexual del compañero pueden reducir de muchas maneras el deseo de la mujer de tener relaciones sexuales. Si por ejemplo el compañero desarrolla un problema de eyaculación precoz, y por lo tanto eyacula poco después de iniciar la penetración vaginal, es posible que la mujer pierda interés por el sexo porque a ella le resulta demasiado frustrante. De modo similar, si el hombre empieza a tener problemas para conseguir o mantener una erección, es posible que también se marchite el deseo de la mujer de practicar el sexo con él.

La psicóloga Lorraine Dennerstein, de la Universidad de Melbourne, Australia, llevó a cabo un estudio entre un grupo numeroso de mujeres de mediana edad y descubrió que, efectivamente, el impulso sexual estaba asociado negativamente con la duración de su relación. Es decir, que cuanto más tiempo llevaba la mujer dentro de una relación, más probable era que experimentara un bajo impulso sexual.[23]

En ese mismo estudio, los investigadores midieron el impulso sexual de las mujeres antes, durante y después de haber pasado por la etapa de la menopausia para ver si su impulso sexual se había modificado con el tiempo. En algunas, la menopausia no había tenido efecto alguno en su impulso sexual. En otras, lo disminuyó ligeramente. Sin embargo, hubo un pequeño grupo de mujeres a las que se les había incrementado con la menopausia. ¿Cuál era la causa del aumento del impulso sexual en esas mujeres? ¿Fue el éxito de una terapia sexual que llevaron a cabo? ¿Cambiaron sus compañeros de forma positiva? ¿Descubrieron trucos nuevos? No, la mejor explicación es que las mujeres que mostraron un aumento del impulso sexual a menudo eran las que habían encontrado un compañero sexual nuevo.

Aprender técnicas nuevas y experimentar con ellas, ver o leer juntos un relato excitante, tener relaciones sexuales espontáneamente en momentos y lugares que no son los habituales, o planificar una escapada romántica libre de obligaciones y de distracciones son sólo algunas de las técnicas que pueden mantener a raya el aburrimiento en parejas que llevan mucho tiempo teniendo relaciones sexuales.

EL DECLIVE DE LA RELACIÓN

En ocasiones, tener una pelea con la pareja puede incrementar la excitación sexual y ayudar a recuperar la conexión entre ambos. Pero las broncas y las peleas constantes terminan produciendo un desgaste en la mayoría de las parejas. Tal como dice la canción *country* de Notorious Cherry Bombs: «Por la noche cuesta trabajo besar unos labios que por el día no han parado de ponerte verde.»

A menudo es difícil distinguir la causa del efecto: ¿Las peleas constantes fueron la causa de que disminuyera el interés sexual, o fue el menor interés sexual lo que originó las peleas? Lo más frecuente es que ambas cosas vayan juntas.[24] A veces la pelea no es por el sexo en sí, sino por las diferencias que existen en la necesidad de tener intimidad no sexual. Muchas mujeres afirman que para poder acostarse con su pareja antes necesitan sentirse bien con ella y notar cierto grado de intimidad. Y sentir intimidad puede que requiera un poco de conversación íntima o tener un rato para disfrutarlo a solas juntos, no sólo un juego previo al acto sexual.

En las parejas de lesbianas, a veces hay tanta intimidad en la relación que se produce una «fusión» o una «unión» psicológica. Estas parejas tienen un deseo tan intenso de entenderse la una con la otra que desaparecen todas las barreras personales, toda individualidad y toda división.[25] Aunque para algunas mujeres esto podría personalizar la intimidad ideal, con frecuencia ejerce un impacto negativo sobre su deseo sexual. Algunos terapeutas opinan que puede deberse a que evitar el sexo se convierte en un modo de obtener un poco de distanciamiento, tan necesario dentro de la relación. Otros piensan que para muchas mujeres el sexo es una manera de obtener proximidad y derribar barreras personales. En las parejas en las que ya no hay barreras, el sexo se vuelve innecesario.

Con frecuencia la mujer tiene dificultades para saber con precisión por qué ya no desea las relaciones sexuales con su pareja. Ese cambio puede haber llegado lentamente con el paso del tiempo, quizá debido a la acumulación de demasiados malentendidos, decepciones y frustraciones. Una mujer de nuestro estudio contó que su falta de atracción sexual hacia su marido la llevó a creer equivocadamente que ella tenía algún problema sexual terrible:

Más o menos a los siete años de casada, salí a cenar con un amigo mío y de mi marido. Mi marido se quedó en casa con los niños. [...] Este amigo y yo decidimos asistir a una fiesta y trasnochamos bastante. Me estaba divirtiendo y por primera vez en varios años me sentía libre y alocada. En el camino de vuelta a casa me incliné hacia él y le di un beso, cosa que nos sorprendió a los dos. A él le sorprendió porque yo no le había dado ningún indicio de que me sintiera atraída. Y a mí me sorprendió porque nunca había disfrutado del sexo con mi marido y estaba convencida de que me pasaba algo malo porque no sentía interés por el sexo. Mi amigo me llevó hasta un lugar escondido y nos enrollamos. Aunque aquella noche no hicimos el amor, sirvió para precipitar que lo hiciéramos unas semanas después, y así comenzó una aventura y con el tiempo la disolución de mi matrimonio. Viéndolo en retrospectiva, yo estaba deseando salir de un matrimonio infeliz, aunque en aquel momento no era consciente de ello. Mi vida giraba en torno a mis hijos, y tenía asumido que sufría alguna disfunción sexual. Y de pronto aquella noche despertó algo dentro de mí y volví a ser un ser sexual. Me di cuenta de que el sexo sí me gustaba... pero no con mi marido. (Mujer heterosexual, 47 años.)

## CUANDO UNA QUIERE DECIR NO PERO DICE SÍ

Cuando una pareja sufre un desajuste en cuanto al deseo sexual, por lo general, pero no siempre, es el hombre el que desea más sexo. Si los hombres han desarrollado por evolución un impulso sexual más fuerte y se los educa para que se sientan más cómodos que las mujeres iniciando la relación sexual, necesariamente a las mujeres se les ofrecerán más oportunidades de condescender y dar sexo sin desearlo. Pero ¿de verdad eligen condescender con mayor frecuencia que los hombres?

Las investigaciones indican que las mujeres aceptan hacer el amor sin desearlo más a menudo que los hombres, pero no por un margen tan amplio como cabría esperar. Un estudio llevado a cabo con parejas casadas halló que el 84 por ciento de las esposas y el 64 por ciento de los maridos condescendían «habitualmente» o «siempre» en el hecho de tener relaciones sexuales cuando su cónyuge quería y ellos no.[26] La investigadora Lucia O'Sullivan descubrió que cuando dichos encuentros correspondían al período de las dos últimas semanas, las mujeres condescendían más que los hombres; en cambio, cuando correspondían a todo un año no había diferencias significativas entre hombres y mujeres.[27] Es posible que las mujeres condesciendan con más frecuencia que los hombres, pero si se les da tiempo, prácticamente todas las personas que están dentro de una relación sexual experimentan sexo no deseado por lo menos una vez.

En nuestro estudio, al analizar las razones que dieron las mujeres para acceder voluntariamente a hacer el amor sin desearlo, emergieron tres temas principales: para mantener la relación; porque pensaban que era su deber; y porque pensaban que era obrar bien. Para algunas mujeres, tener relaciones sin desearlo a fin de mantener la relación implicaba valerse del sexo para evitar una pelea:

> Mantuve una relación larga con una persona que tenía un impulso sexual muy fuerte. Yo lo tengo muy débil, y eso para mi pareja era una causa de enfado y frustración. Había veces que, en el intento de evitar una discusión o de cumplir con lo que yo pensaba que era mi papel en la relación, accedía a hacer el amor aunque no tuviera ganas. (Mujer, sin especificar edad y orientación sexual.)

> A veces, como mujer no te apetece hacer el amor [...] por estar demasiado cansada o simplemente demasiado ocupada. Pero al estar casada, hay veces que tienes que anteponer las necesidades de la otra persona. No sé si esto es quejarse, pero mi marido se pone de mal humor, se frustra, se vuelve distante [...] cuando lleva un tiempo sin que hagamos el amor. A veces he cedido y lo he hecho [...] para que haya paz en la familia. Eso sí, después me siento enormemente feliz de haberlo hecho. (Mujer bisexual, 32 años.)

En toda relación a largo plazo, hay ocasiones en que las necesidades de cada miembro de la pareja son distintas y hay que hacer sacrificios para mantener la relación. Esos sacrificios pueden ser sencillos, como acceder a ir a un restaurante que no nos vuelve locos pero que le gusta a nuestra pareja; o complejos, como acceder a cambiar de casa o adaptarse al cambio de profesión de nuestra pareja. Asimismo, acceder al sexo no deseado puede considerarse otro sacrificio útil por el bien de la relación.[28]

El grado de compromiso con la relación por lo general determina hasta qué punto uno estará dispuesto a hacer sacrificios. Si una persona ve la relación como algo que le aporta más beneficios que costes, aumentará su grado de compromiso. Si ya ha invertido gran cantidad de tiempo, dinero, recursos y esfuerzo en esa relación, le resultará más difícil tirarlo todo por la borda y poner fin a la relación, y por lo tanto aumentará su grado de compromiso. En el compromiso influye también la percepción que tenga uno de las alternativas viables de volver a emparejarse. Una persona que tenga miedo de estar sola y no vea hombres o mujeres deseables haciendo fila para citarse con ella estará más comprometida con su relación.

Aunque la investigación no ha abordado directamente la cuestión de si tener relaciones sexuales sin desearlas ayuda de verdad a mantener una relación, hay pruebas de que cuando las personas piensan que su pareja ha hecho sacrificios importantes por ellas, se vuelven más comprometidas.[29] Por supuesto, eso también requiere que la persona sea consciente de que su pareja ha hecho un sacrificio o le importe. Los efectos de los sacrificios sexuales probablemente dependen de otros aspectos de la relación, como qué grado de discrepancia existe realmente entre el deseo sexual de uno y otro, si los sacrificios son correspondidos de algún modo, y si el sacrificio se ve como un acto de generosidad y enriquecimiento.

Por otro lado, es posible que a algunas personas no les guste enterarse de que tener relaciones sexuales con ellas se considera un «sacrificio».

## EL DEBER DE LA ESPOSA

La segunda razón para hacer el amor sin desearlo que emergió en nuestro estudio fue la de que muchas mujeres, particularmente las casadas, consideran que es su deber:

> Llevo treinta y dos años casada. Después de tanto tiempo, me parece de lo más lógico que de vez en cuando tenga que hacer el amor con mi marido sólo porque pienso que es mi deber. (Mujer heterosexual, 53 años.)

La idea de que el sexo forma parte del contrato matrimonial aparece como alusión en muchos textos religiosos. Por ejemplo, la Biblia cristiana afirma en I Corintios 7, 2-3 que es tanto deber de la esposa como del marido tener relaciones sexuales el uno con el otro: «Mas, por evitar la fornicación, tenga cada uno su mujer, y cada mujer, su marido. La mujer no es dueña de su cuerpo, sino el marido; igualmente el marido no es dueño de su cuerpo, sino la mujer.» En el judaísmo, el deber recae más sobre el marido, que ha de complacer a su esposa, y no viceversa. El Talmud especifica tanto la cantidad como la calidad de las relaciones sexuales que debe proporcionar un hombre a su esposa, aunque toma en cuenta su ocupación. El marido no tiene permiso para tomar el voto de abstinencia sexual durante mucho tiempo ni para hacer viajes largos que priven a su esposa de relaciones sexuales.

Aunque para algunas mujeres creer que el sexo es un deber marital puede estar incluido en sus creencias religiosas, para otras esa idea es el resultado de varias generaciones viviendo con la expectativa (y la suposición) cultural de que en un matrimonio el que gana el pan es el hombre. A cambio, la esposa tenía la responsabilidad de educar a los hijos, llevar la casa y «complacer» al hombre. Complacer al hombre comprendía satisfacer sus necesidades sexuales, con independencia de que fueran diferentes de las suyas. Tal como se describe en el libro *Sexual Pleasure in Marriage* [El placer sexual en el matrimonio], publicado en 1959, se esperaba de las esposas «amantes» que además lo hicieran con gran entusiasmo:

Siendo las diferencias individuales lo que son, es seguro que algunas esposas experimentarán un deseo menos frecuente que el de sus maridos. [...] Las esposas amantes siempre se han adaptado en esto a sus maridos, y probablemente se adaptarán siempre. Aunque en algunas ocasiones el placer de la esposa sea menos intenso, ella se alegra de procurar placer a su pareja. La esposa que con demasiada frecuencia se limita a cumplir corre el riesgo de que la urgencia de su esposo, o la expansión de su gusto erótico, pueda mandarlo ocasionalmente a los brazos de otra que, al menos por el momento, parezca ofrecerle formas de placer más abiertas y espontáneas. Obviamente, a no ser que sea una actriz consumada, no puede fingir una pasión ardiente que no siente. Pero su sincera apreciación de la necesidad de variedad que tiene su marido, su actitud genuinamente afectuosa y el abstenerse de adoptar un estilo paternalista le servirán bien en los intervalos en que su propia pasión no sea tan intensa.[30]

Aunque hoy en día es menos la excepción que la norma que hombres y mujeres trabajen fuera de casa, todavía se continúan transmitiendo estos mensajes de las generaciones mayores y más tradicionales a muchas mujeres jóvenes. Los cuidadores —madres, padres, niñeras o abuelos— constituyen una poderosísima fuente de influencia en la imagen que adquiere de sí misma una chica como persona sexual.[31] No se conoce con exactitud de qué manera son aceptados por el niño los mensajes familiares, ni por qué algunos mensajes son absorbidos y otros no. No obstante, parece ser que sea cual sea la causa de la ansiedad sexual en una mujer adulta, a menudo está estrechamente relacionada con lo que le producía ansiedad a la persona que la cuidó en la primera infancia.

LAS CHICAS «BUENAS» SON COMPASIVAS

A las mujeres se las educa para que den amor. Desde muy temprana edad se las enseña a mostrar compasión, a ser sensibles a los sentimientos de otras personas y prestarles atención. Las mujeres, en su gran mayoría, son las que dan sopa a los enfermos, galletas a los ancianos y... ¿sexo a los desesperados? Varias mujeres de nuestro estudio dijeron que se servían del sexo para dar cariño a personas que se sentían mal consigo mismas o debido a sus circunstancias. Bastantes mujeres de edades comprendidas entre el final de la adolescencia y los veintipocos años afirmaron que hicieron el amor con algunos hombres porque les daba pena que aún fueran vírgenes:

> Era un amigo mío de hacía tiempo (habíamos crecido juntos) que estaba muy alterado porque todavía era virgen y también porque nunca había encontrado nadie a quien querer, en quien confiar o que le importase lo suficiente para tener relaciones sexuales. Me parece que estaba un poco obsesionado con eso de que los hombres tienen que tener relaciones lo más pronto que puedan [...] y no esperar a nadie especial, como se supone que hacemos las mujeres. Nos sentimos atraídos el uno hacia el otro y estuvimos hablando de la posibilidad de salir juntos, pero en aquella época él vivía en el otro extremo del país, de modo que la cosa acabó en nada. Pasado el tiempo, un día vino de visita a mi casa y terminamos besándonos y enrollándonos en el sofá. [...] Estaba seguro de que quería hacer el amor, y a mí me daba pena, así que accedí. Para mí no fue gran cosa porque ya me había acostado con otros y a él le conocía y le tenía confianza [...] pero a la larga resultó ser una mala idea. [...] Yo siempre había pensado que antes de hacer el amor quería tener ya una relación seria, y aquella experiencia me enseñó que efectivamente eso era lo que quería. (Mujer heterosexual, 25 años.)

O porque el hombre no conseguía salir con una chica:

> No me gusta nada decepcionar a la gente ni hacerle daño, cuando pienso que puedo evitarlo. En el pasado incluso he tenido relaciones basadas en esto, aunque en realidad no me sintiera atraída por la persona, pero es que no quiero perder

la estrecha amistad que tengo con ella. [...] Hubo un ejemplo concreto, empecé a hablar con un tío de Facebook sobre una película que nos gustaba a los dos. Él quería conocerme en persona, así que decidimos comer un día juntos. Ya desde el principio me demostró que sentía interés por mí y me contó toda clase de historias de terror de que nunca daba con chicas que lo apreciaran, etc. Para abreviar: terminé saliendo con él sólo para que se sintiera mejor consigo mismo, y también porque pensé que yo le había dado pie a ello, así que se lo «debía». (Mujer heterosexual, 22 años.)

Tener relaciones sexuales porque una se siente obligada a dar cariño no es algo que estuviera limitado a las mujeres jóvenes o a actividades sexuales casuales. Una mujer de nuestro estudio dijo que en una ocasión se había acostado con un hombre que acababa de pasar por un divorcio y le daba pena:

> Esa persona sentía interés por mí, y nos enrollamos. A mí me gustaba, pero la verdad es que no sentía atracción por él. Hacía poco que se había divorciado, de modo que lo hice por compasión. (Mujer heterosexual, 44 años.)

Y dentro de una relación consolidada, varias mujeres de nuestro estudio afirmaron que habían tenido relaciones sexuales sin desearlas porque querían que su pareja se sintiera amada:

> En las relaciones estables, pienso que el sexo es una parte importante que ayuda a resolver problemas e impide que surjan otros nuevos. En algunas de mis relaciones pasadas tenía la impresión de que había diferente interés por el sexo, así que solía «iniciarlo» yo porque me daba cuenta de que la otra persona tenía ganas, y yo deseaba que fuera feliz. He descubierto que en general tengo menos interés por el sexo que mis parejas, de modo que a veces hago un esfuerzo consciente por iniciar la relación sexual para que mi pareja se sienta amada, deseada y segura. (Mujer heterosexual, 23 años.)

O porque deseaban impedir que su pareja se sintiera mal o rechazada:

Después de hacer las paces con mi novia tras una pelea, me quedé agitada y alterada, igual que ella. Ella inició el sexo; yo pensé que negarme sería como rechazarla, cosa que no deseaba hacer. Deseaba intimidad, aunque no necesariamente la sexual, pero transigí. (Mujer lesbiana, 19 años.)

## ¿ALGUNA VEZ ES BUENA IDEA ACEPTAR HACER EL AMOR SIN TENER GANAS?

A menudo las mujeres tienen relaciones sexuales consentidas sin tener ganas cuando, por cualquier serie de motivos situacionales, biológicos o relativos a la relación, desean el sexo menos que su pareja. En ocasiones, acceder a una relación sexual no deseada viene motivado por la convicción que tiene la mujer de que su deber es complacer a su pareja, o porque forma parte de su carácter intentar complacer a la gente. En otras ocasiones, las mujeres hacen el amor voluntariamente sin desearlo porque piensan que ello contribuye, incluso de manera esencial, a mantener una relación. Si la motivación de una mujer para tener relaciones sexuales va entrelazada con el deseo de sentirse bien consigo misma como pareja o como persona en general, ello puede dar como resultado una experiencia placentera para ambos miembros de la relación.

Tal como veremos en el capítulo 10, cuando una mujer tiene relaciones sexuales no deseadas porque se ve coaccionada y obligada, con raras excepciones ello suele tener consecuencias emocionales intensamente negativas. Y si su motivación es el miedo a posibles consecuencias negativas que pudiera tener el hecho de negarse a hacer el amor con su pareja, con frecuencia se siente después culpable, resentida o arrepentida. Pero éste no es necesariamente el caso cuando la mujer consiente de manera voluntaria a una relación sexual que no desea.

De hecho, un estudio llevado a cabo descubrió que sólo el 29 por ciento de los hombres y el 35 por ciento de las mujeres experimentaban algún malestar emocional a consecuencia de haber tenido relaciones sexuales consentidas pero no deseadas.[32] Como hemos visto, varias mujeres de nuestro estudio experimentaron reacciones emocionales diversas a consecuencia de haber aceptado una relación sexual cuando no la deseaban. Algunas afirmaron que las dejó «sumamente contentas» o que «incrementó la seguridad en sí mismas». Otras lo describieron como una «mala idea» que más tarde lamentaron. Algunas otras lo vieron como un aspecto saludable de una relación:

> Cuando mi novio necesita sentirse más unido a mí o liberar tensiones, pienso que debo hacer el amor con él. Aunque en ese momento yo no esté precisamente muy «por la labor». Él ha hecho lo mismo por mí en numerosas ocasiones. En mi opinión, forma parte de una relación saludable, afectuosa y monógama ser capaz de ver las necesidades de la pareja y satisfacerlas como mejor se pueda. Nunca siento otra cosa que no sea la satisfacción de saber que le he dado todo lo que he podido, igual que hace él conmigo. (Mujer heterosexual, 25 años.)

Y para algunas mujeres no era ningún problema en absoluto:

> Estaba cansada, pero a él le apetecía. No fue para tanto. Yo le hago lo mismo a él. (Mujer heterosexual, 24 años.)

¿Qué es lo que determina que una mujer se sienta feliz o arrepentida después de tener una relación sexual consentida pero no deseada? Probablemente lo mejor para predecir el desenlace sea observar si dicha conducta se ha debido a lo que los psicólogos denominan motivos de *atracción* frente a los de *evasión*. Las conductas que obedecen a motivos de atracción consisten en actos realizados en el afán de obtener una experiencia positiva o placentera. En el terreno sexual esto significaría, por ejemplo, que una mujer acepta tener una relación sexual no deseada porque quiere hacer feliz a su pareja y sentirse una buena compañera.

Esta motivación seguramente daría como resultado que ella se sentirá bien por haber tomado esa decisión. Por otro lado, las conductas motivadas por la evasión son actos realizados para evitar resultados negativos o dolorosos. En lo referido a las relaciones sexuales, esto podría equivaler a aceptar una relación sexual por miedo a perder a la pareja o por miedo a que la pareja se enfade o se decepcione. Con frecuencia, consentir una relación sexual por motivos de evasión genera sentimientos de arrepentimiento y vergüenza.

También hay razones de atracción para consentir en una relación sexual que están centradas en la mujer más que en su pareja. A veces tener relaciones sexuales con una mujer que en realidad no tiene ganas puede servir de hecho para «dar un empujón» a su impulso sexual. Ésta es la experiencia que tuvieron dos mujeres de nuestro estudio:

> Yo tenía dolor de cabeza y me apetecía dormir, pero mi novio no dejaba de besarme y presionarme. Teníamos una relación a distancia y nos veíamos por primera vez en varias semanas, así que después de no demasiada presión, cedí. Pero una vez que empecé a reaccionar a sus ruegos, resultó que me fui «metiendo» cada vez más en ello, por así decirlo. (Mujer heterosexual, 24 años.)

> Ha habido ocasiones en las que le he dicho a mi pareja que no me apetecía hacer el amor. Las veces en que he hecho el amor por insistencia de mi pareja, ha sido porque dicha insistencia era en forma de juego previo (besos románticos, caricias, etc.), y descubrí que había cambiado de opinión y que me apetecía hacer el amor. (Mujer heterosexual, 24 años.)

Que tener relaciones sexuales sin quererlas pueda hacer que la mujer desee sexo una vez que empieza sólo puede darse si la mujer se encuentra en un estado de «neutralidad sexual». Esto significa no pensar de forma consciente en el sexo o en si una tiene ganas de hacerlo, pero también no oponerse totalmente a dicha idea. Que ese estado de neutralidad se transforme en un estado de deseo sexual depende de varias cosas, entre ellas la habilidad de su pareja en el juego previo, la prontitud o lentitud con que reaccione su cuerpo a la estimulación sexual, así como el grado en que se detecten los cambios físicos durante la fase de excitación que generan placer psicológico a la vez que fisiológico. Algunos de estos factores pueden ser controlados por las mujeres, en particular por las que afirman que a veces hacen el amor para adquirir mayor experiencia sexual.

# 7

## Una sensación de aventura

*Cuando nos llama la curiosidad, la variedad*
*y el deseo de evaluar a nuestra pareja*

> Una virgen americana jamás se atrevería a
> mandar; una Venus americana jamás se atrevería
> a existir.
>
> HENRY BROOKS ADAMS (1838-1918)

Desde siempre, ser una aventurera o una experta en el sexo, sobre todo antes del matrimonio, no se ha considerado que sea un atributo positivo para las féminas. Las mujeres que tenían relaciones sexuales antes de casarse se consideraban «mancilladas» y tenían pocas probabilidades de encontrar marido, a no ser, naturalmente, que fueran lo bastante listas para saber disimular su condición de no vírgenes. Por el contrario, las que permanecían castas hasta el matrimonio eran consideradas respetables, honorables, dignas de confianza y puras. De hecho, la palabra «virgen» figura en el diccionario como sinónima de «pura», y las cosas virginales hace mucho que se consideran inmaculadas, intactas, impolutas y blancas; de ahí el tradicional blanco de los vestidos de novia y la expresión de «nieve virgen». Hasta el aceite de oliva es mejor si es «virgen extra».

La virginidad de las mujeres viene considerándose un bien de gran valor, tanto en el aspecto social como en el espiritual y hasta en el político. Puede que la virgen más famosa de todos los tiempos sea la Virgen María del Nuevo Testamento. Gracias a su singular capacidad de haber traído al mundo a Jesucristo, el Hijo de Dios, sin tener que pasar por la parte del sexo, sucia y pecadora, continúa siendo el modelo de virtud para las mujeres cristianas. Pero incluso entre las personas no religiosas, los hombres han concedido un gran valor a la virginidad de las esposas, las hermanas y las hijas. Entre los aristócratas, casar a una hija que permanecía pura era un modo de garantizar que el linaje se mantuviera sin contaminar. Desde una perspectiva evolutiva, controlar las actividades sexuales de una mujer y preservar su virginidad antes del matrimonio —por medio de los cinturones de castidad o de la circuncisión descritos en el capítulo 5— constituía el modo más seguro que tenía el hombre para garantizar el linaje de sus hijos. Lo que obtenía la mujer a cambio de proteger su virginidad era el ser una candidata a casarse «bien» y a recibir el alimento, el refugio y el estatus social necesarios que ello traía consigo. Antes de que las mujeres tuvieran plena libertad para acceder al mercado de trabajo, ésta era a menudo la mejor alternativa que tenían.

Pero la importancia de permanecer virgen hasta el matrimonio ha cambiado mucho, por lo menos en el mundo occidental. Desde la década de los treinta hasta el final del siglo XX se llevó a cabo un estudio para analizar la importancia que daban los estadounidenses a la virginidad de la mujer.[1] En 1939, la virginidad de la mujer se encontraba en el décimo puesto entre las 18 características más importantes de una esposa. Para 1985 dicha importancia había caído casi hasta el fondo de la lista, y desde entonces no se ha movido de ahí. Varias mujeres de nuestro estudio ilustran dicho cambio:

Estaba en la universidad y todas mis amigas habían experimentado [el sexo], y yo quería saber cómo era. El hecho de pensar que todo el mundo sabía lo que era el sexo y que la gente declaraba la guerra y mataba por ello [...] me picaba la curiosidad y sentía una especie de «presión» para averiguarlo. (Mujer, 24 años, sin especificar orientación sexual.)

Muchas mujeres de nuestro estudio canjearon alegremente su virginidad por la oportunidad de explorar su sexualidad. Y las mujeres, tanto las vírgenes como las no vírgenes, afirmaron que frecuentemente habían hecho el amor porque querían conocer la experiencia, querían probar nuevas posturas o técnicas sexuales, ver cómo era el sexo con una persona que no fuera su pareja actual, llevar una fantasía a la práctica o mejorar sus habilidades sexuales. Algunas simplemente querían «ver a qué viene tanto alboroto», y otras simplemente sentían curiosidad, ya fuera por descubrir sus propias habilidades sexuales o las de otra persona. En este capítulo hablaremos de la motivación del sentido sexual de aventura de las mujeres y de las consecuencias del mismo.

## VALORAR LA VIRGINIDAD (O NO)

Pese a todo el lío que lleva asociado lo de preservar la virginidad, hasta el siglo XVIII los médicos advertían de los peligrosos efectos que tenía la virginidad a la larga. Afirmaban que permanecer demasiado tiempo virgen podía ser causa de mala salud. Se creía que el cuerpo «cerrado» de la mujer virginal era propenso a sufrir dolencias como la clorosis, una enfermedad que daba un color verde claro a las jóvenes, y como la «asfixia del útero», que hacía que este órgano vagara por todo el cuerpo provocando el molesto «furor uterino». En situaciones en las que se creía que las muchachas sufrían una frustración sexual peligrosa pero sin embargo aún no estaban preparadas para casarse, recibir una dosis del supuestamente «sanador» semen evidentemente no era una opción. De modo que, a falta de eso, los médicos medievales sugerían que una partera de confianza ayudara a la chica proporcionándole masturbación. Incluso comparado con los liberales códigos de hoy en día, este tipo de actividad haría elevar las cejas a más de uno.

El valor de la virginidad de la mujer cambió drásticamente en

1961, cuando llegó la píldora anticonceptiva. La libertad de practicar el sexo sin el temor al embarazo dio pie a la revolución sexual de los años sesenta y setenta. En efecto, hay diferencias sustanciales en el índice de relaciones sexuales anteriores al matrimonio que confesaron las mujeres antes de 1960 y después de ese año. En el histórico informe Kinsey de 1953, en el cual se encuestó a casi seis mil mujeres estadounidenses, el 40 por ciento afirmaron que no llegaron vírgenes al matrimonio. En una encuesta realizada en 1994 entre más de 1.600 mujeres de Estados Unidos, aproximadamente el 80 por ciento de las nacidas entre 1953 y 1974 afirmaron haber tenido relaciones prematrimoniales. Los investigadores señalaron varios estudios que registraban una fuerte alza en la actividad sexual de las mujeres antes del matrimonio durante la década de los setenta.[2] El promedio de edad para que una mujer perdiese la virginidad también cambió radicalmente durante este período de tiempo. En 1950, el promedio de la edad a la que una mujer tenía relaciones sexuales por primera vez —o por lo menos admitía tenerlas— eran los veinte años. En 2000, dicha edad eran los dieciséis.

En realidad no necesitamos estadísticas que nos muestren cómo ha cambiado en Estados Unidos el valor de la virginidad desde 1950. No tenemos más que fijarnos en la cultura popular y recordar la letra del éxito de 1957 de los Everly Brothers titulado «Wake Up Little Susie» [Despierta, pequeña Susie], que cuenta la historia de una pareja que se queda dormida en el cine y se salta el toque de queda: «Nos quedamos dormidos, se nos ha quemado el ganso, hemos echado a perder nuestra reputación.» Esta canción demuestra con claridad el ostracismo social que iba asociado en aquella época al hecho de tener relaciones prematrimoniales. Ahora comparen esa historia de una desgracia con el tema «Tonight's the Night» de Rod Stewart, que salió en 1976: «Vamos, ángel, tengo el corazón inflamado, no niegues el deseo de tu hombre, serías tonta si parases esta marea, abre las alas y déjame entrar.»

Para muchas mujeres de nuestro estudio, la virginidad no era algo sagrado ni valioso. Varias de ellas la veían como algo con lo que deseaban acabar de una vez... como tomarse una dosis de un jarabe para la tos que tuviera mal sabor.

Tenía ganas de resolverlo [la virginidad]. Fue genial y ahora ya me lo he quitado de encima. (Mujer heterosexual, 25 años.)

O algo que querían hacer para ser iguales que sus compañeras:

Perdí la virginidad a los diecisiete porque pensaba que toda la gente que conocía estaba teniendo relaciones sexuales, y porque llegar virgen a la universidad no era precisamente lo normal. En aquel momento me asustaba un poco, pero ahora, sinceramente, no me arrepiento. (Mujer heterosexual, 21 años.)

Cuando estaba en el instituto, fui la última de mis amigas en perder la virginidad. La mayoría de ellas habían tenido relaciones sexuales a los trece, y yo con dieciséis estaba muy rezagada en comparación con ellas. Así que para demostrar que no me daban miedo el sexo ni la intimidad, tuve relaciones sexuales... aunque sólo fuera por contárselo luego a ellas. (Mujer heterosexual, 27 años.)

Tal vez como reacción a esta actitud de desdén hacia la virginidad que presentan muchas mujeres de Estados Unidos, hoy en día la virginidad —ser o no ser— se ha abierto paso hacia el mundo de la política. No hace mucho, el ex presidente George W. Bush aprobó una campaña para promover la abstinencia que costó mil millones de dólares. Aunque iba dirigida tanto a hombres como mujeres, muchos están convencidos de que fundamentalmente pretendía reforzar la idea de que el sexo fuera del matrimonio es malo para las mujeres, con independencia de que se tomen medidas seguras o de que sea con consentimiento. Eslóganes como «¿Te comerías una galleta que ya hubiera mordido otra persona?» llevaban la intención de avergonzar a la gente e inducirla a permanecer virgen hasta el matrimonio. Los jóvenes que completaban programas de abstinencia se ponían un anillo de plata para exhibir públicamente su voto de castidad. Pero

¿consiguió dicho programa cambiar los hábitos sexuales de los jóvenes? Los resultados que ofreció el Departamento de Salud y Servicios Humanos de Estados Unidos en 2007 no contenían prueba alguna de que dichos programas en efecto hubieran afectado al índice de abstinencia sexual.

Como es natural, no todas las mujeres estadounidenses desean perder la virginidad lo antes posible o antes de casarse. Resulta innegable que la actitud de una mujer respecto de su virginidad o la de otras mujeres está influida por las expectativas culturales y religiosas. Los estudios interculturales que se han llevado a cabo sobre la sexualidad revelan importantes diferencias tanto en dichas actitudes como en los índices de relaciones prematrimoniales, incluso entre grupos étnicos que viven en un mismo país. En cierta medida, en Estados Unidos las valoraciones de una mujer dependen de lo integrada que esté en la opinión dominante, que aparece reflejada en la representación que hacen los medios de comunicación de la sexualidad y la conducta real de la mayoría de mujeres, según la cual las mujeres tienen relaciones sexuales antes del matrimonio. Un estudio realizado en el Laboratorio Meston de Psicofisiología Sexual entre más de cuatrocientas alumnas universitarias canadienses reveló que el 72 por ciento de las mujeres de ascendencia europea habían tenido relaciones sexuales antes del matrimonio, en comparación con el porcentaje mucho menor de mujeres asiáticas (un 43 por ciento), muchas de las cuales eran de etnia china.[3] La edad de la primera relación sexual también variaba según el subgrupo étnico. Las mujeres de ascendencia europea habían perdido la virginidad a los diecisiete años, por término medio, y las asiáticas a los dieciocho. Un estudio realizado hace poco en el laboratorio Meston entre más de novecientas universitarias de Estados Unidos también halló diferencias, aunque menos pronunciadas, en los índices de relaciones prematrimoniales según el grupo étnico. Un 76 por ciento en las mujeres de ascendencia europea, 71 por ciento en las de ascendencia hispana y 66 por ciento en las de ascendencia asiática.[4]

Norteamérica no es el único lugar en el que está arraigando la liberación sexual. Entre las mujeres de Shanghai, un estudio llevado a cabo recientemente con quinientos hombres y mujeres solteros descubrió que sólo un 60 por ciento afirmaron que la virginidad fuera un requisito deseable en el cónyuge.[5] Aunque esta cifra todavía resulta elevada en comparación con las culturas occidentales, es sustancialmente más baja que la hallada en estudios anteriores. De hecho, los resultados obtenidos por un estudio intercultural realizado en 1989 indicó que los hombres y mujeres de China consideraban que la virginidad era algo indispensable en un cónyuge. En el otro extremo del espectro se encontraban los suecos, para quienes la virginidad era algo que no venía a cuento o que carecía de importancia.[6] Es probable que las diferencias culturales se deban a las diferencias en la independencia económica de las mujeres. En 1989, las mujeres suecas eran mucho más independientes económicamente que las chinas, y por lo tanto, al no estar supeditadas a los hombres, eran más libres para explorar su sexualidad. Para las mujeres, una mayor libertad económica se traduce en una mayor libertad sexual.

Un caso jurídico ocurrido recientemente en Francia demuestra hasta qué punto la cultura y la religión pueden influir todavía en la libertad de una mujer para tener relaciones prematrimoniales. El caso era el de una joven pareja musulmana cuyo matrimonio, celebrado en 2008, fue anulado porque el novio descubrió que su mujer no era virgen. Según la tradición musulmana, ambos deben consumar el matrimonio durante el festejo que tiene lugar la noche de boda, tras lo cual el novio exhibe orgullosamente una sábana manchada de sangre como prueba de la pureza de su esposa. Pero para consternación del novio, lo que dejó en el dormitorio fue una sábana de un blanco puro... uno de esos pocos casos en los que la pureza y la blancura no van de la mano con la virginidad. De manera que pidió la anulación. Este caso generó un tremendo furor por toda Europa entre feministas, activistas de los derechos de la mujer, los medios de comunicación, organizaciones de derechos civiles y algunas instancias del gobierno. Algunos argumentaron que era inaceptable que se utilizara la ley para repudiar a una esposa basándose en motivos religiosos. Los que estaban a favor de la sentencia del tribunal afirmaron que ello no tenía nada que ver con la religión, sino con el hecho de que la falta de virginidad de la novia suponía un «incumplimiento de contrato».

Las presiones culturales para permanecer virgen antes del matrimonio seguramente son más difíciles para las mujeres inmigrantes, que se sienten en conflicto entre las normas sexuales de su nueva cultura y las de su cultura de origen. En aquellas culturas en las que la virginidad continúa siendo un requisito para el matrimonio, las mujeres solteras que no son vírgenes tal vez se enfrenten a duras consecuencias, no sólo ante sus futuros maridos, sino a menudo ante sus padres, hermanos y en ocasiones la comunidad entera. Cuando la virginidad está en entredicho, la palabra de la mujer no sirve para zanjar el asunto; se requiere aportar una prueba definitiva. A lo largo de la historia, esto ha llevado a la invención de toda clase de «pruebas de virginidad» peregrinas, como medir el cráneo de la mujer, observar el tiempo que tarda en orinar, evaluar la forma de sus pechos o la claridad de su orina y examinar el efecto que tiene el cerumen masculino aplicado a su vulva. En la Edad Media, si una mujer cubierta con una tela y fumigada con el mejor carbón era incapaz de percibir el olor del mismo, era declarada virgen. (Al menos esta prueba le ofrecía un 50 por ciento de posibilidades de dar la respuesta acertada.)

Por lo menos durante los últimos quinientos años, la prueba estándar para indicar la pérdida de la virginidad ha sido la rotura del himen. El término «himen» es de origen griego y significa membrana, y en el pasado se utilizaba para referirse a cualquier membrana del cuerpo, pero a partir de determinado momento pasó a estar asociado únicamente con la membrana que tiene la mujer en la vagina. Hay personas que creen que el himen es un trozo de piel tensa que cubre toda la abertura vaginal por dentro. Pero no. Esos hímenes aparecen de vez en cuando en la consulta del ginecólogo, pero se consideran hímenes «sin perforar», un defecto congénito que requiere cirugía menor para las relaciones sexuales y por otros motivos de salud.

La verdad es que el himen es un tejido membranoso que cubre sólo una parte de la abertura vaginal, algo así como una lengüeta de piel. Los hímenes pueden ser de muchos tamaños y formas, y cambian de dimensión a medida que la mujer va envejeciendo, con independencia de que tenga relaciones sexuales o no. Algunos son fuertes, otros son débiles, algunos contienen vasos sanguíneos y sangran al romperse, otros no. Los hímenes débiles pueden romperse con relativa facilidad en el curso de actividades como montar en bicicleta o a caballo (los tampones pueden estirar el himen, pero es poco probable que lo rompan), y a veces incluso se desintegran solos durante la infancia. La conclusión final es que la «prueba» de virginidad que realizamos hoy en día es posible que no sea más fiable que medirle el cráneo a la mujer.

Pero por el momento la gente se resiste a renunciar a la prueba del «himen sangrante». De hecho, la última moda en cirugía ginecológica es la «himenoplastia», una operación de media hora que repara el himen roto de la mujer. En Francia, después del caso de la mujer musulmana cuyo matrimonio fue anulado, hubo todo un revuelo de mujeres musulmanas que acudieron a los quirófanos. Había paquetes médico-turísticos que ofrecían viajar a Túnez para practicarse allí dicha operación aproximadamente por la mitad de los habituales 3.500 euros que cuesta en Francia. Someterse a una cirugía menor tal vez sea un poco mejor que introducirse en la vagina una tripa de gallina llena de sangre (una técnica anterior para «restaurar» la virginidad). Pero hay quien dice que con permitir que un médico «reduzca a cero el cuentakilómetros de una mujer», como lo denominan en la película italiana *Corazones de mujer*, sólo se va a conseguir perpetuar el mito de que un himen intacto es una prueba fiable de virginidad. Otros aducen que si con una cirugía menor se evitan las palizas o las agresiones con ácido —castigos frecuentes que sufren las mujeres no vírgenes en sociedades que conceden un gran valor a la virginidad de la esposa— y se permite que una mujer sea aceptada dentro de su comunidad, pues no está mal. Pocos discrepan de la opinión de que hacerse esa operación para satisfacer la fantasía de la pareja de «tomar a una virgen» —ya se han dado varios casos en Estados Unidos— es simplemente una ridiculez.

## SIMPLE CURIOSIDAD

Cuando rompí con mi primera pareja me pregunté si las relaciones sexuales con otras personas serían distintas, así que me acosté con otro chico que conocía y [...] sí, fue totalmente diferente. (Mujer bisexual, 18 años.)

En nuestro estudio hubo mujeres de todas las edades que afirmaron haber tenido relaciones sexuales por simple curiosidad. Algunas querían saber cómo era determinada persona en la cama, o si estaría a la altura de la reputación sexual que tenía. Algunas vieron satisfechas sus expectativas:

En la universidad me hice amiga de un tipo que tenía fama de ser muy bueno en la cama. Después de tomar unas copas le saqué a colación lo de dicha fama. Él me preguntó si quería averiguar si era cierta (siempre habíamos coqueteado el uno con el otro). Para su sorpresa, le dije que sí. ¡Fue una de las mejores experiencias sexuales que he tenido! (Mujer heterosexual, 27 años.)

Y otras no:

Cuando estaba en la universidad conocí a un tío del que había oído contar cosas muy positivas en lo referente al sexo. Empecé a salir con él, sobre todo por lo que me había contado una amiga. Nos acostamos una vez en la primera semana. Me quedé decepcionada, pero me alegré de haberlo descubierto por mí misma. Después de aquello puse fin a la «relación». (Mujer heterosexual, 26 años.)

Algunas mujeres de nuestro estudio afirmaron que sentían curiosidad por saber cómo era hacer el amor con alguien de un sexo que no había probado nunca:

Después de mi primera relación seria (dos años, y terminó cuando yo tenía dieciocho), aquélla seguía siendo mi única experiencia sexual, y además heterosexual. Pensé que ya era hora de explorar mi sexualidad y me puse a buscar una pareja femenina. Lo hice no sólo para ver qué se sentía con otra persona, sino también con una que no fuera del otro sexo. (Mujer bisexual, 20 años.)

O con una persona de distinta etnia:

> Yo tenía unos dieciocho [...] y la idea que me daba vueltas por la cabeza en aquella época era: «Humm, ¿cómo será en la cama un árabe o un italiano?» Supongo que quería saber cómo era en la cama cada raza. Pensándolo ahora, creo que fue una tontería. Pero en aquel momento me había acostado con dos puertorriqueños, y quería probar algo nuevo. (Mujer heterosexual, 22 años.)

¿Tener relaciones sexuales con un individuo de otra raza o nacionalidad cambia las cosas bajo las sábanas? Ciertamente, existen muchos estereotipos raciales sobre quiénes son los mejores amantes, pero se basan única y exclusivamente en las películas, las novelas románticas y el folclore popular. La verdad es que nunca se ha investigado científicamente si las personas de una raza determinada son mejores amantes que las de otra. De hecho, dado que existe una variación sustancial en las actitudes y las capacidades sexuales entre personas de cualquier raza, así como una variación enorme entre unas mujeres y otras respecto de lo que les gusta en el sexo, sería un estudio muy difícil de llevar a cabo. Dicho esto, las personas de razas y etnias distintas son físicamente distintas, el acento hace que hablen de manera distinta y las diferencias en la comida puede que incluso les den un olor distinto. Todas estas características juntas ofrecen un montón de novedades para los sentidos, y en lo que se refiere al sexo lo novedoso puede resultar muy excitante.

Una dimensión de lo novedoso es el género, y los estudios realizados demuestran que el género afecta a la satisfacción sexual. Las mujeres que practican el sexo con otras mujeres son más propensas a tener orgasmos que las mujeres que se acuestan con hombres.[7] Para esto hay varias explicaciones posibles. En primer lugar, el sexo entre hombre y mujer por lo general incluye el coito, y el coito no es la manera más fácil de que una mujer llegue al orgasmo, tal como explicamos en el capítulo 2. En segundo lugar, en muchas relaciones heterosexuales es el hombre el que quiere sexo más a menudo que la mujer. Como consecuencia, las mujeres suelen ceder a la relación sexual para complacer a su pareja y sin aspirar a alcanzar un orgasmo por sí mismas. Esto es menos probable que ocurra en parejas lesbianas. Según un estudio llevado a cabo por los investigadores William Masters y Virginia Johnson que comparaba el repertorio sexual de parejas homosexuales y heterosexuales, es muy posible que las mujeres sepan mejor que los hombres cómo satisfacer sexualmente a otras mujeres. Las mujeres conocen el cuerpo femenino; si tienen experiencia sexual, sabrán qué, dónde, cuándo y cómo tocar para que una mujer obtenga placer sexual. Masters y Johnson llamaron a esto «empatía de género».[8]

Indiscutiblemente, lo que más intrigaba sexualmente a las mujeres de nuestro estudio era si el tamaño del pene importaba para algo, y en tal caso, para qué:

> La primera persona con la que me acosté no estaba bien dotada. Imaginé que ya no podía tropezarme con nada peor. El segundo tío con el que me acosté estaba muy bien dotado. Quería experimentar la diferencia. (Mujer heterosexual, 22 años.)

> Tengo un amigo al que no me une absolutamente ningún interés romántico. Ni siquiera tenemos muchas cosas en común, pero en general es una persona agradable. Una noche, probablemente a eso de las 3 de la madrugada, estábamos aburridos y sin hacer nada en mi habitación cuando de pronto empezó a rascarme la cabeza y el cuello, que es una de las cosas que me ponen más cachonda. Aquello empezó a ir a más, principalmente porque era algo que hacer. En ningún momento había planeado enrollarme con él, pero me hablaba constantemente de que tenía un pene muy grande y que

eso le había causado problemas en su vida sexual porque las chicas le tenían miedo. Decidí ver por mí misma cómo era. Era por pura curiosidad, porque sólo me había acostado con hombres que estaban en la media (o muy por debajo de la media, en un caso concreto). En efecto, era el pene más grande que había visto en mi vida, aparte de la pornografía; probablemente medía veinte centímetros de largo y siete de ancho. Ahora comprendo por qué algunas chicas se sintieron intimidadas. Me dije: «¡Qué demonios!», y me lancé. Hizo falta un poco de esfuerzo para que entrase, pero una vez que estuvo dentro apenas podía moverse. Probablemente fue uno de los encuentros sexuales menos satisfactorios que he tenido, porque con eso dentro se hace difícil tocar los puntos adecuados. (Mujer bisexual, 24 años.)

Un pene de veinte por siete, decididamente, está fuera de lo que es normal. Según la mayoría de las encuestas realizadas, el pene medio tiene entre 12 y 15 centímetros de longitud cuando está erecto, y entre 7 y 10 cuando está fláccido. En contra de lo que popularmente se cree, la longitud del pene no guarda una relación estrecha con la altura. En el estudio que realizaron Masters y Johnson en más de trescientos penes fláccidos, el más grande de todos medía 14 centímetros de largo (aproximadamente la longitud de una salchicha *bratwurst*) y pertenecía a un varón cuya altura era de 1,68 metros; el más pequeño en estado fláccido medía 5,70 centímetros de largo (aproximadamente como una salchicha del desayuno) e iba unido a un corpulento individuo de 1,78 metros. Si a una mujer le gusta que le estimulen el cérvix durante el coito, el tamaño importa. Con la mayoría de las mujeres van a hacer falta, en estado de excitación, nada menos que 15 centímetros de longitud para llegarles al cérvix.

Cuando la gente habla del tamaño del pene, por lo general se refieren a su longitud. Pero según un estudio, el ancho puede ser más importante a la hora de determinar si una pareja potencial «da la talla». El psicólogo Russell Eisenman y sus compañeros de investigación de la Universidad de Tejas en Edimburgo preguntaron a cincuenta estudiantes universitarias sexualmente activas si para su satisfacción sexual era más importante la longitud o la anchura del pene. Sorprendentemente, 45 mujeres de un total de 50 dijeron que era más importante la anchura. Tan sólo cinco dijeron que disfrutaban más con la longitud, y ninguna dijo que fuera incapaz de distinguir la diferencia. Los investigadores explicaron estos resultados sugiriendo que un pene más ancho podría proporcionar una mayor estimulación del clítoris durante el acto sexual y también una mayor estimulación de la parte externa de la vagina, la más sensible.[9]

## UN EXAMEN DE CONDUCIR

Algunas mujeres de nuestro estudio describieron el deseo de tener relaciones sexuales con alguien como una especie de «examen de exploración de la relación». O sea, querían ver si la persona era «lo bastante buena» en el catre para justificar una relación:

En mi opinión, esto es algo normal que ocurre en una relación. Si he salido varias veces con una persona y llegamos al sexo, siento curiosidad por saber cómo es. Si es horrible, hay pocas circunstancias que me empujarían a permanecer en la relación. Si es bueno, se convierte en una razón para seguir con ella. (Mujer bisexual, 23 años.)

Me he acostado con personas con las que estaba saliendo para ver si me gustaba dormir con ellas, y así poder decidir si quería seguir adelante o no. Mis experiencias al respecto han sido buenas y malas, pero en su mayoría positivas. Por ejemplo, eso fue lo que hice con mi novio actual, y me alegré de saber de antemano cómo iba a ser el sexo con él antes de tomar ninguna decisión. En aquel momento pensé que las cosas iban bien, y que el siguiente paso lógico era ver cómo era el sexo con él. (Mujer bisexual, 24 años.)

Una mujer quiso asegurarse de que el sexo no fuera mejor en otra parte antes de dirigirse al altar:

Mi novio y yo habíamos estado hablando de la posibilidad de casarnos. En ese momento empezó a entrarme miedo de que el sexo que practicaba con mi novio no fuera lo bastante bueno. Así que me acosté con otra persona que yo pensaba que iba a ser buena en la cama. (Mujer bisexual, 20 años.)

Obviamente, servirse del sexo como un examen de exploración de la relación va en contra de la antigua tradición de que las mujeres han de esperar al matrimonio para tener relaciones sexuales. Y también dice bien claro que para muchas mujeres el sexo satisfactorio es un aspecto importante de las relaciones, tan importante que la falta del mismo puede suponer el fin de una relación. Las mujeres de nuestro estudio que afirmaron haber puesto a prueba la compatibilidad sexual de sus parejas antes de comprometerse en una relación eran principalmente jóvenes, de veintitantos y treinta y tantos años. Pero las investigaciones muestran que para las mujeres el sexo desempeña un papel importante en las relaciones en todas las épocas de la vida.

En un estudio llevado a cabo por National Family Opinion Research, 745 mujeres estadounidenses de 45 años o más respondieron a varias preguntas sobre la importancia de la sexualidad en su vida. Casi la mitad de las participantes entre los 45 y los 59 años opinaron que para la calidad de su vida en general era importante tener una relación sexual satisfactoria. El Consejo Nacional para el Envejecimiento obtuvo resultados similares con un grupo de mujeres estadounidenses mayores de 60 años. Entre las que eran sexualmente activas, dos terceras partes dijeron que mantener una vida sexual activa era un aspecto importante de la relación que tenían con su pareja.

## LA PERFECCIÓN SE ALCANZA CON LA PRÁCTICA

[Adquirir experiencia] es una razón constante por la que tengo relaciones sexuales. Siempre hay algo que aprender, y cuando uno está manteniendo una relación sexual con alguien es importante tener habilidad. Como mujer, no quiero ser un «pescado muerto»; quiero participar y aportar de verdad. Así se benefician los dos miembros de la pareja. (Mujer heterosexual, 20 años.)

Muchas mujeres de nuestro estudio, en particular mujeres jóvenes, comentaron que habían mejorado sus habilidades sexuales motivadas por adquirir experiencia sexual. Algunas dijeron que querían adquirir experiencia sexual para evitarse la humillación de que las considerasen inexpertas en ese terreno:

La primera vez que tuve relaciones sexuales, en gran parte fue porque tenía diecinueve años y pensaba que era el momento de «aprender» a hacer el amor. [...] Fue con una persona mucho mayor que yo que en realidad no me gustaba, y principalmente porque quería saber lo que estaba haciendo cuando llegara la ocasión siguiente. Para decirlo claro: no era que quisiera dejar de ser virgen, la virginidad no me molestaba en sí; es que pensaba que alguien de aquella edad sabría lo que hacía en la cama, de modo que hice lo que pensé que tenía que hacer para aprender. (Mujer heterosexual, 23 años.)

Cuando tenía catorce años me preocupaba mucho que se me diera fatal hacer una felación. Nunca la había hecho, pero quería tener algo de práctica antes de empezar a salir con alguien que me gustase, alguien cuya opinión respecto de mi habilidad para el sexo oral tuviera importancia para mí. Mis amigas y yo solíamos ir por la noche a un aparcamiento a ver a unos chicos que hacían carreras y piruetas en bici y coquetear con ellos. Una noche, uno de ellos [...] me pidió que me exhibiera un poco delante de uno de su grupo [...] para animarlo. Yo me reí y él me ofreció [cinco] dólares. Lo hice y luego le solté: «Pues esto no es lo único que sé hacer», y me largué. Entonces uno de los chicos me alcanzó cuando iba un bloque más allá y me preguntó si estaba dispuesta a mamársela por [cinco] dólares. Aquello era exactamente lo que yo quería. Acepté, pero le dije que no pensaba tragarme nada.

Él contestó: «¿Y si te pago más?», pero seguí negándome. Así que lo hice en el patio trasero de la casa de mi amigo y resultó un poco torpe. Me entraron arcadas y estuve a punto de vomitar. Me sentí realmente desprotegida. Cuando se marchó, me sentí como sucia, como si hubiera vendido el respeto por mí misma. Estaba avergonzada, pero lo superé en un día o así. (Mujer «superheterosexual», 19 años.)

Una mujer dijo que quería tener experiencia para que en su noche de bodas el sexo saliera mejor:

> Había decidido que quería tener relaciones sexuales antes de casarme, fundamentalmente porque una desea saber qué hacer y cómo actuar cuando eso ocurra. Sería muy embarazoso en caso contrario, sobre todo si un miembro de la pareja es virgen y el otro no. [...] En mi opinión, la consumación del matrimonio conlleva mucha presión y mucha importancia. Para muchas personas es algo muy profundo, de modo que quieren que sea «perfecto». (Mujer heterosexual, 20 años.)

La mayoría de las mujeres que tuvieron relaciones sexuales fundamentalmente para mejorar sus habilidades lo hicieron porque estaban convencidas de que así contribuirían a que la experiencia sexual fuera globalmente mejor, no sólo para su pareja, sino también para ellas mismas:

> Me he acostado con mi novio para mejorar mis habilidades sexuales en beneficio de ambos. Cada vez que hago el amor lo hago por ese motivo, pero el fin es que los dos podamos disfrutar de una experiencia mejor que la anterior. (Mujer heterosexual, 20 años.)

La sexología ha documentado que cuanto mayor es la experiencia sexual de una mujer, más probabilidades tiene de conseguir un orgasmo. La razón es simple: cuanto más practica el sexo, más oportunidades tiene de aprender lo que le proporciona placer y cómo tener un orgasmo. Además, la experiencia sexual puede explicar por qué se dice a menudo que las mujeres «alcanzan su mejor momento a los treinta», un dicho respaldado por investigaciones tan antiguas como el informe clásico realizado por Alfred Kinsey a principios de los años cincuenta. Kinsey descubrió que la frecuencia total de orgasmos de las mujeres, obtenidos mediante todos los «métodos» sexuales —incluido el coito y la masturbación—, alcanzaba su índice más alto alrededor de los treinta años. Un estudio más reciente que analizó el deseo sexual de 1.414 mujeres de Canadá y Estados Unidos de diferentes edades también halló una máxima actividad sexual entre las mujeres de edades comprendidas entre los 30 y los 34.[10] Además, dichas mujeres se describieron a sí mismas como más «calenturientas», «seductoras» y «sexualmente activas» que las mujeres de cualquier otra edad. En Norteamérica, la mayoría de las mujeres treintañeras han tenido numerosas experiencias sexuales y han hecho el amor con diversas parejas. Según un estudio, aproximadamente el 25 por ciento de las mujeres de treinta y tantos años se han acostado con entre cinco y diez parejas distintas desde los 18 años, y poco más del 10 por ciento se han acostado con más de 21 parejas distintas.[11] En contraste, sólo un 15 por ciento de mujeres de edades comprendidas entre el final de la adolescencia y los veintipocos han tenido entre cinco y diez parejas sexuales, y aproximadamente un tercio han practicado el coito con una sola persona. Por consiguiente, las mujeres treintañeras suelen tener suficiente experiencia sexual para saber cómo alcanzar el placer sexual. En comparación con las mujeres que están al final de la adolescencia y a principios de la veintena, también suelen estar más seguras de sí mismas. Y con la seguridad en uno mismo llega la capacidad para comunicar las necesidades y deseos sexuales a una pareja.

En las mujeres, el vínculo existente entre la experiencia y la satisfacción sexual no está tan claramente definido. A corto plazo, cuanto más experta sexualmente es una mujer, más probable es que busque experiencias que la satisfagan sexualmente. Pero en las relaciones largas y con compromiso, ser sexualmente experto no siempre es bueno. Por ejemplo, ¿qué ocurre si una mujer encuentra un compañero que es perfecto en muchos sentidos —ambos comparten los mismos intereses y los mismos objetivos en la vida y sienten atracción el uno por el otro, y el compañero es inteligente, bueno y leal— pero ese compañero «casi perfecto» falla gravemente en el apartado amatorio y por lo visto no tiene lo que hay que tener para ser capaz de aprender? ¿Qué pasa entonces? Aquí es donde algunos dirían que tener experiencia sexual anterior al matrimonio no es bueno, que a la larga es mejor no saber qué hay ahí fuera. Si uno no ha probado nunca el champán francés, el vino de aguja de California le sabe fenomenal. Sin embargo, según las respuestas dadas por algunas de las mujeres de nuestro estudio, puede que en sus relaciones alcanzar el placer sexual no fuera negociable.

Que la experiencia sexual antes del matrimonio sea buena o mala depende de muchas características singulares de cada mujer. Si una mujer elige la opción «nada de sexo antes del matrimonio» y se queda contenta con lo que sobrevenga, para ella ha sido la decisión acertada. Pero si más adelante se pasa las noches fantaseando con otros hombres, o se ve arrastrada a tener una aventura simplemente por curiosidad, tal vez hubiera sido mejor que antes hubiera examinado las opciones que tenía:

> Perdí la virginidad con mi novio a los quince años. Cuando ya llevábamos dos años juntos y sabía que quería casarme con él, me di cuenta de que quería ver cómo era acostarse con otros hombres. Terminé engañándole, algo que ahora ya hemos superado. Me arrepiento todos los días, pero creo que necesitaba tener aquella experiencia para poder dar un paso adelante en mi relación. (Mujer heterosexual, 18 años.)

Si una mujer escoge la opción «comprador informado», corre el riesgo de tener que hacer frente al hecho de que el compañero elegido no esté a la altura de los recuerdos sexuales que tiene ella. Es posible que aquel ardiente encuentro sexual con Giorgios en la playa cuando estuvo de vacaciones en Grecia resulte difícil de repetir en casa años más tarde, cuando los niños están gritando y hay que sacar al perro y los miembros de la pareja llegan agotados del trabajo. Si una mujer se aferra a esos recuerdos y compara su vida sexual actual con aquel apasionado encuentro que tuvo en el pasado, sin duda pensará que ha adquirido un compromiso decepcionante en el apartado sexual. Pero si una mujer es capaz de dejar atrás esas experiencias, dentro de su propio contexto, y reconocer que los amantes salvajes y apasionados no siempre son los compañeros perfectos, no habrá motivo para que dichos recuerdos tengan un impacto negativo en su vida sexual actual.

## LA VARIEDAD ES LA CHISPA DE LA VIDA SEXUAL

En el laboratorio Meston, rara vez transcurre un mes sin que llame algún medio de comunicación para solicitar una explicación científica de por qué la gente afirma que tal o cual hierba nueva o alimento o práctica sexual causa orgasmos descomunales. Con frecuencia, la explicación se reduce a que es novedad. La gente se aburre cuando las situaciones se vuelven demasiado predecibles, como tener relaciones sexuales siempre a la misma hora, en la misma postura o en el mismo sitio. Probar algo nuevo, como practicar el sexo oral después de haberse tomado unos cuantos caramelos de menta extrafuertes (una moda por la que nos preguntaron en 2008), crea sensaciones nuevas, llama la atención y da más saborcillo a las cosas.

Varias mujeres de nuestro estudio dijeron que tuvieron relaciones sexuales porque ansiaban un poco de variedad en su vida sexual:

No me considero monógama. Me gusta tener sexo con personas distintas porque todo lo que hacen es distinto. (Mujer bisexual, 28 años.)

A mi novia y a mí nos gusta el sado-maso, y ella tiene más experiencia que yo. Muchas veces, cuando nos enteramos, de oídas o por haberlo leído, de alguna actividad o técnica nueva, decidimos probarla en nuestros encuentros sexuales para adquirir las dos más experiencia. (Mujer, 21 años, sin especificar orientación sexual.)

Hay mujeres para las que aportar un poco de variedad a su vida sexual significaba añadir otra persona al tema, junto con su pareja actual:

Cuando estuve en una relación lésbica, mi novia y yo decidimos tener relaciones sexuales con una ex novia mía, sólo para animar un poco la cosa. Mi ex y yo seguíamos siendo amigas y no había celos entre ella y la que era mi novia en aquel momento. (Mujer pansexual, 33 años.)

O sin ella:

Llevo casi nueve años en una relación, y pasado un tiempo la chispa tiende a apagarse. Mi marido y yo acordamos abrir la relación para permitir que ambos pudiéramos estar con otras personas. Los dos teníamos la esperanza de que ello generase más intimidad en nuestra relación, y así ha sido. Ahora somos poliamorosos. (Mujer poliamorosa, 30 años.)

En ocasiones, es posible que una mujer busque otras relaciones como solución para un desajuste sexual con su pareja:

Soy una mujer muy sexual y me gustan maneras concretas de hacer el amor. Mi marido y yo no tenemos el mismo impulso, e incluso cuando coincidimos él acaba enseguida y no presta atención a mis necesidades. Con los años he escogido muchas parejas distintas, por muchas razones distintas. Me he acostado con un compañero de trabajo, con varios hombres casados, y también he probado con un trío (hombre, mujer, mujer). Me he acostado con un hombre más joven que yo que trabajaba en el instituto de mi hijo. He conocido a un hombre por Internet con el que tuve una aventura a largo plazo, estrictamente sexual. Con estas personas he sentido cierto vínculo emocional, pero desde luego no me he «enamorado» de ninguna de ellas. Buscaba únicamente divertirme, sexo estupendo y expresarme. Resulta emocionante y un poquito peligroso. (Mujer heterosexual, 39 años.)

Hace mucho tiempo, los investigadores que estudian la conducta sexual de las ratas descubrieron que si se introduce una rata macho en una jaula en la que hay una rata hembra bien dispuesta, se lanza con entusiasmo a la cópula. La monta repetidamente hasta que queda totalmente agotado y preparado para el clásico «cigarrillo y siestecilla» que sigue a la eyaculación. Pero si a dicho macho se le suministra otra hembra dispuesta, vuelve a ponerse tan cachondo como al principio. De hecho, cada vez que se le suministra una hembra nueva, el macho muestra tener renovados bríos y se pone a copular de nuevo. Y sigue haciendo lo mismo con hembras nuevas hasta casi morir de agotamiento. Los científicos están convencidos de que esto sucede porque el cerebro de la rata macho libera dopamina cuando se le ofrece una hembra nueva. La dopamina excita los receptores cerebrales que tienen que ver con la gratificación, con lo que el macho siempre vuelve a por más. Resulta divertido que el nombre que le han adjudicado a este fenómeno sea el «efecto Coolidge». Parece ser que cuando el presidente Calvin Coolidge y su esposa estaban de visita en una granja de una pequeña localidad de Estados Unidos, el granjero le mostró todo orgulloso a la señora Coolidge un gallo «capaz de copular con las gallinas durante todo el día, un día tras otro». La señora Coolidge sugirió que se lo contase a su marido, que en aquel momento se encontraba en otra parte. Cuando el granjero se lo repitió más tarde al presidente, éste le preguntó si el gallo lo hacía siempre con la misma gallina. Cuando el granjero le contestó que no, el presidente le dijo que se lo contara a la señora Coolidge.

¿Existe el efecto Coolidge en los seres humanos? ¿Hace que algunas personas se salgan de una relación monógama e incluso la eviten? Tal como explicamos en el capítulo 3, en los seres humanos la dopamina se libera durante la relación sexual y, al igual que ocurre con las ratas, sirve de importante mecanismo de gratificación. La dopamina se ha asociado con conductas adictivas desde el alcoholismo hasta el juego, y algunos científicos están convencidos de que también desempeña un papel en la adicción al sexo. Para probar el efecto Coolidge en los seres humanos, los investigadores no pueden (por razones éticas) llevar a cabo un experimento para ver cuántas veces puede excitarse una persona y copular con distintas personas; lo más que pueden hacer para aproximarse a dicha situación es examinar en qué grado se excita una persona como reacción a una repetición de estímulos eróticos. Esta prueba se ha efectuado tanto con mujeres[12] como con hombres.[13] Por ejemplo, los investigadores ofrecen un conjunto de diez escenas eróticas entre personas distintas o bien un conjunto de diez escenas diferentes de una misma pareja realizando el acto sexual. Durante la presentación de cada escena, los científicos miden la excitación sexual de la persona que la ve como reacción a dicha imagen erótica. A continuación observan si se produce alguna diferencia en la excitación del espectador ante las escenas de parejas distintas y ante escenas de la misma pareja. Cuando se realizó este estudio con mujeres, los investigadores hallaron que se excitaban de manera similar —tanto genital como mentalmente— con las escenas eróticas de una misma pareja como con las de parejas distintas, incluso al llegar a la número 21. En cambio, cuando el estudio se realizó con hombres se vio una pauta de excitación muy distinta. Al cabo de unas cuantas escenas, los hombres se excitaban más al ver imágenes eróticas de personas distintas que al ver siempre la misma pareja. Los científicos llaman a esto habituación, y se define como una disminución sistemática en la fuerza de la respuesta —incluida una respuesta sexual— que resulta de la repetición del estímulo.

Estos estudios sugieren que la habituación a un mismo compañero sexual es más probable en hombres que en mujeres. No obstante, hay que tener en cuenta que en estos estudios se emplearon sólo fotografías, y no personas de verdad. Así pues, no implicaban el hecho de tener que decidir si proceder al acto sexual. Los seres humanos hemos desarrollado cerebros mucho más complejos que las ratas. Por consiguiente, cuando un ser humano elige una pareja sexual, se trata de un proceso mucho más complejo que simplemente reaccionar a una descarga de dopamina.

No cabe duda de que las mujeres difieren considerablemente unas de otras en cuanto al grado de intensidad con que buscan sexo con diversos compañeros sexuales. Son muchos los factores que determinan que la mujer decida o no ser monógama. En las estrategias de emparejamiento femeninas también desempeña un papel el deseo sexual. Las mujeres con un alto nivel de deseo y que están emparejadas con hombres cuyo deseo es menor puede que busquen otros compañeros simplemente para satisfacer sus necesidades. También influye la oportunidad: las mujeres a las que se les hacen ofertas sexuales pueden, con el tiempo, sentirse tentadas. Y también lo satisfechas que estén con su relación: las mujeres que se sienten menos satisfechas tienen más probabilidades de lanzarse a una aventura. También influyen los objetivos que una tenga en la vida: una mujer que justo está empezando a explorar su sexualidad, o una que acaba de poner fin a veinte años de matrimonio, puede que disfruten de su libertad sexual recién estrenada y no quieran comprometerse con ningún compañero. Por otra parte, una mujer que ha salido con muchos hombres y ha tenido muchos compañeros sexuales puede que esté ya dispuesta a buscar un compañero estable y con compromiso.

## UNA PERSONALIDAD AVENTURERA

Ciertas investigaciones recientes han demostrado que la personalidad de la mujer también desempeña un papel a la hora de determinar si va a disfrutar del hecho de tener relaciones sexuales con diversas parejas.[14] En un estudio realizado con 16.288 personas de 52 países (que abarcaban Norteamérica, Sudamérica, Europa Occidental, Europa Oriental, Oriente Próximo, África, Oceanía, el sur de Asia, el Sudeste Asiático y Extremo Oriente), el psicólogo David Schmitt descubrió que había dos rasgos de personalidad que guardaban relación con la búsqueda de variedad sexual en las mujeres: la extraversión y la impulsividad. La extraversión corresponde a las personas sociables, gregarias y amantes de la interacción social. La impulsividad es propia de las que saltan antes de mirar, actúan en el calor del momento y poseen menos inhibiciones a la hora de seguir sus impulsos. El estudio mostró que cuanto más extravertidas e impulsivas eran las mujeres, más probable era que buscasen variedad sexual. En ese mismo estudio, la impulsividad de las mujeres también estaba vinculada a la propensión a la infidelidad.

De manera similar, un estudio realizado con 107 matrimonios en el Laboratorio Buss de Psicología Evolutiva halló que en las mujeres la impulsividad iba unida a la infidelidad. Pero un indicador más importante todavía era el rasgo de narcisismo: un conjunto de rasgos definido por los atributos de egocentrismo, pomposidad, exhibicionismo, creer que uno tiene derecho a todo, arrogancia y explotar a las personas.[15] Según una encuesta realizada en el laboratorio Meston a 121 mujeres de edades comprendidas entre 18 y 47 años, las diferencias individuales en cuanto al perfeccionismo también tenían mucho que ver con la infidelidad en la relación y la búsqueda de variedad sexual.[16] Las que tenían un marcado perfeccionismo ponían el listón a una altura poco realista, tanto para sí mismas como para los demás: esperan perfección, y ello las lleva a evaluarse muy severamente a sí mismas y a los demás. Dicho estudio reveló que las mujeres muy perfeccionistas habían tenido relaciones sexuales con más parejas que las menos perfeccionistas, y que también habían sido más infieles en una relación sexual. Parece ser que las perfeccionistas exigen a sus parejas un rendimiento sexual poco realista o inalcanzable, y ello hace que continuamente se sientan decepcionadas en la cama y por lo tanto busquen la gratificación sexual en otra parte.

En nuestro trabajo científico original sobre por qué hacen el amor los seres humanos, hallamos que los hombres tendían más que las mujeres a comunicar que habían tenido relaciones sexuales porque «se presentó la oportunidad» o porque deseaban más variedad sexual y experiencia. Y en su estudio intercultural David Schmitt llegó a la misma conclusión.[17] En cada una de las 52 regiones estudiadas, se preguntó a hombres y mujeres lo siguiente: «Como ideal, ¿cuántas parejas sexuales le gustaría tener en los próximos...?» Se pidió a los participantes que respondieran respecto a varios plazos de tiempo, desde un mes hasta el resto de su vida. En todas las regiones estudiadas y en todos los plazos de tiempo, los hombres dijeron que querían más parejas sexuales que las mujeres. Por ejemplo, cuando se les dio como referencia el plazo de un mes, aproximadamente un 25 por ciento del total deseaban más de una pareja sexual. El porcentaje más alto lo arrojó Sudamérica, en donde el 35 por ciento de los hombres deseaban tener más de una pareja sexual en el mes siguiente, y el más bajo fue el de Extremo Oriente, donde aproximadamente el 18 por ciento de los hombres deseaban tener múltiples parejas sexuales en ese mismo período. El porcentaje de mujeres que querían tener más de una pareja sexual en el mes siguiente fue llamativamente distinto. Oscilaron entre el 7 por ciento en Europa Oriental y aproximadamente el 3 por ciento en Extremo Oriente.

Schmitt explicó estos resultados en términos evolutivos. Como las mujeres son las que gestan los hijos, y se necesitan nueve meses de embarazo para tener uno, hay diferencias significativas entre hombres y mujeres en cuanto al número de vástagos que pueden producir en un período de tiempo dado. Un hombre puede producir nada menos que un centenar de hijos apareándose indiscriminadamente con cien mujeres en un año. En cambio una mujer sólo puede producir un hijo en ese mismo período, aunque copule indiscriminadamente con cien hombres distintos. De modo que, hablando en sentido puramente reproductivo, resulta más beneficioso para un hombre que para una mujer aprovecharse de múltiples parejas sexuales, por lo menos hasta el advenimiento de la moderna tecnología para el control de la natalidad. Las mujeres representadas en este capítulo se apartan de sus antepasadas históricas. Para éstas, la virginidad no las devaluaba; antes bien, ellas devaluaban la virginidad. El sexo no era algo forzado o prescrito, sino una oportunidad de exploración y aventura con parejas nuevas o empleando técnicas nuevas. Concedían una gran importancia al placer sexual... el de ellas.

En un libro del que se ha hablado mucho, titulado *Female Chauvinist Pigs* [Cerdas chauvinistas],[18] la periodista Ariel Levy afirma que las mujeres de hoy en día —que alteran su cuerpo con cirugía, van a clase a la hora del almuerzo para bailar con la barra y asisten a fiestas donde toman alcohol y en las que el público evalúa el tamaño de los pechos de las chicas que simulan estar haciendo el amor en un escenario— no son feministas que demuestran hasta dónde han llegado las mujeres en lo que se refiere a la libertad sexual. Según ella, las mujeres que convierten en objetos sexuales a otras mujeres o a sí mismas sólo demuestran el camino que todavía le queda por recorrer a la mujer. Levy predice una nueva oleada de feminismo en la que el sexo será apasionado para las mujeres, una necesidad primaria que ha de explorarse con libertad. Las mujeres cuyas historias se relatan en este capítulo acaso tipifiquen esta nueva oleada de liberación sexual, coincidiendo con la liberación económica de los últimos cuarenta años.

# 8

## Intercambio y trueque

*El valor del sexo, en sentido figurado y literal*

El vestido está en venta. Yo no.

DIANA, en *Una proposición indecente* (1993)

Es posible que las mujeres no valoren su virginidad tanto como antes, pero los hombres le siguen adjudicando mucho valor. En septiembre de 2008 Natalie Dylan, de 22 años, decidió que quería sacarse el título superior en terapia de familia y de pareja, pero se dio cuenta de que antes necesitaba recaudar dinero para pagarse dichos estudios. Ya había examinado las diversas alternativas, entre ellas la que había escogido su hermana mayor: trabajar de prostituta (en el plazo de tres semanas ganó dinero suficiente para pagarse los estudios). Dylan decidió subastar su virginidad, en parte como recaudación de fondos y en parte para estudiar el valor sexual de las mujeres, y en un plazo de cinco meses le llegaron diez mil ofertas, la más cuantiosa de las cuales ascendía a casi cuatro millones de dólares. Cuando la entrevistaron para preguntarle por la táctica empleada, que atrajo la atención del mundo entero, dijo: «Pienso que tanto yo como la persona que lo haga vamos a beneficiarnos enormemente.»[1]

Stephanie Gershon anhelaba explorar la selva profunda amazónica antes de marcharse de Brasil para completar sus estudios universitarios en Estados Unidos.[2] Pero sus esfuerzos por localizar un guía turístico que la llevara más allá del límite de la selva resultaron infructuosos. Cuando un ayudante de camarero del hotel donde paraba empezó a coquetear con ella, Stephanie le preguntó acerca de la selva. ¿Podría una turista como ella sobrevivir sola en la jungla durante un par de semanas? «Él soltó una carcajada y me dijo que estaba loca», comentó Stephanie. Pero cuando el chico le reveló que poseía profundos conocimientos de la selva porque se había criado en ella, Stephanie recurrió a sus encantos. Ella no sentía ninguna atracción por el muchacho, pero de todos modos le envió señales de coqueteo. Quería que se convirtiera en su guía a través de la jungla. Y su magnetismo sexual tuvo éxito. El chico se las arregló para dejar el trabajo y partieron para la selva.

Fue increíble. Construimos refugios con hojas de palmera, vi animales que no había visto nunca, él me enseñó las propiedades medicinales de todas las plantas, recogimos fruta de los árboles, nos bañamos con pirañas y también las comimos. Y por supuesto nos acostamos [...] durante casi dos semanas. Fue un buen trueque para ambas partes. Yo conseguí conocer la selva y él consiguió acostarse con una chica americana monísima.

Stephanie afirmó que no se sintió en absoluto incómoda o sucia por aquel arreglo. A cambio de sexo, recopiló recuerdos de una aventura en el Amazonas que le durarán toda la vida.

Aunque los acuerdos de Natalie Dylan y Stephanie Gershon sean tal vez más exóticos que la mayoría, un estudio llevado a cabo recientemente con 475 alumnos de la Universidad de Michigan[3] respalda la idea de que a algunas mujeres las motiva tener relaciones sexuales no porque se sientan atraídas sexual o románticamente por la persona, sino sencillamente para conseguir cosas que desean. Pese al hecho de que la Universidad de Michigan es una institución de élite a la que acuden estudiantes normalmente por encima de la media económica, el 9 por ciento de las mujeres afirmaron que habían iniciado un intento de cambiar sexo por algún beneficio tangible. De dichos intentos, el 18 por ciento fue en el contexto de una relación romántica ya existente, pero la vasta mayoría —el 82 por ciento— no. Aunque algunas mujeres ofrecen sexo para ver satisfechas sus necesidades de supervivencia, como veremos en el capítulo siguiente, a esas universitarias no las movía la necesidad. Tal como señaló el autor del estudio: «Se trata más bien de conseguir lo que una quiere, más que lo que una necesita, a no ser que una crea que todo el mundo necesita un bolso Louis Vuitton de 200 dólares.»[4]

Nuestro propio estudio de por qué hacen el amor las mujeres confirmó que las alumnas de Michigan no están solas en sus motivaciones sexuales. Entre las razones que dieron figuran las siguientes:

- Quería conseguir un aumento de sueldo.
- Quería conseguir un empleo.
- Quería conseguir una promoción.
- Me ofrecieron dinero por hacerlo.
- Quería ganar dinero.
- La persona me ofreció drogas por hacerlo.

Y tampoco el trueque sexual está limitado a los estadounidenses. Los intercambios de regalos y sexo existen en todas las culturas. El antropólogo Donald Symons se propuso dilucidar este fenómeno desde una perspectiva intercultural. Sirviéndose de los Archivos del Área de Relaciones, que se considera la base de datos de estudios etnográficos más grande que existe, Symons clasificó por categorías los regalos que se daban en contextos tales como el cortejo, la conquista y las aventuras extramaritales para determinar si los regalos los daban los hombres, las mujeres o ambos, si se entregaban entre amantes o directamente a cambio de sexo, y el valor relativo de los mismos. Se clasificaron del modo siguiente: 1) sólo los hombres hacen regalos; 2) hombres y mujeres intercambian regalos, pero los de los hombres tienen más valor; 3) hombres y mujeres intercambian regalos y no se menciona el valor relativo de los mismos (en ningún caso se afirmó de manera específica que los regalos de hombres y mujeres tuvieran el mismo valor); 4) hombres y mujeres intercambian regalos, pero los de las mujeres tienen más valor; 5) sólo las mujeres hacen regalos. Symons excluyó específicamente de su análisis los regalos que se hicieron dentro del contexto del matrimonio y de la prostitución pagada.[5]

Para su sorpresa, Symons descubrió que las categorías cuarta y quinta resultaron ser totalmente innecesarias, ya que no había ninguna sociedad que cumpliera dichos criterios. En contraste, el 79 por ciento de las sociedades encajaban predominantemente en la primera categoría, en la que sólo los hombres hacen regalos; un 5 por ciento estaba dentro de la segunda, en la que ambos sexos hacen regalos, pero los de los hombres tienen más valor; y el restante 16 por ciento pertenecían a la tercera, en la que no se mencionaba el valor relativo de los regalos. Tal como lo expresó una mujer heterosexual de nuestro estudio: «Sexo es igual a regalos.»

Resulta especialmente curioso encontrar esta asimetría sexual en culturas con una gran igualdad entre hombres y mujeres y en las que ambos sexos disfrutan de una tremenda libertad sexual y oportunidades de practicarla. Los estudios llevados a cabo por el antropólogo Marshall Sahlins sobre los habitantes de las islas Trobriand sirven de interesante ilustración. Las mujeres de Trobriand esperan regalos a cambio de sexo:

> Durante cada relación amorosa, el hombre tiene que ofrecer constantemente pequeños regalos a la mujer. Para los nativos es evidente la necesidad de ese pago unilateral. Esta costumbre implica que la relación sexual, incluso cuando existe apego mutuo, es un servicio prestado por la hembra al macho. [...] Dicha norma no es en absoluto lógica ni evidente por sí misma. Teniendo en cuenta la gran libertad de que disfrutan las mujeres y el grado de igualdad que tienen respecto de los hombres en todas las cuestiones, sobre todo en el sexo, y teniendo también en cuenta que los nativos son plenamente conscientes de que las mujeres sienten la misma inclinación por el sexo que los hombres, cabría esperar que la relación sexual se considerase un intercambio de recursos

recíproco. Pero la costumbre [...] decreta que sea un servicio que presta la mujer al hombre y que los hombres tengan que pagar.[6]

Estas observaciones, junto con un aluvión de hallazgos adicionales, respaldan firmemente un hecho básico de la economía humana: que la sexualidad femenina es algo que la mujer puede conceder o retener, algo que los hombres desean y valoran mucho, y por lo tanto algo que aquéllas pueden usar para asegurarse los recursos que desean. En resumidas cuentas, en muchas transacciones sexuales son las mujeres las que tienen el poder.

En las culturas de cazadores-recolectores más tradicionales, la transacción consiste en un intercambio de sexo por comida, normalmente carne. Entre los sharanahua de Perú, por ejemplo, «ya sea que los hombres demuestren su virilidad cazando y así consigan esposa o bien le ofrezcan carne a una mujer para seducirla, la base es intercambiar carne por sexo».[7] El etnógrafo que estudió a los sharanahua expresó desconcierto por esta idea tan extendida, dado que «no conozco ninguna prueba auténtica de que las mujeres, por naturaleza o de forma universal, tengan menos interés por el sexo o más interés por la carne que los hombres».[8] Pero hubo una mujer de nuestro estudio que hizo una observación muy parecida:

Recibir un regalo a cambio de sexo o alguna remuneración económica de parte de un hombre rico equivale a la pasión con un hombre potente en el aspecto físico. Protección económica es igual a protección física. (Mujer heterosexual, 58 años.)

El factor clave no es si hombres y mujeres difieren en la manera de disfrutar del sexo, y tampoco si los dos sexos difieren en el interés por tener relaciones sexuales (¡y mucho menos por consumir carne!). El misterio radica en por qué las mujeres a veces dan la impresión de ocupar una posición de mando en la economía del sexo.

EL HUEVO DE ORO

La respuesta evolutiva más plausible al misterio del poder que tienen las mujeres en el terreno sexual (por qué la sexualidad femenina es tan valiosa y por lo visto tan escasa que en todo el mundo los hombres están dispuestos a pagar por acceder a ella) reside en las asimetrías fundamentales de la biología reproductiva humana y en la psicología sexual que se ha desarrollado a consecuencia de ello.

Ya hemos visto que la fuerte inversión que hacen las mujeres en el embarazo, cuando se observa desde una perspectiva evolutiva, ha favorecido una psicología sexual por la que, al parecer, las mujeres sienten un menor deseo de tener múltiples parejas sexuales. Pero las diferencias de género que se dan en la biología reproductiva en realidad empiezan con las asimetrías existentes entre el espermatozoide y el óvulo. El espermatozoide es poco más que un conjunto de genes que se desplazan a la velocidad de 0,32 centímetros por minuto mediante un sencillo medio natatorio, y tiene un tamaño muy reducido en comparación con la envergadura del óvulo, que va repleto de nutrientes. El espermatozoide humano normal mide sólo tres micras de ancho por seis de largo, mientras que el óvulo, cuando está maduro, alcanza nada menos que 120-150 micras de diámetro. Así que desde el instante mismo de la concepción, las mujeres hacen una aportación mucho mayor que la de los hombres. Para incrementar esta asimetría, las mujeres nacen con un número fijo de óvulos, que no se puede reponer. En cambio los hombres fabrican aproximadamente 85 millones de espermatozoides nuevos cada día. En la actualidad estas diferencias en cuanto al valor relativo se traducen en la cantidad de dinero que recibe una mujer por donar sus óvulos en comparación con lo que recibe el hombre por donar esperma. La remuneración por la donación de óvulos suele empezar en cinco mil dólares y puede multiplicarse mucho más cuando la mujer cumple determinadas condiciones físicas y psicológicas. En cambio los donantes de esperma suelen recibir sólo 35 dólares por donación, aunque algunos que poseen rasgos sumamente deseables, como la estatura, el torso en forma de V, un rostro atractivo, una inteligencia profunda y un estatus social elevado, pueden ganar hasta 150.

Esta diferencia entre sexos se amplía como consecuencia de los nueve meses de gestación que soportan las mujeres para producir un hijo. La superior inversión reproductiva que hace la mujer para generar su prole significa que ella es, con mucho, un recurso reproductivo mucho más valioso. Como regla general, cuanto más valioso es el recurso, más gente compite por acceder a él. Los hombres deben competir entre sí por obtener el acceso sexual a las mujeres. Las mujeres pueden permitirse el lujo de escoger, ya que, en lo relativo al sexo, están más cotizadas.

Los psicólogos evolucionistas proponen varias teorías para explicar el desproporcionado poder sexual de las mujeres. La primera deriva de la evolucionada estrategia sexual masculina para lo que se llama emparejamiento de baja inversión y a corto plazo. Como nuestros antepasados podían aumentar su éxito puramente reproductivo teniendo relaciones sexuales casuales, sin ataduras de ninguna clase, con múltiples parejas, un componente de su psicología sexual actual es el deseo de acceder a nuevas parejas. El deseo de variedad sexual queda reflejado en las fantasías sexuales de los hombres, que tienden, mucho más que las mujeres, a centrarse en el sexo con personas desconocidas, parejas múltiples e intercambios de pareja durante un único episodio. Los hombres, cuatro veces más que las mujeres, afirman haber tenido fantasías sexuales en las que aparecían más de mil parejas distintas.[9] Aunque es posible que haya un cierto sesgo en estos datos —quizá porque las mujeres están condicionadas por la cultura a mostrarse más reticentes a la hora de revelar información sobre su sexualidad—, las diferencias por sexo son profundas y han sido verificadas por muchos estudios.[10] Debido al deseo de variedad sexual que tienen los hombres, para ellos las mujeres son perpetuamente un bien escaso.

Los hombres poseen otro tic psicológico, la tendencia al exceso de percepción sexual, que es la predisposición a deducir un deseo sexual en las mujeres mayor de lo debido basándose en informaciones ambiguas.[11] Tal como quedó demostrado en las causas desencadenantes de los celos que se indicaron en el capítulo 5, cuando una mujer le sonríe a un hombre, éste suele deducir que ella tiene un interés sexual, cuando en muchos casos simplemente está intentando ser amistosa o educada. Otras indicaciones ambiguas —un contacto en el brazo, la proximidad física o incluso sostener la mirada durante una fracción de segundo más de lo habitual— ponen en acción esa tendencia masculina a percibir más de lo que hay. Como consecuencia, las mujeres pueden explotar esa percepción en exceso para su propio beneficio económico, en lo que se ha denominado táctica de «poner un cebo y luego reemplazarlo por otra cosa», una estrategia que consiste en persuadir al hombre de que gaste recursos como parte del cortejo para después no cumplir la «promesa» implícita de darle sexo.[12]

Las investigaciones realizadas también han descubierto que la mayoría de los hombres encuentran a la mayoría de las mujeres por lo menos un poco atractivas sexualmente, mientras que la mayoría de las mujeres no encuentran nada atractivos sexualmente a la mayoría de los hombres.[13] El Laboratorio Buss de Psicología Evolutiva descubrió que los hombres rebajan su nivel de exigencia para los encuentros casuales. Empíricamente, están dispuestos a tener relaciones sexuales con parejas que alcancen el nivel mínimo en rasgos que ellos mismos clasifican como atractivos, como la inteligencia y la bondad. En contraste, las mujeres suelen mantener el listón muy alto a la hora de escoger, ya sea para un encuentro sexual casual o para uno con compromiso.

Existen otras diferencias de género, en el modo en que hombres y mujeres se excitan sexualmente, que conceden más ventaja a las mujeres en la economía del sexo.[14] Los hombres, por lo general, tienden más que las mujeres a excitarse sexualmente mediante la estimulación visual. El simple hecho de ver a una mujer atractiva puede llevar a un hombre heterosexual a excitarse, y eso da ventaja a las mujeres, que tienden a no entusiasmarse tanto con la atracción visual. Además, por lo visto los hombres están menos dispuestos a tolerar estados de abstinencia sexual y sienten un impulso más fuerte a tener relaciones sexuales, con independencia de las circunstancias.

Es importante tener en cuenta que los hombres no tienen un

motivo consciente para «repartir su semilla». Además, el deseo de variedad y cantidad en las relaciones sexuales es reflejo de sólo una de sus estrategias de emparejamiento, y la mayoría de los hombres buscan también relaciones largas y con compromiso. Pero la psicología sexual del varón, más corta de vista, da lugar a un mercado del emparejamiento en el que hay una fuerte demanda de servicios sexuales de las mujeres. En el entorno social, esto brinda a las mujeres una oportunidad para sacarle valor al sexo por medio de la prostitución, el trueque sexual y las relaciones de pareja continuadas.

## LA ECONOMÍA SEXUAL DE LA PROSTITUCIÓN

Dentro del amplio ámbito de lo que motiva a las mujeres a tener relaciones sexuales, nuestro objetivo es comprender la psicología sexual que las empuja a prostituirse. Si bien no deseamos posicionarnos ideológicamente respecto de este tema, merece la pena señalar el espectro de creencias políticas y morales que existen sobre la prostitución, dado que la capacidad de una mujer para obtener recursos a partir de ella se ve limitada por leyes, costumbres sociales y religiones.

Por un lado, hay quien afirma que la prostitución debería ser ilegal y estar perseguida por la ley porque es degradante para las mujeres. Las hace vulnerables a que los hombres las utilicen y las maltraten; hace que se las trate como objetos sexuales o bienes de consumo. Y, según algunos pensadores, mantiene la dominación política del hombre sobre la mujer.[15] Algunos de estos argumentos han llegado a imponerse. De hecho, la prostitución es ilegal en algunos lugares, entre ellos la mayor parte de Estados Unidos. No obstante, son muchos más los países donde la prostitución es legal, entre ellos la mayoría de los europeos, México, la mayor parte de Sudamérica, Israel, Australia y Nueva Zelanda. También es legal en algunos condados del estado de Nevada.

Incluso en los países en que la prostitución es ilegal, a veces hay lagunas muy grandes para burlar las restricciones. Por ejemplo, en Irán la prostitución es ilegal y constituye un delito defenderla, ayudar a una mujer para que se convierta en prostituta o dirigir un burdel. Los hallados culpables pueden ser y a menudo son ejecutados por un pelotón de ejecución o mediante lapidación. Sin embargo, desde siempre Irán ha permitido una práctica denominada *mutía*, por la cual las mujeres se convierten en «esposas temporales» durante unas horas en un intercambio de sexo por dinero. En las Filipinas la prostitución es ilegal, pero a algunas empleadas de bares se les adjudica eufemísticamente el título de «encargada de relaciones con los clientes» y se les exige que todas las semanas se hagan análisis de sangre para ver si han contraído alguna enfermedad de transmisión sexual. En Tailandia y otros países la prostitución es ilegal, pero rara vez se obliga a aplicar las leyes. La mayoría de los países que han legalizado la prostitución imponen diversas restricciones. En algunos, como Inglaterra y Escocia, es ilegal ofrecer o solicitar sexo en las calles, pero está permitido «contratar» los servicios de un acompañante sexual, lo cual quiere decir que la prostitución es permisible mientras quede dentro del ámbito privado y fuera del público. En Canadá la prostitución, los burdeles y la contratación de servicios de compañía son plenamente legales, pero es ilegal solicitarlos en la calle «presionando e insistiendo».

Siendo la prostitución algo tan común, incluso en los países en que es legal totalmente o casi, algunas personas defienden que los gobiernos no deberían considerarla un delito y deberían conceder a las mujeres el derecho de utilizar su cuerpo como deseen. Tal como explicó una ex prostituta:

> Una mujer tiene derecho a vender servicios sexuales de igual modo que tiene derecho a vender su cerebro a un bufete de abogados cuando trabaja de abogada, o a vender su trabajo creativo a un museo cuando trabaja de artista, o a vender su imagen a un fotógrafo cuando trabaja de modelo, o a vender su cuerpo cuando trabaja de bailarina. Ya que la mayoría de la gente puede tener relaciones sexuales sin ir a la cárcel, no hay motivo para que el sexo por dinero sea ilegal, excepto la mojigatería pasada de moda.[16]

La doctora Jocelyn Elders, jefe de la Seguridad Social durante la presidencia de Bill Clinton, se hizo eco de esa misma opinión: «Decimos que [las prostitutas] venden su cuerpo, pero ¿en qué se diferencia eso de lo que hacen los deportistas? Ellos venden su cuerpo. ¿Y las modelos? También venden su cuerpo. ¿Y los actores? Lo mismo.»[17]

Con independencia de la opinión que tenga cada cual respecto de su legalidad, es importante comprender los motivos subyacentes de las mujeres que se meten en «la profesión más antigua del mundo». Como la sexualidad de la mujer está tan cotizada, se puede considerar un activo que los economistas denominan «fungible», que se puede sustituir o intercambiar por otras muchas clases de bienes. Pero ¿por qué se vuelven prostitutas las mujeres, en lugar de buscar otras maneras de aprovechar el valor sexual que poseen?

## ESCLAVITUD Y DESESPERACIÓN

La prostitución no es un fenómeno singular, en cambio afecta de modo casi singular a las mujeres, que constituyen bastante más del 90 por ciento de todas las personas que se prostituyen en el mundo, mientras que más del 99 por ciento de los clientes son hombres. Algunas chicas y mujeres se hacen prostitutas porque se ven literalmente forzadas a convertirse en esclavas sexuales.

El problema de la esclavitud sexual, llamado también tráfico sexual, es particularmente pernicioso en Myanmar (Birmania), Pakistán, India, Camboya y Tailandia.[18] Los traficantes del sexo se valen de diversas tácticas para esclavizar a mujeres y jovencitas. Normalmente encuentran a sus presas entre quienes viven en la pobreza extrema. Un truco muy utilizado es el de prometerles un trabajo bien remunerado en otra ciudad u otro país; pagan a los padres de la chica una suma de dinero para que la animen a dar el paso, y a continuación venden los servicios sexuales de ésta a un burdel, a menudo sobornando de paso a la policía y a los guardias de frontera.

Las condiciones de vida de los burdeles, algunos de los cuales funcionan sin restricciones, suelen ser espeluznantes. Las mujeres son obligadas a tener relaciones sexuales con decenas de hombres cada día y a entregar la mayor parte de lo que ganan o todo a los propietarios del burdel. Aunque algunos de sus clientes son occidentales, la clientela más amplia se compone de hombres del mismo país o procedentes de otros países asiáticos limítrofes.[19] Los detalles del tráfico sexual se han documentado en varios libros excelentes y quedan fuera del objeto de éste.[20] Aunque existen movimientos dedicados a la erradicación del tráfico sexual, la demanda de prostitutas es tan fuerte y el volumen de dinero que ganan los traficantes es tan grande, que dichos esfuerzos han tenido escaso éxito. Baste decir que resulta obvio por qué las mujeres hacen el amor en esas circunstancias: porque se ven obligadas a ello.

Pero también hay mujeres que recurren a la prostitución porque es la mejor de todas las limitadas alternativas que tienen para sobrevivir. Algunas se hacen prostitutas porque dentro de su comunidad cultural no van a poder casarse.[21] Las que tienen hijos a su cargo suelen tener dificultades para atraer un marido. Entre los ganda de Uganda, por ejemplo, las mujeres con hijos tienen prohibido por ley contraer matrimonio. En Malasia y Somalia prohíben casarse de nuevo a las divorciadas. Aun cuando no esté estrictamente prohibido volver a casarse, a veces las divorciadas tienen grandes dificultades para encontrar marido, sobre todo si se divorciaron por adulterio. En Myanmar y Somalia las mujeres solas que no son vírgenes se consideran «mancilladas», lo cual les dificulta muchísimo casarse. En la mayoría de las culturas, los hombres consideran que una mujer que tiene un hijo de otro hombre es una carga onerosa, lo cual reduce el valor de dicha mujer como pareja. Y las mujeres que sufren alguna enfermedad o desfiguración corporal suelen tener muy difícil encontrar marido. Por estas razones, algunas mujeres se ven esencialmente forzadas por las circunstancias a convertirse en prostitutas a fin de obtener sustento para ellas mismas y para sus hijos.

En otros casos, hay mujeres que muchos hombres considerarían deseables como esposas, pero que eligen no casarse porque perciben que los hombres casaderos son de baja calidad o porque ven la prostitución como una alternativa mejor que el matrimonio. En efecto, hay mujeres que incluso escogen la prostitución para evitar el pesado trabajo que supone el matrimonio. Por ejemplo, en Singapur desde siempre algunas mujeres malayas han afirmado que se hacen prostitutas para evitar las duras tareas que se esperan de las esposas, entre ellas recoger y cargar leña y lavar la ropa a mano. Entre los amhara y los bemba de África, las prostitutas pueden ganar dinero suficiente para contratar a hombres que realicen trabajos para ellas, unos trabajos que normalmente se les exigen a las esposas.

## DESDE LAS FULANAS HASTA LAS PUTAS DE LUJO

Existe una jerarquía de prostitutas que va desde las que hacen la calle y cobran poco, comúnmente llamadas fulanas, hasta las carísimas prostitutas de lujo. Por supuesto, la cantidad de dinero que una mujer puede o está dispuesta a cobrar a cambio de sus servicios sexuales varía enormemente dependiendo de la ubicación y la competencia, de su grado de atractivo y de su grado de desesperación. Una prostituta atractiva que haga la calle podría ganar doscientos dólares por realizar el acto sexual, mientras que una drogadicta desesperada, llena de marcas de jeringuilla y con la dentadura mellada, podría conseguir unos veinte pavos. Las prostitutas de la calle son presas de la policía más a menudo que las de lujo, ya que son al mismo tiempo visibles y vulnerables.[22]

Las jovencitas y las mujeres que carecen de hogar en ocasiones cambian sexo por dinero, comida, alojamiento o drogas.[23] Con frecuencia se trata de casos dramáticos de chicas adolescentes que se han ido de casa con un trauma de malos tratos emocionales o físicos o de abuso sexual. En las calles utilizan el sexo como estrategia de supervivencia. Algunas venden sexo para mantener a sus novios además de a sí mismas. Tal como lo expresó una de ellas: «Mi novio y yo estuvimos una temporada exprimiéndole [al hombre con el que ella se acostaba por dinero]. Yo me aprovechaba [de él] para conseguir dinero que mi novio y yo utilizábamos para comprar drogas y alcohol.»[24]

Una mujer de nuestro estudio describió una motivación similar:

> En aquella época las dos teníamos adicción a las drogas, de esas que te hacen pasar la noche entera hablando. De momento no me había hecho ninguna proposición deshonesta, pero yo sabía que si coqueteaba un poco y conseguía que se enamorase de mí podría tener todas las drogas que quisiera, y eso fue lo que hice. (Mujer lesbiana, 20 años.)

En el otro extremo del espectro están las carísimas prostitutas de lujo, un ejemplo de las cuales es Ashley Alexandra Dupré. En febrero de 2008, al parecer Dupré cobró 4.300 dólares a Eliot Spitzer, por entonces gobernador del estado de Nueva York, por un encuentro sexual. Cuando los medios de comunicación dieron cuenta de aquella supuesta transacción, sacaron a la luz un floreciente negocio sumergido de locales para el sexo de alto nivel, entre ellos aquel al que supuestamente acudió Dupré en busca de clientes, el Emperors Club VIP, situado en Nueva York. Según la prensa, las prostitutas que trabajaban para el Emperors Club VIP solían cobrar entre 1.000 y 3.000 dólares la hora, dependiendo de su elegancia y su atractivo. Aunque las agencias que alquilan acompañantes por lo general reciben la mitad del dinero, no es difícil entender el atractivo que ejerce este dinero rápido, sobre todo si se compara con empleos como el de camarera, por el que pagan, por término medio, entre siete y trece miserables dólares a la hora, aunque la mayoría de las prostitutas de lujo no piden la tremenda cifra que indicó la prensa en el caso del Emperors Club.

Aunque la prostitución puede ser sumamente lucrativa, también puede ser un medio de ganar dinero estresante psicológicamente y peligroso físicamente. Además de los riesgos de contraer una enfermedad de transmisión sexual y de sufrir agresiones por parte de los clientes, muchas prostitutas cargan con el trauma emocional de llevar una doble vida. Tal como lo expresó una: «Llevar dos vidas es muy estresante, tener que mentir todo el tiempo. ¿Cómo puedes permitirte comprarte esos zapatos maravillosos, ese bolso de 2.000 dólares, el piso? Claro que una lo soporta porque le gusta el dinero y el control, pero se está muy sola.»[25]

Además, la fortuna económica que puede generar una mujer mediante la prostitución suele tener los días contados. Eso también figura en la psicología de las mujeres que se vuelven prostitutas:

> Necesitaba el dinero, y sabía que la cosa no iba a durar mucho. (Mujer heterosexual, 22 años.)

Algunas prostitutas lo comparan con ser un deportista profesional. La edad media de las prostitutas de Estados Unidos es de 28 años, y la cantidad de dinero que pueden cobrar va disminuyendo a medida que se hacen mayores.


## LAS NIÑAS BONITAS Y SUS PROTECTORES

No todas las mujeres que dan sexo a cambio de dinero consideran que ello sea prostituirse:

> Yo sólo [me acuesto por dinero] con el padre de mi hijo. No me considero ni prostituta ni nada de eso, y además le quiero, pero en este mundo no hay nada gratis. (Mujer heterosexual, 32 años.)

Una «niña bonita» es una mujer que ofrece tiempo, compañía y por lo general sexo a un hombre de buena situación económica (su «protector»), el cual a su vez cuida económicamente de ella cubriendo muchos de sus gastos y a veces todos. Las mujeres que se encuentran en una relación así suelen ser significativamente más jóvenes que su protector. Nadie sabe si dichos acuerdos son muy comunes, porque normalmente se mantienen en secreto. Un estudio llevado a cabo con más de mil kenianos de la ciudad de Kisumu reveló que el 7,4 por ciento de las mujeres afirmaron encontrarse en medio de una relación con un «protector»,[26] aunque todavía no se han realizado estudios sistemáticos de este fenómeno en otras culturas. Un indicio del predominio que tienen esos «protectores de jovencitas» dentro de Estados Unidos lo tenemos en la moderna proliferación de negocios por Internet dedicados específicamente a emparejar mujeres sexualmente atractivas con hombres atractivos en lo económico. Dichos negocios, etiquetados de servicios de citas, son entre otros los siguientes: Sugardaddie.com, SugarDaddyForMe.com, WealthyMen.com, MillionaireMen.com y MarryMeSugarDaddy.com. Incluso existe un sitio de Internet dedicado a valorar la calidad de estos sitios.

Cuando las mujeres buscan un protector, dicen que su motivación principal es la económica. Un artículo de Associated Press sobre este tipo de chicas señala que para algunas de ellas esa relación representa una manera de llevar una «vida de lujos» sin tener que aguantar las penalidades de un empleo de nueve a cinco.[27] Los beneficios que obtienen, a veces en forma de regalos, van desde citas en clínicas de belleza o para ponerse uñas acrílicas hasta cenas en restaurantes caros, ropa de firma, joyas, vacaciones exóticas, coches de lujo e incluso pisos de lujo. Pero hay mujeres que también buscan algo más que el dinero. Según otro artículo de prensa, lo que empieza siendo sexo a cambio de recursos puede transformarse en una relación con compromiso marcada por el romance, la lealtad y hasta la caballerosidad.[28]

Pero no todas las relaciones jovencita-protector tienen un final feliz, tal como ilustra la experiencia que tuvo una mujer de nuestro estudio:

> Yo vivía frente a un hotel, embarazada y con otro hijo, y había un ex jugador profesional de fútbol americano que quería ser mi «protector». Nos puso una casa a mi hijo y a mí y se encargó de todos nuestros gastos a cambio de sexo. Me dijo que si me acostaba con él iba a regalarme un coche, así que me acosté con él. Más tarde quiso volver a acostarse conmigo antes de entregarme el coche, y yo empecé a sentirme «engañada», de modo que dejé de hablarle. (Mujer bisexual, 21 años.)

A diferencia de la prostitución y de las relaciones jovencita-protector, algunas modalidades de trueque sexual son implícitas, en lugar de negociarse abiertamente. He aquí la descripción que hicieron varias mujeres de nuestro estudio del intercambio entre sexo y recursos:

> A mí me encanta el sexo, así que no hay ninguna razón en el mundo que me impida acostarme con alguien que quiera acostarse conmigo y que se moleste en sacarme por ahí y llevarme a cenar. (Mujer bisexual, 45 años.)

> Era una persona con mucho poder en su empresa y bastante dinero. Al principio nos enrollábamos sólo por atracción mutua, pero cuando empezó a hacerme regalos, dio la sensación de que en aquel momento aquello era lo único por lo que me acostaba con él. (Mujer heterosexual, 29 años.)

> Estaba saliendo con un hombre que tenía 69 años, 22 más que yo. Me llevó a una marisquería muy cara. Yo salía con él únicamente porque estaba aburrida, acababa de llegar a la ciudad y todavía no conocía a nadie. Los dos vivíamos con parientes, así que casi siempre lo hacíamos en su coche, un Cadillac grande. Por lo general, él sólo quería sexo oral, así que yo se lo di. Me dije, ¿por qué no? Él disfrutó y yo cené bien. (Mujer heterosexual, 47 años.)

A menudo el intercambio sexo-recursos no es tan explícito como implican estos ejemplos, pero la mayoría de las mujeres son muy conscientes del papel que desempeñan los recursos a la hora de sentirse atraída hacia un hombre. En uno de los primeros estudios exhaustivos de las tácticas que emplean los hombres para atraer a las mujeres, la acción de «invitarla a cenar en un restaurante bueno» demostró ser una de las más eficaces.[29] El laboratorio Buss descubrió que las cosas que más inducen a las mujeres a tener relaciones sexuales son:[30]

- Se gastó mucho dinero conmigo desde el principio.
- Me hizo regalos desde el principio.
- Me demostró que llevaba un estilo de vida derrochador.

Es más, la tacañería en un hombre apagaba rápidamente el deseo sexual.

Un estudio llevado a cabo descubrió que las mujeres a las que se muestran fotografías de diferentes hombres se sienten más atraídas sexualmente hacia aquellos que llevan ropa cara, como trajes de tres piezas, cazadoras deportivas y vaqueros de firma, que hacia los que llevan prendas baratas, como camisetas. Otro estudio utilizó fotografías de hombres vestidos con dos tipos de atuendo distintos. Uno era un uniforme de Burger King con gorra azul y polo; el otro constaba de una camisa de vestir blanca con corbata de firma, americana azul marino y reloj Rolex. Basándose exclusivamente en estas fotos, las mujeres afirmaron que por nada del mundo se les ocurriría pensar en salir o acostarse con los hombres cuya indumentaria indicaba escasos recursos, pero con los que indicaban recursos elevados estaban dispuestas a contemplar la posibilidad de salir, acostarse e incluso casarse.[31]

En la película de 1993 titulada *Una proposición indecente*, Diana, interpretada por Demi Moore, se siente motivada a tener relaciones sexuales durante una sola noche a cambio de un millón de dólares. La película en cuestión suscitó numerosos debates en todo el país en los que las mujeres discutieron si estarían dispuestas a dormir con un desconocido por esa misma cantidad. Circuló un chiste en el que se le preguntaba a una mujer si se acostaría con Robert Redford —quien había interpretado el papel del personaje que hacía la proposición— por un millón de dólares. Tras una pausa, la mujer contestaba: «¡Sí, pero tendrás que darme un poco de tiempo para reunir ese dinero!» El final del chiste resalta el hecho de que las mujeres también ven a algunos hombres como valiosos recursos sexuales, a hombres guapos y de estatus elevado como Robert Redford, que es un verificable símbolo sexual (y de estatus).

No es de sorprender que varias mujeres de nuestro estudio afirmasen haberse acostado no sólo por dinero sino también como una manera de obtener un puesto de trabajo, un aumento de sueldo o una promoción. Este fenómeno se conoce como «el diván del director», un eufemismo para indicar una situación en la que una actriz ofrece sus favores sexuales a un productor, director u otro ejecutivo que tenga autoridad para tomar decisiones, a cambio de que le adjudiquen un papel en una película. Marilyn Monroe reconoció haberse acostado con hombres poderosos para abrirse paso en Hollywood y asegurarse papeles de protagonista, aunque al parecer dichos episodios le causaron una profunda angustia emocional. Tras las sesiones de sexo con los jefes de los estudios, dicen que se daba una ducha de una hora para quitarse la degradación que había soportado en las manos de «hombres viejos y arrugados».[32] Hoy en día el diván del director sigue funcionando en Hollywood, tal como quedó documentado en el libro que escribió la oscarizada Julia Phillips, titulado *You'll Never Eat Lunch in This Town Again* [Jamás volverás a almorzar en esta ciudad]. Y tampoco es algo que se limite a Estados Unidos. En India, en el programa de televisión *India's Most Wanted* [Los más buscados de India] se comentaron varios incidentes de este tipo ocurridos en la industria cinematográfica de Bollywood, que arrasa en las taquillas de ese país. Y en 2006 la actriz china Zhang Yu publicó veinte vídeos de sexo muy gráfico grabados con una cámara oculta como prueba de que había tenido que pagar muchos de sus papeles de protagonista con servicios sexuales.[33]

Aunque la mayoría de las mujeres que ofrecen sexo a cambio de progresar en sus carreras sufren al realizar el acto sexual, no siempre ocurre así. Algunas ofrecen sexo voluntariamente a cambio de posiciones y privilegios en el lugar de trabajo. Por ejemplo, una afirmó que no consideraba que el hecho de que se esperase de ella que se acostase con el capataz de su lugar de trabajo fuera acoso sexual, dado que podía obtener a cambio un «trabajo más fácil».[34]

Y tampoco las sacrosantas aulas del mundo académico se libran de la ley básica de la economía sexual. Entre 1960 y 1980, antes de que en los campus universitarios entraran en vigor las normas sobre acoso sexual y se obligara a su cumplimiento, era muy común ofrecer sexo a cambio de buenas notas. Dichas ofertas pueden provenir de una parte o de otra, y pueden ser consentidas o amenazadoras. Tal vez el caso más flagrante salió a la luz cuando se desveló que más de mil mujeres habían conseguido mejorar las notas que les puso el profesor de italiano Emanuele Giordano a cambio de sus favores sexuales.[35]

La atracción sexual de una mujer hacia un hombre a veces se ve influida por los recursos no monetarios de éste. Una mujer necesitó la ayuda de un hombre que le hiciera algunas tareas prácticas:

Hubo un tipo con el que salí que se dedicaba a hacer trabajos por la casa, y en lugar de darle dinero le pagué con sexo. Cuando recuperé el sentido común y la dignidad, le despedí y empecé a hacer aquellos trabajos yo misma. Ahora tengo más orgullo y autoestima y me respeto más. (Mujer heterosexual, 44 años.)

Pero también influye mucho el dinero contante y sonante:

Un antiguo novio que tenía mucho dinero se enteró de que estaba pasando ciertos apuros económicos, así que me ofreció 20 dólares a cambio de una mamada. Fue un intercambio de servicios de lo más básico; él me ayudó a mí y yo le ayudé a él. Llevamos muchos años siendo amigos. Cada vez que necesito dinero, él me lo ofrece de nuevo. A estas alturas ya es más o menos un chiste entre nosotros. (Mujer bisexual, 24 años.)

Tal como ilustra este ejemplo, es posible que no haya una delimitación nítida entre la prostitución y la entrega de regalos. «Hacer regalos o incluso pagar dinero en efectivo por realizar el coito —escribe un erudito— no se puede utilizar como criterio para definir la prostitución, ya que ambas acciones tienen lugar durante la fase de cortejo o incluso durante el matrimonio.»[36] Tal como señala la eminente bióloga evolucionista Nancy Burley: «Dado que la prostitución y el cortejo existen como un *conti-*

*nuum*, la gran mayoría de las oportunidades para copular implican un coste para el varón en cuanto a tiempo o bienes materiales.»[37]

No obstante, una diferencia significativa es el significado psicológico que adjudican las propias mujeres a los regalos que reciben. A menudo interpretan los regalos no en función de su valor material, sino más bien según el significado simbólico que llevan aparejado, como prueba de que su compañero sexual se interesa por ellas para una relación más profunda y duradera en vez de un único momento de pasión.[38] Por eso el pensamiento que pone la persona en el regalo suele ser más importante que el valor monetario del mismo. Y en algunas transacciones sexuales no se intercambia dinero o regalos, sino placer sexual, como sucede en las relaciones denominadas «amigos con derecho a roce».

## AMIGOS CON DERECHO A ROCE, «LLAMADAS CALIENTES», ROLLETES DE CAMA Y «MONTÁRSELO»

Desde siempre la gente ha opinado que las amistades son alianzas que benefician a ambas partes (que incluyen confianza, lealtad y consideración personal mutua) y que no son de índole sexual. Pero en el mundo moderno se ha añadido un componente sexual a algunas amistades, en particular en los campus universitarios y entre adultos urbanos jóvenes. Las investigaciones revelan que aproximadamente el 60 por ciento de los alumnos universitarios de Estados Unidos han tenido alguna relación de «amigos con derecho a roce» en algún momento de su vida, y que aproximadamente el 36 por ciento tienen actualmente un «rollete de cama».[39] En efecto, cuando las mujeres tienen relaciones sexuales casuales, la mayoría prefieren que sea con un amigo (63 por ciento) antes que con un desconocido (37 por ciento).[40]

Estas conexiones sexuales emergieron en nuestro estudio de por qué hacen el amor las mujeres. Una mujer que había estado separada de su novio durante los estudios universitarios dijo que buscó un amigo con derecho a roce «porque la vida es demasiado corta para pasarse cuatro años esperando a follar otra vez». Otra mujer de nuestro estudio lo describió del modo siguiente:

> Me sentía atraída hacia él [...] y aunque no me veía con él a largo plazo y en realidad no creía que fuera el hombre adecuado para mí, me entraron ganas de acostarme con él. No quería esperar a que llegara el hombre adecuado, si es que iba a llegar alguna vez. (Mujer heterosexual, 21 años.)

Las relaciones románticas se caracterizan normalmente por elevados niveles de pasión, intimidad y compromiso. En contraste, la amistad con derecho a roce contiene niveles moderados de pasión e intimidad, pero bajos de compromiso. No obstante, a diferencia de los tradicionales rollos de una noche, en una amistad con derecho a roce suele haber respeto mutuo, duración y una cierta dosis de afecto. Aunque son más las mujeres (18 por ciento) que los hombres (3 por ciento) las que esperan que dicha amistad se transforme en una relación romántica, más del 80 por ciento no esperan ningún romance inminente.

Menos conexión emocional y más sexo casual contienen las «llamadas calientes», una frase que se hizo popular en 1995 gracias a la canción «Booty call» [Llamada caliente] de Fast Eddie y a la película de 1997 *Sexo sí... pero seguro*, protagonizada por Jamie Foxx. El nombre que las define se debe al modo en que se inician: una llamada telefónica, un correo electrónico, un mensaje de texto o un mensaje instantáneo enviado por uno de los dos amigos con el único propósito de proponer una relación sexual. Las llamadas calientes se hacen a personas con las que uno ya ha tenido una relación sexual casual, aunque a veces se dan entre ex parejas o dentro del contexto de relaciones más serias. Un estudio llevado a cabo descubrió que entre 22 razones potenciales para aceptar una llamada caliente, las mujeres clasificaron en segundo lugar la de: «Porque la persona no quería conmigo nada más que sexo.»[41]

Hay excepciones, naturalmente. En nuestro estudio, una mujer dijo de manera implícita que esperaba algo más que simplemente sexo:

Era una relación tipo «rollete de cama», un tío con el que no sales, sino que sólo te acuestas con él. [...] Era como llevar una vida secreta que no conocía nadie. [...] Él no quería salir, pero quería sexo, así que yo se lo daba. Sabía que se tiraba a otras aparte de mí, pero aun así me acostaba con él porque él me lo pedía y porque yo quería o esperaba que la situación diera un giro. (Mujer heterosexual, 23 años.)

Así pues, ¿qué motiva a la mayoría de las mujeres a tener relaciones sexuales en estas diversas «amistades con derecho a roce»? La respuesta primaria parece ser el intercambio recíproco y confiado de placer por placer entre iguales. En efecto, el placer sexual es una motivación importante para la actividad sexual de las mujeres, y el sexo con un amigo les aporta una mayor sensación de confianza, seguridad y protección que el sexo con un desconocido. Muchas mujeres dijeron que el sexo sin compromiso con una persona de confianza las descargaba de los compromisos, las complejidades y los enredos que normalmente acompañaban a una relación romántica. Algunas mujeres, quizá las que estaban muy centradas en los estudios o en su profesión, afirmaron que no tenían tiempo ni sentían inclinación por formar una relación romántica con compromiso emocional. De modo que un rollete de cama proporciona un intercambio sexual que beneficia a ambas partes y que puede satisfacer las necesidades sexuales de una mujer, y a veces incluso su necesidad de intimidad, sin la dedicación de tiempo que implica un vínculo emocional duradero.

Sin embargo, la mayoría de las mujeres no suelen considerar que una relación de amigos con derecho a roce sea una alternativa a una relación romántica, más tradicional. Algunas se sirven de esos intercambios sexuales a modo de interludios provisionales mientras buscan un romance. A otras les valen como ensayo para evaluar qué podrían desear en una pareja estable. Y otras tienen amigos con derecho a roce como complemento sexual de una relación con compromiso.

No todas las relaciones de amigos con derecho a roce tienen como resultado la felicidad sexual para los dos, mutua y rotunda. Las mujeres que tienen estas relaciones también dicen sufrir algunas desventajas, entre otras las de desarrollar sentimientos románticos por el amigo (65 por ciento), causar deterioro en la amistad (35 por ciento), causar sentimientos negativos (24 por ciento) y correr el riesgo de sufrir efectos secundarios sexuales negativos, como las enfermedades de transmisión sexual (10 por ciento).[42] Es interesante señalar que la gran mayoría de las mujeres, el 73 por ciento, nunca hablan de forma explícita de las reglas básicas de dichas relaciones o de las expectativas que tienen respecto a éstas. De las que sí hablaron de forma explícita, el 11 por ciento dijeron que habían llegado a un mutuo acuerdo sobre el intercambio de sexo por sexo, y tan sólo una minúscula minoría de ellas, el 4 por ciento, indicaron que ellas «establecieron las reglas», las cuales fueron aceptadas por el amigo.

Un solo estudio científico ha explorado cómo evolucionan los rolletes de cama con el paso del tiempo.[43] Dicho estudio, que se hizo con 65 mujeres y 60 hombres, todos alumnos universitarios, halló que en el 36 por ciento de los casos los amigos seguían siendo amigos, pero dejaban de acostarse. Otro 28 por ciento seguían siendo rolletes de cama durante un largo período de tiempo. En el 26 por ciento de los casos la relación finalizó totalmente. Y en el 10 por ciento de los casos la amistad floreció en una relación romántica, un desenlace feliz para esta minoría, pero no la motivación primaria de las mujeres que entran en una relación de sexo por sexo con un amigo.

## TODAVÍA NEGOCIANDO DESPUÉS DE TODOS ESTOS AÑOS

Muchos intercambios de sexo por recursos son más sutiles y tácitos y tienen lugar de manera implícita en el contexto de una relación ya existente, como lo ejemplifica lo que contó una mujer de nuestro estudio:

Hace unos años mi novio me compró un coche. Yo no estaba de humor para el sexo, pero él sí, de modo que nos acostamos cada vez que él lo pidió... ¡al menos durante un par de semanas! (Mujer heterosexual, 22 años.)

O haciendo caso del dicho «el tiempo es dinero», porque no hacerlo molestaría a la persona:

Yo no estaba tan colada por él y él había hecho un viaje de cinco horas en coche para venir a verme; me supo mal que hubiera hecho aquel viaje para verme y darme cuenta de que no me gustaba tanto como pensaba, así que me dije: ¡qué demonios! (Mujer heterosexual, 24 años.)

En estos casos no hubo un intercambio explícito de sexo por recursos. Más bien, la mujer se sintió motivada a tener relaciones sexuales no por deseo, sino por un sentimiento de reciprocidad o por equilibrar las cosas, por pagar una deuda material o inmaterial.

Así describió otra mujer cómo se sirvió de un intercambio sexual para crearle una deuda a su pareja:

En una relación hay veces que una hace las cosas porque sabe que si complace a su pareja ésta será feliz, lo cual ayuda a poner en marcha un proceso de hacer cosas. Por ejemplo, si la casa necesita urgentemente una limpieza y tú quieres que te ayuden, la persona estará más abierta a echarte una mano si se encuentra de buen humor. O si necesitas un favor, como construir algo, ¡es más probable que tu pareja acceda si tú le devuelves el favor del modo más placentero del mundo! (Mujer heterosexual, 25 años.)

Otras mujeres son más directas a la hora de describir la economía sexual:

Tengo relaciones sexuales para salirme con la mía o para convencer a mi marido de algo que deseo de verdad y a lo que él podría oponerse. (Mujer heterosexual, 31 años.)

A menudo me valgo del sexo como una herramienta de mi relación para conseguir lo que quiero. (Mujer heterosexual, 27 años.)

Ya se sabe cómo es la situación con el marido cuando una en realidad quiere complacerlo sexualmente porque desea salirse con la suya en algo. Cosas sin importancia, como escoger adónde ir a cenar. (Mujer heterosexual, 25 años.)

En las sociedades de cazadores-recolectores, las mujeres se sienten atraídas sexualmente hacia los hombres que poseen la capacidad de proporcionarles carne mediante la caza. Dicha atracción se da si la mujer desea convertirse tanto en esposa como en amante. Por ejemplo, entre los indios sirionó de Bolivia ocurre lo siguiente:

La comida es uno de los mejores cebos para obtener compañeras para el sexo extramarital, y con frecuencia los hombres utilizan las piezas cazadas como un medio de atraer a más esposas. Los fracasos no son resultado tanto de una actitud reacia por parte de la aspirante como de la actitud negativa de la esposa, que no está dispuesta a quedarse sin una parte de la carne que él le proporciona, y mucho menos para dársela a una de sus posibles esposas.[44]

Las mujeres que se convierten en amantes extramaritales suelen negarse a tener relaciones sexuales con sus amados a no ser que reciban un suministro constante de carne. En cambio las esposas supervisan la distribución principal de carne, de manera que si falta una parte de lo que ha cazado el marido sospechan que éste tiene una aventura, lo cual da lugar a celos y enfados y a una mayor vigilancia de la pareja. En esta interminable batalla entre los sexos, los sirionó varones intentan burlar la vigilancia de sus esposas enviando un pedazo de carne a su amante por medio de un intermediario antes de regresar a casa con el botín principal.

La atracción que sienten las mujeres sirionó hacia los hombres que les proporcionan carne queda llamativamente ilustrada por el caso de un hombre al que no se le daba bien cazar. Sufría un bajo estatus, experimentaba «ansiedad por la caza» y ya había perdido a una esposa a favor de otro hombre que cazaba mejor que él. El antropólogo Allan R. Holmberg se apiadó de él, así que le dio carne y le enseñó a cazar utilizando una escopeta. El hombre no tardó mucho en elevar considerablemente su estatus y en atraer a una esposa y varias compañeras sexuales nuevas. Además, adquirió seguridad en sí mismo y empezó a insultar a otros hombres, en lugar de ser él objeto de los insultos de ellos.

Esta economía sexual se da repetidamente en casi todas las sociedades tradicionales bien estudiadas. Entre los hadza de Tanzania, a un hombre «puede resultarle difícil casarse —o conservar la esposa una vez casado— si no se le da bien cazar animales de gran tamaño».[45] Algo parecido sucede con los mehinaku de Brasil, los sharanahua del este del Perú y los yanomami de Venezuela. Los hombres son muy conscientes de que las mujeres encuentran sexualmente atractivo el aprovisionamiento de carne, de modo que se sirven de ésta para atraer a compañeras sexuales tanto a corto como a largo plazo, y también para robarles la pareja a otros. Un varón yanomami describió así a un potencial rival al antropólogo Raymond Hames: «Ni siquiera es un hombre [refiriéndose a su falta de habilidad para la caza]. Ella lo abandona y se viene conmigo porque él no sabe cazar y yo sí.»[46] Tal como lo resumió la antropóloga Janet Siskind: «Ya sea que los hombres demuestren su virilidad cazando y así consigan una esposa, o que ofrezcan carne a una mujer para seducirla, la base es intercambiar carne por sexo.»[47] Desde una perspectiva evolutiva, a menudo es un intercambio que beneficia a ambas partes.

En las culturas occidentales modernas, estos intercambios más bien directos suelen ser mucho menos comunes, o por lo menos no tan explícitos. De todos modos, en ocasiones la economía sexual continúa influyendo en los motivos por los que las mujeres hacen el amor dentro del matrimonio. Puede que el sexo no se entregue a cambio de recursos económicos, sino más bien a cambio de favores recíprocos. En una sesión de terapia, una mujer comentó que poseía un impulso sexual mucho menor que el de su marido, pero que aceptaba tener relaciones sexuales con cierta regularidad porque él era quien cortaba el césped y sacaba la basura, ¡dos tareas igual de aborrecibles para ella!

Los recursos que trae a casa el marido, o que no trae, pueden afectar la motivación sexual de la mujer. Una mujer de nuestro estudio dijo que el rendimiento de su marido en el trabajo influía en su inclinación hacia el sexo:

> Que mi marido obtenga una promoción en el trabajo y un aumento de sueldo es un buen indicador de que tendremos relaciones sexuales. Quizá para él sea una especie de recompensa, pero también me resulta más atractivo cuando gana mucho dinero. Creo que la cuestión no radica tanto en el dinero como en el logro en sí, que sea un ganador a los ojos de otras personas. (Mujer heterosexual, 48 años.)

Pero la motivación también puede manifestarse por otro camino, al incrementarse la inclinación de la mujer a acostarse con otros hombres que no son su marido. Aunque son diversas razones las que motivan a las mujeres a tener una aventura —infidelidad del marido, que éste no tenga interés por el sexo, maltrato físico o verbal—, una que aparece entre las primeras del estudio llevado a cabo por el laboratorio Buss es que el marido no sea capaz de conservar el empleo.[48] En estas circunstancias, la aventura suele estar motivada por el deseo de cambiar de pareja y buscarse otra que sea más capaz de proveer.

La economía sexual surge dentro del matrimonio también de otra manera: el rechazo sexual de la mujer. Las mujeres que carecen de recursos económicos por sí mismas y que dependen de su marido en este sentido afirman que en su opinión están menos dispuestas a rechazar las insinuaciones sexuales de su marido, en comparación con las mujeres casadas que tienen ingresos propios.[49] Las mujeres que poseen recursos tienen más poder para elegir acostarse con su marido y para no hacerlo cuando no lo tienen.

Esta ley económica se da en todas las culturas de muchas formas. En el mercado del emparejamiento las mujeres adquieren un poder significativo a resultas de la psicología sexual de los hombres, que consiste en su deseo de variedad y gran apetito sexual, su percepción sexual excesiva, sus persistentes fantasías sexuales y un cerebro diseñado para reaccionar a la estimulación visual. Las mujeres, al ser el valioso recurso por el que compiten los hombres, pueden ejercer dicho poder, y a menudo lo ejercen, para ofrecer sus recursos sexuales a cambio de beneficios, entre otros comida, regalos, favores especiales, calificaciones académicas, promociones profesionales o la entrada en la industria cinematográfica. En algunos de estos intercambios no existe una línea de demarcación nítida que separe el cortejo sincero, la seducción y la prostitución. De todos modos, hay una tremenda distancia psicológica entre la prostitución, que es explícitamente un *quid pro quo*, y el cortejo sincero, en el que los regalos suelen valorarse por su valor simbólico como indicador de compromiso o de la estima que se le tiene a una mujer.

# 9

## Un empujoncito y un refuerzo

*La imagen corporal, la atención, el poder y la sumisión*

> Si el sexo y la creatividad suelen ser considerados por los dictadores actividades subversivas, es porque llevan al conocimiento de que uno es dueño de su cuerpo (y con él, de su voz), y ésa es la idea más revolucionaria de todas.
>
> Erica Jong

«Autoestima» es un término psicológico que se refiere al valor o la valía que se adjudica la persona a sí misma. Normalmente la autoestima se mide preguntándole a la persona si se siente satisfecha consigo misma, si piensa que tiene varias cualidades buenas y es capaz de hacer las cosas tan bien como otras personas; y si se siente orgullosa de sí misma, si se considera triunfadora y si se respeta a sí misma. La autoestima se ha relacionado con rasgos de personalidad como la timidez, resultados conductuales como la realización de una tarea bajo presión, procesos de pensamiento como asumir la responsabilidad de un fracaso, conductas respecto de la salud como utilizar métodos para el control de la natalidad y explorarse las mamas, y problemas clínicos como la ansiedad y la depresión.

La autoestima de una mujer afecta y se ve afectada a su vez

por su sexualidad, sus experiencias sexuales y su atractivo sexual. La seguridad en una misma es sexy. Los episodios de felicidad íntima incrementan mucho la seguridad en una misma. Existen profundas conexiones psicológicas entre nuestra vida sexual y nuestro sentido del yo en ambos sexos. Entre los hombres, por ejemplo, las investigaciones revelan que los que experimentan un episodio de impotencia, o disfunción eréctil, sufren un golpe tremendo en su autoestima.[1] Existe una razón adaptativa para esta relación: desde siempre, el no poder rendir sexualmente ponía en peligro el éxito reproductivo del varón.[2] Y a la inversa, pocas cosas elevan más la autoestima de un hombre que la reciente conquista sexual de una mujer atractiva. Entre las mujeres, la evolución ha forjado relaciones adaptativas entre la estima y el éxito sexual. En ocasiones, como veremos, en el mundo moderno dichas relaciones pueden torcerse.

Aunque algunos estándares de belleza femenina varían según la cultura —como la preferencia por una delgadez o una gordura relativas—, muchos son universales. Entre los rasgos que poseen un atractivo sexual universal se encuentran una piel lisa y sin imperfecciones, los labios carnosos, los ojos grandes y despejados, un buen tono muscular, un andar enérgico, las facciones simétricas y una baja relación cintura-cadera, todos ellos estadísticamente asociados con la fertilidad.[3] Los estudios realizados sobre lo que sienten las mujeres respecto de su cuerpo revelan que en su caso la estima corporal, a diferencia de los hombres, va estrechamente ligada a su atractivo sexual global, así como a atributos específicos de su cuerpo como la cintura, los muslos y las caderas.[4] Como el físico de una mujer proporciona indicios tan abundantes respecto de su fertilidad, los hombres han desarrollado preferencias de pareja que, quizá por desgracia, conceden una importancia tremenda a la apariencia física de la mujer.[5] En cierto modo es un hecho psicológico de la vida que a las mujeres a veces se las trate como objetos sexuales, igual que a los hombres a veces se los trata como objetos de estatus.

En el lado positivo, las relaciones sexuales pueden proporcionar a la mujer una inyección de seguridad en sí misma. En nuestro estudio hubo una mujer que gracias al sexo experimentó un subidón que le duró varios días:

> Me acosté con una persona que sentía cercana a mí porque estaba muy sola. Era un hombre que siempre era bueno y cariñoso conmigo, y me sentí mejor al tenerlo a mi lado, en la cama, durante una noche. Fue una noche de sexo increíble, él hacía todo lo que yo le pidiera, en todo momento. Me sentí más segura de mí misma y desde luego más sexy (como mujer) durante los días siguientes. Aquello me ayudó mucho a tener más seguridad en mí misma. (Mujer heterosexual, 29 años.)

En efecto, hay ocasiones en que las mujeres dicen que hicieron el amor porque pensaban que con ello mejorarían su baja autoestima:

> Para ser sincera, la razón de que me haya acostado con cinco de los seis hombres que he tenido en mi vida ha sido que estaban por encima de mí. Siento debilidad cuando le gusto a un tipo que es guapo y tiene un empleo y una inteligencia normal. Por lo general gusto sólo a los tipos desdentados y feos como yo. (Mujer heterosexual, 24 años.)

Cuando funciona, buscar el sexo para subir la autoestima puede aportar tremendos beneficios a la mujer, a saber: un aumento de las hormonas que cambian el estado de ánimo, como la oxitocina; asegurar el valor que tiene como ser humano; la seguridad para cambiar su pareja por otra mejor; y una sensación de poder sexual en un mundo que a veces intenta quitárselo todo.

SENTIRSE ATRACTIVA

En momentos en los que me he sentido menos segura de mí misma —con sobrepeso, poco atractiva, etc.— ha sido agradable saber que otra persona me encontraba atractiva y me «deseaba». (Mujer heterosexual, 23 años.)

En parte debido a las raíces evolutivas del atractivo sexual de las mujeres, en la autoestima influye mucho lo que sienten respecto de su cuerpo. Sin embargo, lo que determina ese sentimiento no siempre es algo objetivo. Si bien es cierto que la imagen que tiene una mujer de su cuerpo se ve afectada por las características físicas del mismo —incluidos el peso y la forma—, los investigadores han descubierto que también influye mucho la percepción personal de su físico y cómo cree que debería ser éste. De hecho, para las mujeres que están insatisfechas con su cuerpo —en Estados Unidos un alarmante 55 por ciento, tanto casadas como solteras—, contribuyen más a dicha insatisfacción las expectativas que tienen respecto de cómo debería ser éste que las características reales.

La preocupación por la imagen corporal es algo que se da en mujeres de todas las edades. En una encuesta de ámbito nacional realizada a 30.000 personas de edades comprendidas entre los 15 años y los 74, todas las mujeres salvo un 7 por ciento expresaron preocupación por su imagen física.[6] Entre las adolescentes, la imagen corporal se ve afectada negativamente por las revistas de belleza.[7] Entre las mujeres de cincuenta y tantos o más, la imagen corporal tiende a estar más ligada a la salud que a comparar su figura con la de la última ganadora del concurso *America's Next Top Model* [La Próxima Top Model de Estados Unidos]. También hay diferencias culturales respecto a cuán satisfechas o insatisfechas se sienten las mujeres con su cuerpo; los que expresan mayor insatisfacción son los países occidentales, saturados por los medios de comunicación. Incluso dentro de Estados Unidos los estudios realizados encontraron diferencias culturales: las mujeres negras estaban mucho más satisfechas con su cuerpo que las de otras razas o etnias.[8]

No es de sorprender que la imagen corporal desempeñe un papel muy importante a la hora de empujar a las mujeres a comprar y probar todos los consejos y suplementos dietéticos recién salidos al mercado, un sector que mueve cincuenta mil millones de dólares sólo en Norteamérica. Una mala imagen corporal hace que algunas mujeres desarrollen desórdenes alimentarios, entre ellos la anorexia (no comer) y la bulimia (comer mucho y después vomitarlo). Menos conocido es el hecho de que la imagen que tiene una mujer de su cuerpo incide de modo significativo en todos los aspectos de su sexualidad. Varios estudios realizados en alumnas universitarias de Estados Unidos revelan que las mujeres que se consideran poco atractivas es menos probable que tengan una pareja sexual, seguramente porque las mujeres que se sienten insatisfechas con su cuerpo se avergüenzan y experimentan ansiedad ante el hecho de que alguien las vea desnudas. Por consiguiente, a veces evitan las oportunidades sexuales, en vez de buscarlas. Incluso entre estudiantes universitarias que tienen una relación sexual, las que tienen una imagen negativa de su cuerpo practican el sexo con menor frecuencia y experimentan menos que las que tienen una imagen positiva.

Como es natural, siempre hay excepciones. Algunas mujeres que tienen una mala imagen de su cuerpo buscan deliberadamente la actividad sexual en un intento de sentirse mejor respecto de su apariencia física. Estas dos mujeres de nuestro estudio sirven de ejemplo de ello:

Para ser sincera, deseaba el afecto de otra persona, aunque sólo fuera brevemente. Las pocas veces que me he acostado con alguien para recibir atención no me he sentido ni atractiva ni sexy. Pensé que si aquel hombre quería acostarse conmigo era porque debía de encontrarme un poco atractiva sexualmente. Al terminar el acto me sentí vacía, utilizada no, pero sí vacía. Supongo que fue porque me di cuenta de que el mero hecho de que un hombre quisiera acostarse conmigo no me hacía más feliz. (Mujer heterosexual, 23 años.)

Nunca he sido delgada, pero no soy obesa. Me cuesta trabajo creer que alguien quiera acostarse conmigo. Pero por lo visto no ha sido así, porque me he acostado con hombres que otras personas considerarían «deseables». Cuando terminó la última relación larga que he tenido (estuvimos hablando de casarnos), enseguida empecé a salir con un hombre muy guapo que me trataba como a una mierda pero con quien tenía mucho sexo porque me sentía bien al saber que alguien tan atractivo y triunfador quería acostarse conmigo. (Mujer heterosexual, 32 años.)

## ROMPER CON BARBIE

Además de incidir en la disposición de una mujer a tener relaciones sexuales y experimentar con el sexo, una imagen corporal negativa puede afectar negativamente su reacción sexual. Las mujeres que tienen una mala imagen de su cuerpo poseen un impulso sexual más débil, más problemas para excitarse y mayor dificultad para conseguir orgasmos. Un estudio realizado en el Laboratorio Meston de Psicofisiología Sexual llevó a 85 universitarias al laboratorio de una en una para que rellenaran en privado unos cuestionarios acerca de su actividad sexual y la imagen que tenían de su cuerpo. En el cuestionario sobre la imagen corporal se les preguntaba cómo se sentían respecto de su peso y de diferentes aspectos de su atractivo sexual. A continuación, en un cuarto a solas, cada mujer tenía que leer un relato erótico y puntuar el grado de excitación que le había producido. Las mujeres que se sentían a gusto con su cuerpo experimentaron un deseo sexual mucho más intenso que las que se sentían mal por su peso o por su grado de atractivo. Las que tenían una peor imagen de su cuerpo dijeron además que tenían un bajo deseo sexual en la vida real.[9]

Si la opinión que una mujer tiene de su cuerpo cambia con el tiempo, también puede cambiar el nivel de su deseo sexual y la forma de reaccionar de su cuerpo durante el sexo. La doctora Patricia Barthalow Koch y sus colegas de la Universidad del Estado de Pennsylvania valoraron los cambios habidos con el paso del tiempo en la sexualidad de más de trescientas mujeres de mediana edad.[10] Descubrieron que a lo largo de un período de diez años aproximadamente el 57 por ciento de las mujeres notificaron una disminución del deseo sexual, el 58 por ciento afirmaron hacer el amor con menor frecuencia, un 40 por ciento dijeron que disfrutaban menos del sexo, y el 32 por ciento dijeron que tenían más dificultad para conseguir un orgasmo. A continuación los investigadores intentaron averiguar qué explicación podía haber para dicha disminución en la función sexual en una proporción tan grande de mujeres. Y ¿saben qué? Pues que la imagen corporal desempeñaba un papel muy importante. Cuanto más percibía una mujer que era menos atractiva que diez años antes, más había disminuido su actividad sexual en ese tiempo. Y viceversa: cuanto más consideraba una mujer que era atractiva, más habían aumentado su respuesta sexual y su actividad sexual en los diez últimos años.

Cuando una mujer está demasiado centrada en la apariencia de su cuerpo durante la relación sexual o en la manera en que éste va a ser valorado por su pareja, se distrae de las sensaciones placenteras que pueden ayudarla a excitarse y a tener un orgasmo. Los investigadores consideran que ser «espectador» es una de las causas principales de los problemas sexuales. Enseñar a las mujeres a centrar la atención en las sensaciones placenteras del sexo constituye una parte clave de muchas terapias sexuales eficaces. Los estudios realizados con mujeres que recibieron una terapia diseñada para eliminar la imagen negativa que tenían de su cuerpo muestran que han mejorado en cuanto a su imagen corporal, su interés por el sexo y sus sentimientos sexuales. Al cambiar la imagen negativa que la mujer tiene de su cuerpo, ayuda a cuestionar cómo cree ella que debería ser su cuerpo y a que lo vea de un modo más objetivo. Un estudio realizado con 32 mujeres que sufrían obesidad clínica sometidas a un programa de adelgazamiento de 31 semanas también demostró la relación que existe entre la imagen corporal y la actividad sexual.[11] Además de perder un peso sustancial, la mujeres que completaron dicho programa experimentaron una mejora enorme en su imagen corporal y en su impulso sexual, y de hecho tuvieron relaciones sexuales con más frecuencia. Cuando más tarde se les preguntó por qué pensaban que su actividad sexual había mejorado tras el programa, casi tres cuartas partes de ellas dijeron que había sido porque se sentían mejor con su cuerpo.

Se ha escrito mucho acerca del papel que desempeñan los medios de comunicación a la hora de contribuir a que las mujeres se sientan insatisfechas con su cuerpo. Al parecer, nos sabemos de memoria los nombres de las mujeres que son famosas fundamentalmente por ser guapas y delgadas, pero ¿alguien conoce el nombre de la última mujer que ha ganado el premio Pulitzer de literatura? (Fue Geraldine Brooks, en 2006.) Así que echemos una mirada más de cerca a las imágenes según las cuales las mujeres suelen valorar su cuerpo. Las modelos de pasarela suelen medir de un metro setenta y cinco para arriba y por término medio pesan entre 54 y 56 kilos. Muchas jóvenes (y no tan jóvenes) sueñan con parecerse a ellas, pero la realidad es que tan sólo aproximadamente el 5 por ciento de todas las mujeres tienen la constitución genética necesaria para ese tipo de cuerpo, por mucho régimen al que se sometan, mucho ejercicio que hagan, mucha cirugía plástica que soporten o por mucho que desarrollen un desorden alimentario que les destroce la salud. Las estrellas de cine esqueléticas cuyas paletillas se les marcan debajo del jersey adornan las revistas del corazón y de la moda con su imagen «de belleza imposible», como la llama una página feminista de Internet.[12] Tan imposible que, de hecho, se emplean programas informáticos de retoque de fotografías para hacer más esbeltas las mejillas, los brazos, las barrigas y las piernas al tiempo que agrandan por arte de magia la copa de los sujetadores. Tristemente, ese ideal se ha extendido de tal manera por la industria del espectáculo que ahora es necesario modificar algunas fotos para que las mujeres tengan las caderas y las clavículas menos pronunciadas y den menos la impresión de estar famélicas.

Hasta la muñeca Barbie puede verse implicada. Resulta que los investigadores han calculado que si Barbie fuera de tamaño natural, tendría una estatura de 1,72 y sus medidas serían 99-46-84. No pesaría más de 50 kilos, lo cual quiere decir que tendría tan poca grasa corporal que no menstruaría. Habría que advertir a Ken y sus descendientes de plástico de los riesgos que entraña ese cuerpo tan esbelto para su capacidad reproductora. Nos queda la esperanza de que los cuerpos distorsionados de las muñecas Bratz, que tienen cabezas gigantescas y cuerpos diminutos físicamente imposibles, puedan romper este círculo.

## LA ESTIMA SOCIAL

Una autoestima sana suele nacer de tomar en cuenta nuestros puntos fuertes personales y nuestras capacidades, y de estar contentos con lo que somos y lo que podemos ofrecer al mundo. Pero hay personas que, en lugar de concentrarse en su interior como seres humanos, se fijan en comparaciones externas para crear su propia sensación de valía personal. Además de comparar su cuerpo con los que ven en las vallas publicitarias, analizan cuánto ganan al compararse con los demás, en qué vecindario viven (y lo mucho que destaca su casa al lado de la de los Pérez) y en qué círculos sociales son aceptadas. A continuación, basándose en cálculos psicológicos, estiman cuál es su valor, tanto a sus ojos como a los de los demás.

Como sabe todo el que haya ido al instituto, esa valoración comparativa no es sólo un pasatiempo de los adultos. Nuestros amigos tienen que ver con lo «populares» que somos, incluso en la escuela primaria. Para muchos adultos jóvenes, la autoestima va estrechamente ligada a quiénes son sus amistades y al lugar social que ocupan entre sus iguales, fenómeno captado con tal detalle que aterroriza a los padres en el libro de la socióloga Rosalind Wiseman, titulado *Queen Bees and Wannabes* [Abejas reina y aspirantes]. Tal como señala Wiseman: «Una chica que pertenezca a la camarilla de los más populares puede evitar que la tachen de puta aunque tenga relaciones sexuales con frecuencia.»[13] En nuestro estudio, muchas mujeres rememoraron situaciones en las que tuvieron relaciones sexuales con el propósito de intentar hacer amigos y ser aceptadas socialmente:

En el instituto tuve una amiga que era muy rebelde. La única manera que tenía yo de ser «guay» para ella era dar la espalda a todo lo que me parecía correcto y lanzarme a esa forma de vivir acostándome con todo el mundo sólo porque sí. Antes de hacerme amiga suya era bastante ingenua. La verdad es que no sabía nada del sexo, de modo que la creí cuando dijo que retar a los amigos para que se acostaran contigo, engañar a sus novias y dormir con cualquiera que mostrara interés eran cosas normales. Yo me acostaba con chicos sólo para que ella me respetase más, porque cuando estaba en el instituto era un desastre y tenía poquísimas amigas. Odiaba cada una de las experiencias que tenía, y cuando dejé de ser su amiga tardé cinco años en valorarme como persona. (Mujer heterosexual, 22 años.)

O para inducir a la gente a que las apreciase:

Yo era muy joven, quería sentir que era «alguien», construir mi autoestima a través de otra persona. Me creía una persona importante y pensaba que con ello conseguiría gustar a la gente del instituto. Ahora me doy cuenta de que utilicé un montón de cosas extremas para hacerme gustar [...] para encajar. Y en aquel momento no me funcionó [...] la verdad es que me sentí peor. [...] Únicamente quería ser como las demás chicas [...] o por lo menos como la versión que tenía yo de ellas en mi mente. (Mujer heterosexual, 41 años.)

O para encajar en determinado grupo social:

Tenía la sensación de que el ser virgen me excluía de mi círculo social. Yo no «conseguía» cosas que sí conseguían mis amigas, que eran sexualmente activas, y tenía la impresión de que a menudo me dejaban fuera de algunas actividades sociales por esa razón. Así que me acosté con una persona mayor que yo para ser aceptada en su círculo social, que estaba formado por personas más mayores y cultas. (Mujer heterosexual, 26 años.)

Como hemos visto, las mujeres suelen sentirse atraídas hacia hombres de estatus elevado porque éste suele ir acompañado de recursos, un estilo de vida agradable y un sinfín de ventajas sociales. Desde una perspectiva evolutiva, dicho estatus elevado de un hombre podría ser un indicador de que posee buenos genes que pasar a los hijos. Pero en nuestro estudio hubo algunas mujeres que buscaron el sexo con un compañero de estatus elevado por un motivo completamente distinto. En realidad no les interesaba buscar una relación con esa persona, ni quedarse embarazadas, ni siquiera beneficiarse de los bienes materiales que pudieran venir; simplemente querían elevar su estatus social a los ojos de sus amistades acostándose con un hombre que tuviera un alto valor como pareja:

> Aquel tío no era superfamoso, sólo tocaba en una banda local muy popular y trabajaba en la creación de un álbum para una empresa importante. Fue divertido, era un buen amante y todo el mundo se enteró de lo ocurrido porque yo vivía en una residencia para estudiantes y cuando ya tuvimos intimidad él acudía allí. Lo hice sólo para dar envidia a las otras chicas. [...] Así les parecí más guay. (Mujer heterosexual, 22 años.)

A otras mujeres, acostarse con un hombre de estatus elevado les sirvió para sentirse más deseables. En esos casos, hicieron el amor no para impresionar a sus amigas ni para elevar su estatus social, sino para mejorar la valoración que hacían de sí mismas, su autoestima. Aunque no siempre les fue tan bien como esperaban:

> La persona con la que me acosté era un tipo muy cotizado en mi época universitaria, y cualquier chica estaría orgullosa de poder decir que salía con él, o eso pensaba yo. Una noche, después de haber estado bebiendo en la discoteca del barrio (era la noche de las chicas y las copas eran gratis), me sentí lo bastante valiente para acercarme a él y empezar a coquetear un poco. En fin, una cosa llevó a la otra y terminamos en casa de él para vivir una gloriosa noche de sexo. Yo estaba totalmente dispuesta, sobre todo porque el alcohol que llevaba encima me dio el valor necesario para dejar de

lado mis inseguridades a causa del físico. Aquella gloriosa noche terminó para mí con una enfermedad de transmisión sexual, una fama horrible y una resaca de campeonato. Nunca jamás volví a ser tan tonta. (Mujer heterosexual, 32 años.)

Pero otras veces, incluso salió mejor de lo previsto:

Cuando conocí a mi marido me pareció que estaba fuera de mi alcance. [...] Yo me había criado muy tímida e introvertida y me relacionaba con chicos que jugaban con el monopatín. Y mira tú por dónde llega el Gran Chico Americano, todo músculos, alto, bronceado, gran sonrisa, exactamente el tipo que jamás se habría fijado en mí si hubiéramos ido juntos al instituto. Después de cenar volvimos a mi casa; él se trajo su bolsa y yo le dije con toda naturalidad que podía dormir en el sofá o en mi cama, que no me importaba compartirla con él. Eligió mi cama y yo no me eché atrás. [...] Terminamos casándonos seis meses después. De vez en cuando me sorprendo mirándolo mientras está haciendo algo y pienso: Dios, me cuesta trabajo creer que ése sea mi marido. (Mujer heterosexual, 24 años.)

## EL DÉFICIT DE ATENCIÓN

Aunque hay personas que parecen haber nacido dotadas de una sana autoestima, las investigaciones psicológicas apuntan a varias influencias significativas durante la infancia, entre ellas el apego, el apoyo y la atención de los padres. Un estudio realizado con 16.749 adolescentes, por ejemplo, descubrió que un mayor apoyo y control por parte de los padres iba unido a una mayor autoestima en los niños.[14] Especialmente crucial es la percepción que tienen los niños del nivel de atención de sus padres, padres que los vigilan con cariño pero con atención y que están preparados para reaccionar sin previo aviso, si fuera necesario. Tal vez este control de los padres proporciona a los niños confianza para explorar las oportunidades y peligros que los rodean y les permite convertirse en adultos que funcionen plenamente. No todas las mujeres son felices beneficiarias de la atención amorosa de sus padres; algunas sufren cierto abandono por parte de éstos. A veces, la baja autoestima hace que las mujeres compensen este déficit de atención buscando mediante el sexo la atención que nunca obtuvieron de sus padres.

En nuestro estudio hubo varias mujeres para las que tener relaciones sexuales era una manera de intentar «compensar» algo que les había faltado en casa cuando eran pequeñas. En muchos casos esto quería decir valerse del sexo para obtener atención y conexión emocional. Algunas mujeres afirmaron que utilizaban el sexo para sentir el amor, el cuidado y la atención que no habían tenido en casa:

> Cuando era adolescente vivía en una familia pobre y en la que había malos tratos. Creía que si me acostaba con chicos ello conduciría al amor, y además me gustaba la atención que le prestaban a mi cuerpo, lo cual resultaba agradable. Sucedió en varias ocasiones, pero recuerdo una en la que estaba tumbada contemplando el cielo, esperando a que aquello acabase. Deseaba sentir placer y fingí estar excitada, pero en realidad lo único que quería era proximidad emocional. Me sentí sucia, pero continué haciéndolo una y otra vez, esperanzada. (Mujer heterosexual, 28 años.)

Para otras, se cumplió el objetivo, pero sólo de forma temporal:

> Me educaron en una familia en la que había malos tratos. Crecí con la idea de que había algo malo en mí por lo que merecía aquellos malos tratos. El sexo fue la primera atención que recibí con la que, aunque no tenía una motivación a largo plazo, mientras lo practicaba me sentía plenamente apreciada, deseada y amada. (Mujer bisexual, 25 años.)

> Yo era una adolescente con baja autoestima. Como durante toda mi vida había tenido unos padres que no hacían

más que ignorarme, supuse equivocadamente que el sexo significaba que la persona se preocupaba por mí. La atención que recibía del sexo era agradable, pero terminé descubriendo que no, que en realidad no implica que le importes a esa persona. (Mujer bisexual, 24 años.)

Y hubo una mujer que contó que los malos tratos sufridos en su pasado la empujaron a buscar el sexo simplemente para «sentir» algo:

Estaba obsesionada con que la vida y los médicos me habían utilizado y habían abusado de mí para sus propios fines. Pasé una temporada sin sentir respeto por mí misma o por mi cuerpo, y me decía: «Qué diablos, no es más que carne, sólo eso.» Así que iba por ahí exhibiéndome ante todo el mundo o actuando de forma provocativa porque, al fin y al cabo, era solamente carne y no significaba nada más. Con esa mentalidad perdí la virginidad. Me dije algo así como: «Qué demonios, se me ha presentado la ocasión.» Duró unos tres cuartos de hora, luego él se quedó dormido, me vestí y me quedé un rato sentada pensando: «Vale, y ahora ¿qué?» Después me fui a buscar a mis amigas para comer con ellas. Supongo que simplemente quería sentir algo, y sentirme degradada fue sentir algo. (Mujer heterosexual, 24 años.)

Algunas mujeres que sufren una baja autoestima debido a que percibieron un déficit de atención y cuidado en sus padres buscan el sexo para llenar ese vacío psicológico. A algunas las ayuda, aunque sólo sea de forma pasajera. A otras, el sexo las deja más vacías que antes.


SEGUIR ADELANTE

Así como algunas personas buscan externamente, evalúan sus recursos y su posición social para calibrar su propia valía, otras determinan lo que opinan de sí mismas en función de que alguien las ame de forma romántica. Como no existe garantía alguna de que ningún amor dure para siempre, con esto ponen su autoestima en una situación más bien precaria. Si toda la autoestima de una mujer está basada en el amor que le tiene otra persona, corre el riesgo de sentirse sumamente deprimida e inútil si cesa dicho amor. Incluso para las personas que no se juegan toda su autoestima al amor de otra persona, que alguien deje de quererlas puede causarles un gran dolor psicológico.

Dependiendo del grado de la pérdida, la mayoría de las personas que han sufrido un rechazo pasan por un período de duelo durante el cual buscan maneras de consolarse. Algunas recurren a los amigos, otras se dan al alcohol o las drogas, y, según nuestro estudio, otras buscan sexo. Tal como escribió una mujer de nuestro estudio: «La mejor manera de superar una relación es meterse debajo de otra persona.» Muchas mujeres de nuestro estudio refirieron episodios en los que buscaron el sexo para curarse heridas de amor. Sus experiencias fueron todas singulares.

A algunas, acostarse con otra persona después de terminar una relación las ayudó a restaurar su autoestima:

Cada vez que me hace daño una persona que me importa de verdad termino acostándome con otra. Me ayuda a superar a la anterior y seguir adelante. Y también me ayuda a sentirme mejor conmigo misma, sobre todo si la persona anterior me dejó por otra. Así me siento todavía deseable y pienso que no fui yo la causa de que me dejase por otra. (Mujer heterosexual, 19 años.)

Acababa de salir de una relación desastrosa y me sentía muy mal conmigo misma. Era la típica depresión que se tiene al terminar una relación, me sentía incapaz de ser querida y de ver nada en mí misma que pudiera resultarle atractivo a otra persona. Cuando conocí a este tipo no me gustó especialmente y no me sentí muy atraída por él. Sin embargo él mostró un poco de interés, así que empezamos a salir. No mucho después empezamos a acostarnos. Yo seguía sin sentir nada de verdad por él, pero disfrutaba de la idea de que alguien me deseara. (Mujer heterosexual, 24 años.)

Para otras, el arreglo fue sólo muy pasajero:

Mi ex me había dejado tirada sin contemplaciones el día de mi cumpleaños y había optado por salir con una chica que fuera aceptada por su familia. Me sentí abandonada, no querida, no lo bastante buena y, quizá lo más importante de todo: no deseada. Siguieron varios meses de depresión. Con el tiempo empecé a sentir que recuperaba mi autoestima, pero no podía sacudirme la idea de que era incapaz de ser amada. Durante las vacaciones de verano me encontré con un amigo de la infancia que yo sabía que llevaba diez años loco por mí. Puede que fuera la soledad, puede que fuera el alcohol, pero me convencí de que si estaba con él se borraría el sentimiento de rechazo que me había dejado mi ex. Seguro que él tenía poder para ello, después de todo se las había arreglado para cultivar durante diez años la locura que sentía por mí. Al final terminé experimentando una inyección de autoestima durante una temporada, pero el sentimiento de soledad se transformó en culpabilidad y vergüenza. Intenté buscar una forma de sentirme amada, y en cambio encontré una forma de dejar de quererme a mí misma. (Mujer heterosexual, 24 años.)

Y a algunas mujeres no les sirvió para el fin que pretendían:

La verdad es que varias veces he tenido relaciones sexuales por despecho. Creía que me ayudarían a olvidarme de la otra persona o incluso a borrarla de mi cuerpo poniendo encima la huella de otra. Pero lo cierto es que no sucedió así, por supuesto, simplemente fue sexo con otra persona. Seguí echando de menos a los antiguos amantes, tanto como antes de hacerlo. (Mujer heterosexual, 23 años.)

Mientras que algunas mujeres tienen relaciones sexuales para compensar una carencia psicológica o para recuperar la autoestima tras una ruptura, otras pretenden adquirir un verdadero sentimiento de poder.

## EJERCER EL PODER SEXUAL

A algunas mujeres el sexo les proporciona una tremenda sensación de poder, y ese sentimiento de dominio y mando las motiva aún más. Una mujer de nuestro estudio lo expresó de manera muy elocuente:

> Se trata sobre todo de sentirse capaz de iniciar la relación sexual y demostrar poder a la otra persona, aunque sea una pareja duradera. En muchos sentidos el sexo tiene que ver con el poder, poder para dar placer a tu pareja y que ella te lo dé a ti, y poder para sentirse atractiva y deseable. No creo que sea raro hacer el amor por este motivo. (Mujer heterosexual, 22 años.)

El poder no siempre es un fin en sí mismo. Más bien, para las mujeres es una manera de ejercer control e influencia sobre una pareja sexual.

En ocasiones dicho control tiene lugar dentro del contexto de una relación romántica ya existente:

> A una mujer le es fácil mantener a un hombre bajo control mediante el sexo. Puede regularlo, negárselo, etc. Yo tenía un novio controlador, pero en el sexo éramos iguales, y yo incluso podía decirle lo que tenía que hacer cuando en la mayoría de los casos no era una opción. (Mujer heterosexual, 19 años.)

En otros casos surge un sentimiento de supremacía del hecho de haber logrado al mismo tiempo mandar en un compañero sexual y haber vencido a otra mujer en lo que a obtener atención se refiere:

Esto sucedió poco después de que rompiera con mi marido porque él tuvo una aventura. A modo de venganza, entré en un trío con una mujer y un hombre. Él no llegó a enterarse, y ésa no fue mi intención en ningún momento. Lo del trío ocurrió a resultas de que yo quería demostrarme a mí misma que todavía era deseable y que podía ser deseada por alguien. Me gustaba la idea de que fuera un tabú y algo que no había probado nunca. La mujer no me interesaba en absoluto y no hice nada con ella, las dos teníamos la atención centrada exclusivamente en el hombre. Experimenté un sentimiento de poder cuando logré distraer la atención de él para que practicara el coito conmigo. (Mujer heterosexual, 29 años.)

Y a veces el poder no proviene de la mera competición con otras mujeres, sino del éxito por haber atraído sexualmente a un hombre de estatus elevado:

Él era el típico hombre con el que todas las mujeres querían estar. Entraba en una habitación y todo el mundo se fijaba en él. Cuando posaba la mirada en ti, no podías evitar sentirte la persona más importante del mundo. Yo lo conocía de toda la vida, pero nunca habíamos tenido más que una amistad lejana. Pero un día me miró fijamente, y yo no pude resistirme. La idea de que él, la persona más importante de mi círculo, me deseara a mí, la típica mujer en la que no se fija nadie, generó en mí un poder tremendo. Me sentí importante, como si estuviera a su altura. (Mujer heterosexual, 24 años.)

Puede que el poder no provenga simplemente de dominar a los demás. Hay mujeres que tienen relaciones sexuales porque se dan cuenta de que es una esfera de su vida en la que pueden ejercer el control:

Durante una temporada sufrí bulimia y tuve problemas graves respecto del control, y en aquel momento me proporcionaba placer tener el total control sexual sobre alguien, sobre todo un hombre. (Mujer heterosexual, 23 años.)

La oportunidad de infundir vida en un hombre agonizante, que en su juventud fue amado, es un intercambio muy poderoso, una promesa de inmortalidad para el moribundo y la elevación hasta un plano espiritual más alto para el vivo. (Mujer heterosexual, 58 años.)

O porque así pudieron exhibir una mayor experiencia que su pareja:

Hubo un par de tíos con los que me acosté porque me daban lástima. Eran vírgenes y me daba pena que nunca hubieran hecho el amor, así que me acosté con ellos. Me sentí como si les estuviera haciendo un favor enorme que no les había hecho nadie en su vida. Sentí que tenía poder sobre ellos, como si fueran unos pobrecillos y yo tuviera el control de la situación. Aumentó la seguridad en mí misma al ser la maestra de la situación, y me sentí más deseable. (Mujer heterosexual, 25 años.)

El poder es un elemento predominante de muchas novelas romántico-eróticas. Las novelas románticas constituyen un negocio de más de mil millones de dólares, y son un género de ficción que vende más ejemplares que ningún otro, incluido el de misterio. En 2004, por ejemplo, las novelas románticas constituyeron el 55 por ciento de todos los libros en rústica que se vendieron en Estados Unidos. Se traducen a decenas de idiomas y se venden en más de un centenar de mercados internacionales. Y el 95 por ciento de los consumidores de novelas románticas son mujeres, así que esos libros nos ofrecen una ventana sin igual para observar la psicología sexual femenina. Un investigador de la novela romántica extrajo la siguiente conclusión: «Es posible que el romance sea el formato que mejor se adapta a la psique femenina, porque su fórmula refleja la realidad universal de las mujeres mejor que ninguna otra.»[15]

Aunque en muchas novelas románticas la trama central es la historia de amor entre la protagonista femenina y el protagonista masculino, resulta fascinante examinar cómo retratan los autores —casi exclusivamente mujeres— la sexualidad femenina. Las lectoras se identifican con la protagonista por ser ésta el poderoso e irresistible objeto de deseo sexual para el varón. La protagonista tiene el control sexual porque la pasión arrolladora del hombre le garantiza que éste le será sexualmente fiel. En esencia, el protagonista se vuelve dependiente de la chica, sexualmente poderosa,[16] y el poder sexual de ella resalta sobre todo gracias al carácter del hombre al que tiene cautivado: suele tener una belleza ruda, es masculino de rostro, cuerpo y comportamiento; disfruta de un estatus social excepcionalmente elevado (es príncipe o algún hombre de negocios de éxito extraordinario); y posee riquezas fabulosas. En resumen, cuenta con todos los atractivos que resultaban cruciales para nuestras antepasadas de todas las culturas y a lo largo de toda la evolución de la humanidad.

## LA SUMISIÓN SEXUAL

Aunque la protagonista femenina ejerce un poder sexual sobre el protagonista masculino, un varón de gran valor como pareja, también existe, casi de forma paradójica, un detalle en el que ella cede o se somete ante la pasión incontrolable que siente él. Esta fusión de poder sexual e irresistibilidad sexual por medio de la sumisión se da con frecuencia en las novelas romántico-eróticas y fue citada por varias mujeres de nuestro estudio como un motivo para hacer el amor:

Simplemente me resulta agradable someterme, dado que ya tengo que ejercer el control constantemente en mi vida. Cuando tengo que pasar el día entero cumpliendo con responsabilidades y obligaciones y ocupándome del trabajo, me resulta un alivio dejarme llevar y ceder a otro el control total. Y también me encanta la idea de que alguien me desee tanto como para no poder resistirlo, y en ese caso no puedo menos que abandonarme. (Mujer bisexual, 18 años.)

Hubo otra mujer que expresó de qué manera veía ella la unión entre atractivo sexual, sumisión y poder:

Hay veces en que someterme me pone cachonda. No siempre. Pero en más de una ocasión he deseado realizar el acto sexual de tal forma que el control pudiera tenerlo mi pareja. Con ello me sentía sexy y al mando en otros aspectos. Quería que el control lo tuviera él, pero eso me causaba la sensación de también estar yo al mando. A veces someterme consiste en que él me ata las muñecas con una cuerda o que me sujeta los brazos para que no pueda moverlos. (Mujer heterosexual, 33 años.)

Una explicación plausible es que al someterse la mujer puede sentirse sexualmente deseable, y esa deseabilidad sexual, a su vez, le proporciona poder y control sobre su pareja. En general, hemos visto que hay dos motivos que dieron las mujeres para hacer el amor —«Quería someterme a mi pareja»; «Quería adquirir el control sobre la persona»—, y que estaban relacionados entre sí. Estadísticamente estos motivos iban siempre juntos, lo cual sugiere que la sumisión sexual puede de hecho ser un medio de obtener el control.

Quizá sea ésta una de las razones de que la sumisión sexual sea una fantasía sexual muy popular entre las mujeres. Un estudio realizado con 141 mujeres casadas reveló que la fantasía «Imagino que me dominan y me obligan a rendirme» era la segunda más común de una lista de quince, tan sólo superada por las de un «amante romántico imaginario».[17] Otros estudios verifican que un número sustancial de mujeres experimentan fantasías placenteras de sumisión sexual. Un estudio halló que el 29 por ciento de las participantes habían experimentado excitación sexual con fantasías de sometimiento, y otro descubrió que el 30 por ciento de las mujeres habían experimentado la fantasía sexual de «Soy una esclava que debe obedecer todos los deseos de un hombre».[18]

Hay otras mujeres a las que les gusta someterse sexualmente no porque ello les proporcione poder necesariamente, sino porque les ofrece la oportunidad de cambiar de ritmo respecto de lo que es habitual en ellas:

En mi vida diaria soy muy extravertida y tiendo a tomar el control de las situaciones. Me gusta mucho el sexo cuando la que se somete soy yo, porque es muy diferente de mi forma habitual de actuar. Confío en que mi novio no va a aprovecharse de mí, así que es más fácil dejar que otra persona me domine y no preocuparme de estar al mando. (Mujer heterosexual, 28 años.)

De hecho, a veces el control puede ser una carga, y algunas mujeres experimentan alivio al soltarlo. En las entrevistas que tuvimos con las mujeres, algunas dijeron que las irritaban los hombres que no eran capaces de asumir el control: los que no saben decidir a qué restaurante quieren ir, qué película quieren ver o cuáles son sus metas en la vida, que constantemente preguntan a la mujer qué quiere hacer ella. La sensación de libertad que obtienen desempeñando el papel de sumisas aparece reflejado en este testimonio:

Quise mostrarme sumisa ante mi novio a modo de juego. Habíamos estado jugando a luchar, y la cosa empezó a derivar hacia lo sexual. Yo estaba de un estado de ánimo sumiso, y la idea de que él me dominase físicamente me puso cachonda. Sacó cuatro cinturones de cuero del armario y me ató a su cama. Me sentí completamente impotente y como si no tuviera que preocuparme de nada, dónde poner las manos, qué decir, qué hacer. Dejé que él se hiciera cargo de todo. (Mujer bisexual, 22 años.)

Algunas mujeres se someten sexualmente porque es el modo que menos coste les supone, tanto psicológica como físicamente:

Por lo general, en el sexo me muestro sumisa. Pero hubo una persona en concreto que quiso acostarse conmigo cuando yo no quería. Después de decir «no», terminé haciendo el amor al estilo sumiso. Sucedió unas cuantas veces. Con el tiempo descubrí lo que él quería hacerme, y el hecho de mostrarme sumisa ayudaba a que acabase más deprisa. Si no me mostraba sumisa, me hacía daño y duraba más tiempo. Mi novio actual me domina para que nos acostemos. Le dejo hacer el amor cuando él quiere, porque no me parece bien decirle que no. (Mujer heterosexual, 30 años.)

Acaso el extremo de la sumisión sexual sea el masoquismo sexual. En nuestro estudio descubrimos que una pequeña minoría de mujeres afirmaron que hacían el amor porque deseaban que las «utilizaran o degradaran», o porque querían castigarse a sí mismas. Tal como dijo una:

Hay veces que siento que merezco que me castiguen. Si mi novio se me acerca y no me apetece hacer el amor, no le rechazo. Quiero sentirme utilizada. (Mujer heterosexual, 18 años.)

Otra mujer deseaba que su novio le hiciera daño sexualmente para expiar el sentimiento que tenía de haberle tratado mal:

Me sentía culpable por haber herido emocionalmente al que llevaba tanto tiempo siendo mi novio. [...] Supongo que quería que él me hiciera daño físicamente para así absolverme de la culpa de haberle causado daño. Ni siquiera recuerdo qué le hice, quiero decir para hacerle daño, fue hace mucho tiempo. [...] Mientras lo hacíamos no le miré a la cara, volví la cabeza, sólo le dije que me gustaba más así. Creo que él sabía que pasaba algo, porque yo normalmente estoy deseosa de intimidad. En el fondo él sabía que me estaba haciendo daño, pero yo le rogaba que me lo diera como me gustaba, le dije lo que tenía que hacer, y él lo hizo. Cuando todo acabó me sentí un poquito mejor, como si el hecho de que él me hubiera hecho daño físicamente hubiera equilibrado el terreno de juego. (Mujer heterosexual, 20 años.)

Es importante señalar que estas motivaciones sexuales, aunque son auténticas, resultan estadísticamente raras en las mujeres; mucho más comunes son las mujeres que encuentran excitante la sumisión sexual porque es algo que va unido a que su pareja las encuentra sexualmente atractivas e irresistibles. Pero los testimonios como éstos abren la puerta a los recodos más oscuros del sexo, entre ellos las experiencias de mujeres que aceptaron una relación sexual no deseada porque creían que no tenían derecho a negarse o porque pensaban que de algún modo se lo debían a la persona. Tal como exploraremos en el capítulo siguiente, cuando estas mujeres reflexionaron sobre dichas experiencias, muchas dijeron que tenían una baja autoestima y que se sentían inútiles.

# 10

## El reverso tenebroso

### *El castigo sexual, la crueldad y la violencia*

> El placer no se puede compartir; al igual
> que el dolor, sólo es posible experimentarlo o
> infligirlo, y cuando damos placer a nuestros
> amantes o caridad a los necesitados, no es para
> gratificar al objeto de nuestra benevolencia, sino
> únicamente a nosotros mismos. Porque la ver-
> dad es que somos bondadosos por la misma ra-
> zón por la que somos crueles, para poder incre-
> mentar la sensación de nuestro propio poder.
>
> ALDOUS HUXLEY (1894-1963)

Los seres humanos tenemos facetas siniestras y perturbado-
ras en la psicología sexual que no podemos ignorar. Existe un
número sorprendentemente elevado de mujeres que a veces tienen relaciones sexuales porque los hombres las engañan, las dro-
gan, las coaccionan o las fuerzan físicamente. En cierto modo
puede que esto parezca un tema poco común del que hablar en
un libro que trata de por qué hacen el amor las mujeres. En efecto, algunos amigos y colegas nuestros se han extrañado de que en
este libro hablemos siquiera de temas como el sexo forzado, ya
que muchos de ellos no consideran que una violación tenga nada

que ver con el sexo, sino más bien con el poder y la violencia.

Somos sensibles a estos temas y hemos deliberado mucho acerca de ellos. Sin embargo, finalmente hemos decidido ceder la palabra a las mujeres que participaron en nuestro estudio. Y el hecho es que muchas de ellas, cuando se les preguntó qué las motivaba a tener relaciones sexuales, efectivamente respondieron diciendo que habían sido engañadas por un hombre, coaccionadas verbalmente, sometidas mediante drogas o alcohol o forzadas físicamente. No es así como quieren hacer el amor las mujeres, pero de todas maneras son algunas de las razones por las que hacen el amor.

Existe otro propósito en nuestro empeño de sacar a la luz los motivos más oscuros para tener una relación sexual. Resaltando esas circunstancias a través de lo que dicen mujeres reales que han sufrido dichas experiencias y enmarcando esos testimonios de primera mano con estudios científicos del impacto que provocan, los lectores adquirirán unos conocimientos que podrían serles de utilidad en su propia vida o para ayudar a algún ser querido. Aunque el conocimiento que la sociedad tiene de la violación se ha incrementado gracias a proyectos llevados a cabo en los campus universitarios y escuelas públicas, sigue habiendo algo incómodo, sensacionalista y en ocasiones censurable en la manera en que se retratan los casos de violación y se habla de ellos. Además, la experiencia de haber tenido una relación sexual a la fuerza puede conformar la sexualidad de una mujer durante mucho tiempo después de haber ocurrido, y el miedo al sexo forzado puede alterar de forma permanente la sensación de seguridad que tenga una mujer.

Por todas estas razones, sería un descuido por nuestra parte ignorar el sexo forzado y fingir que no figura en la vida sexual de algunas mujeres. Esperamos que al oírlo contar directamente por varias mujeres de nuestro estudio, otras que lo han sufrido descubran que no están solas en su experiencia. Y también esperamos que ello proporcione a las mujeres (y a los hombres) unas cuantas herramientas que ayuden, para empezar, a evitar que sucedan estos actos tan aborrecibles. Comenzamos con un fenómeno que es asombrosamente común: el engaño.

En todo el mundo animal las tácticas de engaño son cosa común. Cualquier organismo que tenga percepción puede ser engañado. Los pescadores fabrican cebos que imitan alimentos sabrosos y así engañan a los peces para que muerdan un anzuelo oculto. Entre las moscas escorpión, los machos atraen a las hembras con moscas muertas, un alimento muy deseado por ellas, a fin de poder copular, y una vez que han eyaculado retiran la mosca muerta. Los seres humanos no constituimos una excepción a la hora de valernos del engaño en el campo de batalla sexual.

Para comprender mejor, de forma evolutiva, por qué el engaño sexual y otras facetas siniestras del emparejamiento abundan tanto, hay que recurrir a la teoría del conflicto sexual.[1] Siempre que los intereses evolutivos de un hombre y una mujer difieran entre sí, existe un potencial de conflicto sexual. La teoría del conflicto sexual predice que cuando dichos conflictos tienen lugar repetidamente de una generación a otra, cada sexo desarrollará adaptaciones diseñadas para empujar o manipular al otro a fin de que se acerque lo más posible al punto óptimo para él. Por ejemplo, si las mujeres prefieren emparejarse con hombres que poseen recursos, a veces les interesa a los hombres engañarlas respecto de los recursos que poseen, si con dicha táctica consiguen atraerlas para un encuentro sexual. Y también les interesa a las mujeres desarrollar adaptaciones para detectar el engaño y concentrarse en las señales sinceras más que en las poco fiables o engañosas. Así surge un círculo vicioso que no tiene principio ni fin. El engaño por parte del varón acerca de la profundidad de sus sentimientos lleva a la disminución de la aptitud de la mujer, la cual la lleva a la construcción de defensas contra el engaño, lo cual lleva a una disminución en la aptitud del varón y a su vez al engaño por parte del varón. Y en efecto, ya veremos que las mujeres cuentan con un verdadero ejército de defensas para protegerse de las artes traicioneras de los hombres.

Desde el punto de vista evolutivo, las mujeres poseen un recurso reproductivo que tiene un valor extraordinario: las alegrías y las penas de nueve meses de gestación para producir un hijo. De modo que la evolución ha favorecido las estrategias masculinas con las que el hombre logra acceder a ese recurso reproductivo tan valioso. La estrategia sexual más común es el cortejo sincero.[2] Muchos hombres muestran un interés genuino por una mujer y despliegan todo un abanico de tácticas para atraerla, incluso en encuentros casuales o en las primeras etapas de una relación: exhibir un buen sentido del humor, mostrarse solidarios con ella respecto de sus problemas, tener buenos modales, ir bien acicalados, hacer un esfuerzo para pasar mucho tiempo con ella, ofrecerle su ayuda, llevarla a cenar y hacerle regalos. Por supuesto, inicialmente la mayoría de los hombres procuran dar la mejor imagen de sí mismos, y puede que escondan algunas debilidades y disfracen la verdad. Se han realizado estudios sobre estas pequeñas formas de engaño que indican que son muy frecuentes en las citas tradicionales, y también en las citas por Internet.

Las páginas de contactos en Internet son un foro cada vez más común para buscar pareja, así que resulta apropiado penetrar en el mundo del engaño sexual a través de la lente de esta modalidad moderna de emparejamiento. Un estudio realizado estimó que 16 millones de estadounidenses han utilizado un servicio de contactos por Internet, y que de ellos 3 millones han iniciado relaciones duraderas, en ocasiones con matrimonio, con una persona que conocieron en la red.[3] Recientemente se ha llevado a cabo un estudio de los anuncios de contactos en la red que exploraba hasta qué punto hombres y mujeres aportan información falsa sobre sí mismos. Los investigadores compararon los datos que proporcionaban unos y otros respecto de la estatura, el peso, la edad y otras características con los datos verdaderos, medidos y verificados de modo independiente.[4] El 55 por ciento de los hombres, en comparación con el 41 por ciento de las mujeres, mintieron acerca de la estatura. Las mujeres mostraron una mayor tendencia a ocultar la verdad acerca del peso. En total, un sorprendente 81 por ciento de la muestra empleó alguna forma de engaño, ya fuera sobre las características físicas, los ingresos económicos, vicios como el tabaco o el alcohol o ideas políticas.

Sin embargo, tal como predice la teoría del conflicto sexual, ambos sexos son muy conscientes de los riesgos que entrañan los engañosos anuncios de la red. En efecto, un estudio descubrió que el 86 por ciento de los que participan en esos anuncios de la red están convencidos de que «los demás» mienten acerca de su apariencia física y citan el engaño como una de las desventajas más grandes de los contactos por Internet.[5]

Pese a lo frecuente que era el engaño, la mayor parte de las mentiras resultaron ser un modesto embellecimiento. Los hombres exageraron su estatura verdadera sólo algo más de un centímetro como promedio. Las mujeres rebajaron su peso aproximadamente en cuatro kilos. Por lo visto, la mayoría engaña con mentirijillas lo bastante suaves como para llevarse el gato al agua, en lugar de proyectar una imagen muy distorsionada de su personalidad atribuyéndose cualidades que no tardarían en desmentirse en una cita cara a cara. Claro que siempre hay excepciones. Hubo un hombre que dijo que medía ocho centímetros más y que era once años más joven de lo que resultó ser en realidad. Una mujer dijo que pesaba 16 kilos menos de lo que pesaba de verdad. Pero en conjunto, los datos disimulados que aportaron casi todos, más que mentiras descaradas, fueron ligeras exageraciones.

El engaño en las citas es una táctica oportunista igual para todos, la practican tanto los hombres como las mujeres. En cualidades que son fácilmente observables como la estatura, el peso y el atractivo, mienten sólo un poco. Las mentiras descaradas, como que un hombre de estatura baja afirme medir uno ochenta o que una mujer gruesa diga que pesa 56 kilos, son fáciles de detectar y el engaño les resultará contraproducente cuando ambos se conozcan en persona. Sin embargo, hay engaños que son difíciles de identificar. Las cualidades como los ingresos económicos o el estatus social en general son más difíciles de verificar, y por eso actualmente las páginas de contactos de Internet contienen procedimientos de investigación que verifican de forma independiente los ingresos de la persona, el nivel de estudios y otras informaciones. Algunos incluso investigan si la persona posee antecedentes penales, un dato que mucha gente puede omitir «sin darse cuenta» en su perfil.

## El engaño sexual

La mayoría de las mujeres buscan alguna conexión o implicación emocional con un hombre antes de consentir en tener relaciones sexuales con él. Desde una perspectiva evolutiva, se trata de un rasgo de sabiduría emocional que las mujeres han heredado de sus antepasadas maternas. La implicación emocional del varón, en particular su amor verdadero, es para la mujer una potente señal de que permanecerá al lado de ella en las duras y en las maduras, en la salud y en la enfermedad. El amor ofrece las mayores posibilidades de que el hombre dedique su compromiso, sus provisiones y su protección a la mujer y a los hijos de ésta.[6] Los hombres que no están enamorados se sienten más libres de ir coqueteando de una mujer a otra.

En ocasiones los hombres se sienten desconcertados por el deseo que tienen las mujeres de amor e implicación emocional. Así lo expresó un hombre en nuestro estudio original:

> Cabría pensar que ya no es necesario decirle a una mujer «Te quiero» para entusiasmarla y seducirla. Pero no es así. Es una frase que tiene el efecto de un tónico. Personalmente, cuando estoy en plena pasión me pongo a hacer declaraciones de amor. No siempre me creen, pero da más emoción a la ocasión para ambas personas. No es exactamente que esté engañando, tengo que sentir algo por la chica. Y qué demonios, por lo general parece ser lo más apropiado que decir en ese momento.[7]

De hecho, varios estudios llevados a cabo por el Laboratorio Buss de Psicología Evolutiva han revelado que el engaño emocional que practican los hombres es una táctica asombrosamente común para persuadir a las mujeres de que se acuesten con ellos. En un estudio pedimos a 240 mujeres y 239 hombres que describieran de qué forma habían sido engañados por miembros del sexo opuesto.[8] Hallamos que las mujeres afirmaban haber sido engañadas por los hombres de las formas siguientes:

- Ocultaron una relación seria que tenían con otra mujer (9 por ciento).
- Mintieron acerca del grado de atracción que sentían hacia otra mujer (26 por ciento).
- Ocultaron sentimientos emocionales que tenían por otra mujer (25 por ciento).
- Exageraron sus ambiciones profesionales (21 por ciento).
- Exageraron lo buenos y comprensivos que eran (42 por ciento).
- Las engañaron diciendo que sentían algo muy fuerte por ellas (36 por ciento).
- Ocultaron el hecho de que estaban coqueteando con otras mujeres (40 por ciento).
- Las engañaron respecto de lo profundo de sus sentimientos para acostarse con ellas (29 por ciento).
- Las engañaron acerca del grado de compromiso a largo plazo que deseaban tener con ellas (28 por ciento).

Es posible que estos porcentajes estén por debajo de las tasas de engaño verdaderas. En otro estudio realizado con 112 hombres, el 71 por ciento reconocieron que en ocasiones habían exagerado la profundidad de sus sentimientos hacia una mujer para poder acostarse con ella.

Muchos casos de engaño sacados de nuestro propio estudio encogen el corazón:

Cuando estaba en la universidad salía y bebía mucho. Había un chico que me gustaba de verdad. Me dijo todas las mentiras habidas y por haber, pero en aquel momento yo no pensaba en eso. Por ejemplo, me dijo que él no era como otros, que me llamaría al día siguiente, que yo le importaba de verdad. Me dijo que era guapa e inteligente y que para él sería una suerte que estuviéramos juntos. Lo único en lo que pensaba yo era en que me gustaba mucho y que deseaba gustarle a él. Me tragué todas sus mentiras. Después de tomar unas cuantas copas más, fuimos al piso de arriba y nos acostamos. Al día siguiente no me llamó. Luego me enteré de que les había contado a todos sus amigos que yo era muy fácil. Me sentí completamente degradada. (Mujer heterosexual, 27 años.)

Al igual que esta mujer, Sandra Hicks aprendió por las malas. Su marido, Ed Hicks, era a todas luces un buen esposo. Era un manitas arreglando cosas en casa, romántico en sus modales y generalmente divertido como compañía. Un día Sandra Hicks descubrió que la devolución de la renta, que estaba esperando con ansiedad, se había utilizado para pagar... ¡un gravamen procedente del matrimonio de Ed Hicks con otra mujer! De hecho, Ed Hicks estaba casado con dos mujeres, ninguna de las cuales sabía de la existencia de la otra. Y anteriormente había estado casado por lo menos con otras cinco, y en tres ocasiones no había podido obtener el divorcio para casarse con la siguiente. Cuando Ed Hicks fue detenido y encarcelado, continuó seduciendo mujeres. Estuvo a punto de conseguirlo con una, hasta que tres de las esposas anteriores la previnieron acerca de las tácticas de engaño que empleaba Ed: «Conozco a los hombres», dijo la mujer, que solicitó conservar el anonimato para proteger su privacidad. «Normalmente una liga con tíos que parecen una luz roja, pero éste... ¡Dios, qué bien hablaba!»[9]

Hay hombres muy duchos en el arte del engaño sexual y que emplean tácticas que tocan las fibras emocionales de la mujer. La oxitocina, tal como vimos en el capítulo 3, es una potente hormona vinculante que en la mujer aumenta de modo significativo con el orgasmo, mucho más que en el hombre, según ciertas investigaciones. En tal caso, es posible que al tener relaciones sexuales con alguien las mujeres incrementen los sentimientos de apego emocional más que los hombres, lo cual las vuelve más vulnerables a las consecuencias negativas del engaño sexual. No es de sorprender que las personas que caen presas de artistas del engaño emocional sufran tanto. A menudo, a las mujeres que han experimentado dicho engaño después les resulta difícil fiarse de otro compañero actual o potencial; es posible que eviten la intimidad física o que les entre ansiedad cuando surge la posibilidad de que haya intimidad sexual.

Aunque los hombres a veces logran engañar a las mujeres, cometeríamos un craso error si sacáramos la conclusión de que las mujeres son víctimas pasivas e inocentes de los juegos de emparejamiento de los hombres. Las mujeres saben que los hombres tienen un fuerte deseo de practicar el sexo ocasional y sin ataduras. De hecho, han desarrollado medios muy complejos para identificar a los engañadores. Las investigaciones muestran que las mujeres son superiores a los hombres en leer señales no verbales, como las expresiones del rostro y los movimientos del cuerpo. Decodifican las expresiones faciales, evalúan los tonos de voz para valorar el grado de sinceridad y recopilan información sobre la reputación social y el historial sexual de un hombre. Algunas invierten horas enteras en conversaciones específicas con sus amigas íntimas, las cuales las ayudan a evaluar las intenciones de un hombre: «Dijo tal cosa, luego dijo tal otra... Pero ¿te miró a los ojos cuando dijo eso otro?»

Otra táctica clave que utilizan algunas mujeres es la de insistir en prolongar el cortejo antes de dar su consentimiento para iniciar relaciones sexuales, un poco más de lo que suelen desear los hombres. En un estudio realizado por el laboratorio Buss, preguntamos a hombres y a mujeres por la probabilidad de que se fueran a la cama con alguien que encontrasen atractivo si conocieran a dicha persona de determinado tiempo, desde una hora hasta cinco años. Mientras que la mayoría de los hombres contestaron que sí a tener relaciones sexuales tras una sola semana de cortejo, la mayoría de las mujeres preferían esperar más. Y mientras que las mujeres dijeron que era muy poco probable que se acostaran con un hombre al que habían conocido sólo una hora antes —la mayoría marcaron -3 en una escala de -3 (sumamente improbable) a +3 (sumamente probable)—, los hombres en ningún caso llegaron a los extremos negativos, por muy breve que hubiera sido el intervalo de tiempo. El hecho de imponer un plazo de tiempo antes de iniciar las relaciones sexuales permite a la mujer un espacio mayor para evaluar, una estrategia en parte diseñada para descartar a los engañadores.

Asimismo, las mujeres se han especializado en construirse defensas emocionales que las protejan de ser engañadas de nuevo. Las investigaciones llevadas a cabo por el laboratorio Buss demuestran que las mujeres se enfadan y se alteran mucho cuando descubren que los hombres las han engañado falseando sus sentimientos con el fin de acostarse con ellas. Debido a esas emociones, los episodios de engaño se les quedan grabados en la memoria y en el futuro están más atentas a los engaños que puedan surgir e incluso saben evitarlos.

La psicóloga evolucionista Martie Haselton descubrió otra defensa que tienen las mujeres para evitar que los hombres las engañen emocionalmente: la tendencia a mostrarse escépticas ante el compromiso.[10] Para entender esto, estudiemos un ejemplo concreto. En una segunda cita, un hombre le declara a una mujer que está profundamente enamorado de ella. Basados en este indicio, ¿cuál debemos deducir que es el verdadero estado de compromiso de dicho hombre respecto de la mujer? Hay dos errores de deducción que puede cometer la mujer. Uno sería deducir que el hombre está mintiendo, cuando lo cierto es que la ama de verdad. El otro sería deducir que le está diciendo la verdad, cuando lo cierto es que está practicando el arte del engaño. La lógica evolucionista sugiere que a lo largo de la historia de la humanidad el error más costoso para las mujeres sería ser engañadas. Las mujeres engañadas de esta manera se arriesgarían a un embarazo no deseado o inoportuno; a ser inseminadas por un hombre que tuviera genes inferiores; y posiblemente a criar un hijo sin la ayuda de un padre que invirtiera en él. Así que la evolución ha diseñado una psicología particular para las mujeres, según esta teoría: una tendencia a mostrarse escépticas ante el compromiso a fin de calcular a la baja el verdadero grado de compromiso del varón. Dicha tendencia al escepticismo cumple una función muy importante: ayuda a las mujeres a no quedar excesivamente impresionadas por señales fáciles de fingir, como declaraciones verbales de sentimientos profundos. Exige a los hombres que están verdaderamente comprometidos que muestren señales adicionales de compromiso durante un período de tiempo más largo. Y hace que los hombres a quienes sólo interesa un «revolcón rápido» se cansen pronto de tanto aplazamiento y se dirijan hacia otros objetivos más crédulos, explotables o accesibles sexualmente.

En la actualidad, hombres y mujeres somos el producto final de la perpetua carrera armamentística entre estrategias de engaño y defensas contra el mismo. Algunas mujeres triunfan y esquivan a los engañadores; otras caen presas de sus engañosos encantos.

## DROGAS, COACCIÓN Y VIOLACIÓN

La mayoría de las mujeres hacen el amor con la expectativa de que ello lleve a un desenlace positivo, ya sea el placer sexual, el amor y el compromiso, cobrarse venganza, disminuir la ansiedad o evitar que la pareja se vaya con otra. Pero a veces la única expectativa positiva que tiene una mujer al hacer el amor es evitar un daño, ya sea psicológico, físico o de las dos clases.

En el capítulo 6 exploramos por qué a veces las mujeres acceden a una relación sexual en contra de su propio deseo con el fin de complacer a su pareja, para que deje de insistirles, para mantener la relación, porque consideran que es su «deber de esposa» o porque no saben cómo negarse, etc. Es innegable que el sexo practicado en estas circunstancias se podría considerar coercitivo. La línea entre acceder a una relación sexual a desgana y ser coaccionada es muy delgada. Pero algunas situaciones están perfectamente definidas. Cuando a una mujer se la obliga a elegir entre hacer el amor o poner fin a la relación, o cuando se la induce a que sienta miedo, culpabilidad o malestar consigo misma por decir que no, o si se le da alcohol o drogas para que reduzca sus inhibiciones y «se rinda», el sexo pasa al territorio de la coacción. En nuestro estudio hubo algunas mujeres que hablaron de dichas presiones coercitivas:

Mi primer novio insistía e insistía. Yo ya le había puesto límites, y creía que él iba a respetarlos o no empeñarse en rebasarlos demasiado. Al principio no sabía adónde llevaba aquello. Más adelante, como tantas chicas, simplemente no era capaz de decir que no. Un factor importante que incidía en lo que me ocurría era mi educación [religiosa], que fomentaba la pasividad y me mantenía ingenua respecto al sexo. Más adelante tuve otra pareja que me presionaba para que tuviéramos relaciones sexuales. Se ayudaba del alcohol y me lo echaba en las bebidas [...] sin que yo lo supiera. Un vez más, mi educación [religiosa] fue un factor importante de mi incapacidad para decir que no, mi ingenuidad respecto de las relaciones sexuales y también respecto del alcohol (la habitación me daba vueltas y no sabía que estaba borracha ni lo que significaba estar borracha). También me contó varias historias inventadas para que sintiera lástima por él, lo cual fue otro factor que influyó para que yo cediera. Tengo más episodios como éste, en los que la persistencia de mi pareja, los jueguecitos emocionales, el alcohol, la pasividad y las dificultades para decir que no fueron factores importantes a la hora de hacer el amor. Me sentía nerviosa, insegura y confusa. No quería que la otra persona se enfadase conmigo. Confiaba en que no iba a aprovecharse de mí y me quedaba pasiva, y cuando las cosas no salían como había creído que iban a salir no sabía qué hacer. En todos esos encuentros había un elemento de irrealidad y una pérdida de control pasiva. Todas estas experiencias me ocurrieron antes de los diecinueve años; después me volví más fuerte y más lista. (Mujer bisexual, 23 años.)

Yo era muy joven y muy ingenua, tendría probablemente catorce años. Conocí a un chico (que tendría unos diecisiete) y nos fuimos a su casa. Todo estaba yendo bien hasta determinado punto. Nos enrollamos un poco (nos besamos), pero luego quise parar. Bueno, pues él me dijo que si no me acostaba con él no me llevaría a casa. Yo le había mentido a mi padre y no le había dicho dónde estaba, así que pensé que no iba a poder llamarle para que fuera a recogerme. Me asustaba meterme en líos, de modo que hice lo que el chico quería sólo para acabar de una vez y marcharme de allí. Lo único que quería era salir de aquella casa, y aquél parecía ser el método más rápido. (Mujer bisexual, 31 años.)

La coacción sexual y la violación pueden ocurrir y ocurren entre desconocidos, pero son más frecuentes dentro del contexto de una relación potencial o ya existente. Suceden en todas las culturas, en todos los niveles económicos y a todas las edades. Les suceden tanto a los hombres como a las mujeres, pero mucho más frecuentemente a las mujeres. Según el Informe Nacional sobre Violencia contra las Mujeres, de ocho mil mujeres aproximadamente el 15 por ciento habían sido violadas y el 3 por ciento habían sufrido un intento de violación.[11] El 62 por ciento de las agresiones habían sido a manos de una pareja actual o anterior, y la probabilidad de sufrir daños físicos era mayor con parejas conocidas que con personas desconocidas.

## LOS ABUSOS SEXUALES Y LAS MUJERES JÓVENES

En nuestro estudio hubo un alarmante número de mujeres que describieron situaciones en las que fueron coaccionadas sexualmente o violadas cuando eran adolescentes. Una sorprendente estadística muestra que más de una tercera parte de chicas de instituto sufren coacción o violencia sexual por parte de chicos con los que están saliendo.[12] Dado que más del 70 por ciento de las adolescentes de Estados Unidos afirman haber tenido al menos una relación romántica seria antes de cumplir los dieciocho, muchas jóvenes sufren experiencias sexuales traumáticas a una temprana edad.

Las investigaciones sugieren que las adolescentes, en comparación con las mujeres de más edad, son especialmente vulnerables a la coacción sexual. Esto se debe a que las jóvenes suelen carecer de los conocimientos sobre las relaciones que se adquieren al salir con chicos. Como consecuencia, a menudo se sienten inseguras de lo que se espera de ellas como pareja romántica, y es posible que no sepan ver las señales que advierten de futuros abusos.

La coacción sexual en las jóvenes tiene más probabilidades de darse cuando existe una diferencia significativa de inteligencia, estatus social y edad entre la pareja:[13]

Cuando tenía unos diecisiete años, estuve saliendo con un tipo que tenía veintiséis. Yo quería ir despacio, pero él avanzaba un poco demasiado deprisa para mi gusto. No quería perderle, así que cuando nos enrollábamos él me obligaba a bajar la cabeza para practicar sexo oral. Me sujetaba la cabeza allá abajo durante mucho tiempo, aunque yo llorase. Seguí adelante con la relación e imaginé que aquello formaba parte de lo que yo tenía que hacer para que alguien quisiera salir conmigo. (Mujer heterosexual, 38 años.)

Un hombre que es mucho mayor que una jovencita por lo general tiene más experiencia sexual y más conocimientos de sexo, y se encuentra en una posición de poder sobre ella. Estos factores hacen que sea más probable que la chica se vea presionada a tener relaciones sexuales antes de estar preparada para ellas. También es frecuente que las mujeres jóvenes e inexpertas sexualmente acepten la responsabilidad de lo que suceda. En ocasiones una mujer se siente culpable porque ella ha sido la que «le dio pie» o porque debería haber sabido cómo salir de la situación. Un estudio descubrió que entre un cuarto y un tercio de los alumnos de instituto de Estados Unidos opinan que es aceptable que un chico fuerce a una chica a una relación sexual si ella le permite tocarle los pechos, se pone ropa que enseña mucho, acepta irse a casa con él o lleva saliendo con él mucho tiempo.[14]

La coacción sexual o la violación durante la adolescencia puede resultar más dañina que en la edad adulta. La adolescencia es la etapa de la vida en que las mujeres están empezando a desarrollar su identidad como personas sexuales y sus expectativas para futuras relaciones. Si a temprana edad aprenden que ser presionadas o forzadas a tener relaciones sexuales es algo que forma parte de una relación, es posible que terminen esperando ese tipo de comportamiento en relaciones futuras, con lo cual crearán un potencial ciclo de violencia.[15]

Con independencia de la edad en la que tenga lugar el abuso sexual, las consecuencias psicológicas tienen un gran alcance y pueden ejercer un efecto negativo en casi todos los aspectos de la vida de una mujer. El sexo coercitivo o forzado a manos de una pareja a menudo representa una brecha tremenda en la confianza. Dicha traición puede dificultarles a algunas mujeres fiarse de futuros compañeros sexuales o comprometerse con ellos. Muchas mujeres que han sido violadas desarrollan un desorden de estrés postraumático, un síndrome marcado por episodios en los que reviven los aterradores aspectos emocionales de la violación: sobresaltarse con facilidad, experimentar problemas para dormir y sentirse emocionalmente insensibles o despegadas. Un estudio comparó cuarenta mujeres que habían sido víctimas de una violación con un grupo de control de 42 mujeres de la misma edad que habían sufrido experiencias graves, de carácter no sexual, en las que corrió peligro su vida, como una agresión física, un accidente de tráfico importante o un robo. Casi todas las víctimas de violación, el 95 por ciento, sufrían el desorden de estrés postraumático, en comparación con el 47 por ciento del grupo de control.[16]

Nada menos que el 90 por ciento de las víctimas de violación experimentaron también problemas sexuales, como la ausencia de deseo (93 por ciento), aversión al sexo (85 por ciento) o dolor genital (83 por ciento). Otras muchas desarrollaron desórdenes alimentarios, como darse atracones (68 por ciento) o inducirse el vómito (48 por ciento), así como desórdenes de ansiedad aparte del estrés postraumático (38 por ciento). Algunas víctimas recurren al alcohol o las drogas, y muchas sufren depresión, ansiedad, rabia, asco, confusión, sentimientos de impotencia, miedo o baja autoestima.[17] En resumen, las consecuencias psicológicas de la violación suelen ser sumamente traumáticas para las víctimas.

Así describió una mujer de nuestro estudio el efecto que había causado en ella un abuso sexual sufrido en una etapa temprana de su vida:

Cuando era muy joven, en dos ocasiones me vi coaccionada a practicarle el sexo oral a un hombre. Él tenía dieciséis años. Yo me sentía confusa e insegura de lo que estaba pasando. Cuando ya fui lo bastante mayor para saber lo que había ocurrido, sentí tristeza y asco por aquel incidente. He pasado por muchas sesiones de consulta con amigos y profesionales para aceptar este episodio de mi vida, y entiendo de qué manera ha afectado a mi sexualidad y a mi vida sexual. Estoy segura de que ha tenido efectos que jamás seré capaz de detectar o relacionar, pero por lo menos puedo identificarlos con los sentimientos de ineptitud, la falta de placer en las relaciones sexuales, la ansiedad respecto de mi rendimiento y la baja autoestima. He tardado mucho tiempo en superar esos problemas. (Mujer predominantemente heterosexual, 27 años.)

A medida que van madurando, la mayoría de las personas desarrollan una identidad en la que son dueñas de su cuerpo. Pero cuando alguien sufre abusos sexuales, en particular en una etapa temprana de la vida, puede llegar a creer que no tiene poder sobre su cuerpo, que no posee unos límites físicos que le pertenecen y pueden proteger. A menudo las mujeres dicen que «desconectan mentalmente» del hecho en sí mientras tiene lugar. Si la mujer es incapaz de apartarse físicamente de esa situación, la única vía de «escape» que tiene es la de disociarse mentalmente de su cuerpo. A algunas mujeres que después entran en una relación amorosa les cuesta trabajo conectar y «vivir el momento» durante el acto sexual, porque están muy acostumbradas a enfrentarse al sexo escapando mentalmente. Si una mujer aprende que no hay nada que ella pueda hacer para proteger su cuerpo de sufrir daños, es posible que esté menos alerta a los posibles indicios de peligro o que sepa defenderse peor de ellos. Es posible que sea incapaz de decidir si va a haber o no una relación sexual cuando su pareja lo desee. Algunos investigadores están convencidos de que estas consecuencias de los abusos sexuales pueden explicar en parte el hecho de que haya una proporción inusualmente grande de mujeres que sufren incidentes repetidos de abusos sexuales. Las estimaciones del índice de revictimización en mujeres oscilan entre el 15 y el 72 por ciento. Un estudio halló que las mujeres que habían sufrido abusos sexuales en la infancia tenían casi el doble de probabilidades de sufrir una violación en la edad adulta que las que carecían de un historial de abusos en su niñez.[18] Aunque el alto índice de revictimización en las mujeres está bien documentado, los factores que contribuyen a este riesgo no se entienden bien del todo. En algunos casos se han señalado el alcohol y el uso de sustancias como factores de riesgo, pero al parecer no explican las posibilidades de revictimización. Se ha descubierto que las características del abuso sufrido —como la gravedad de los daños infligidos, el uso de la fuerza, la duración del abuso y la posible participación de un miembro de la familia— aumentan el riesgo de revictimización. Un estudio llevado a cabo recientemente descubrió que una baja autoestima sexual, un bajo nivel de preocupaciones sexuales y el estar dispuesta a tener relaciones sexuales fuera de una relación son factores que también explican en parte qué mujeres víctimas de abusos sexuales son más vulnerables a la hora de sufrir de nuevo una agresión sexual.[19]

En nuestro estudio hubo dos mujeres que describieron así su experiencia de revictimización:

Me violaron a los quince años tres chicos de mi clase, cuando regresaba del instituto a casa. Hasta aquel momento yo era virgen. Fue [...] detrás del instituto, por donde pasaban decenas de alumnos. [...] Todos me oyeron gritar pidiendo socorro, pero no se acercó nadie. Sólo conseguí escapar mordiendo a uno de ellos con tanta fuerza que le hice sangre. Ese hecho, junto con los arañazos y los hematomas que tenía yo y también ellos (porque me resistí), ayudó a la policía a detenerlos. Se limitaron a darles una palmadita y decirles que fueran buenos durante dos años. Mi primera «pareja» de verdad me violaba continuamente, estuvimos viviendo dieciocho meses como pareja de hecho. Luego me violó un tipo que me siguió a la salida de una discoteca y me obligó a meterme en un callejón que había cerca. Le vieron decenas de personas y me oyeron gritar, pero no acudió nadie a ayudarme. [...] Hasta que conocí a mi segundo (y actual) marido, no supe que los hombres podían ser amables, delicados y cariñosos. He recuperado la fe en los hombres gracias a las acciones de uno solo. (Mujer heterosexual, 35 años.)

De pequeña sufrí abusos sexuales por parte de varios familiares. Además de eso, también me violaron varias veces cuando era adolescente. Sólo se lo he contado a unas pocas personas, y cuando lo hice no me tomaron en serio, lo cual es bastante triste. [...] Desde [una edad temprana] estuve a cargo del estado. [...] Me enviaron a una casa de acogida para niñas. Yo odiaba estar allí, así que me juntaba con otras niñas que se sentían igual que yo y nos íbamos con chicos del barrio. En una ocasión en particular me encontraba con un par de chicos del barrio y una chica a la que conocía. Todos me odiaban y pensaban que era una puta porque habían oído decir que dormía con otra persona. Lo más probable es que eso fuera cierto, porque en aquel momento de mi vida no sentía ningún respeto por mí misma y no me importaba lo que pudiera ocurrirme. Se hizo de noche, y encontramos una lavandería en el sótano de un edificio de apartamentos. Uno de los chicos me obligó a hacer el acto sexual con él. Me quedé allí tumbada y desconecté mentalmente de lo que estaba pasando. Me sentí herida y utilizada, como si aquello fuera mi único objetivo. (Mujer bisexual, 28 años.)

## LOS ABUSOS SEXUALES EN RELACIONES CON COMPROMISO

Durante la mayor parte de nuestros quince años de relación, mi ex marido me maltrataba verbal y psicológicamente y me coaccionaba para que tuviéramos relaciones sexuales. Cuando me negaba a acostarme con él se enfadaba y se pasaba tres días insultándome. Con el tiempo dejé de intentar negarme, porque era más fácil ceder y aguantar quince minutos de sexo que varios días de insultos. (Mujer heterosexual, 36 años.)

A menudo es muy delgada la línea que separa el sexo no deseado de una violación. Esto es cierto sobre todo cuando la violación tiene lugar dentro de una relación estable, en la que anteriormente la pareja ha tenido relaciones sexuales consentidas. Las mujeres que sufren abuso sexual dentro de relaciones maritales suelen definirlo como violación únicamente si ha habido violencia física. Y las investigaciones muestran que cuando una mujer sufre abusos sexuales dentro de una relación con compromiso tiene más probabilidades de disculpar a su pareja con excusas como: «Sólo se porta así cuando bebe» o «Yo no debería provocarlo». Y también tienden a minimizar la situación afirmando cosas como: «Sólo ha sucedido un par de veces.»[20]

La actitud reacia de la mujer a la hora de reconocer que ha sido violada por su pareja suele deberse al miedo a las represalias, el efecto que pueda tener en su reputación o los daños físicos que ello pueda acarrearle. En efecto, los abusos sexuales y físicos con frecuencia van de la mano en las relaciones maritales donde hay malos tratos. En un nivel muy básico, obligar a la esposa a tener relaciones sexuales es una afirmación de poder, y en muchos casos dicha afirmación de poder se extiende a otras áreas de la relación. Los hombres maltratadores suelen aislar a su pareja del contacto con la familia y los amigos, socavar su autoestima y subordinarla de muchas maneras sutiles. De esa manera hacen que su pareja dependa más de ellos y por lo tanto sea más complaciente ante sus exigencias. Algunos hombres justifican el hecho de obligar a una esposa a quedarse en casa diciendo que «no se puede uno fiar de su mujer».

En un estudio realizado con mujeres que habían sido violadas por sus maridos, los sociólogos David Finkelhor y Kersti Yllo describieron tres tipos de violación marital.[21] Hay un tipo, que ellos denominaron «violación con paliza», que de hecho correspondía al 40 por ciento de las violaciones dentro del matrimonio. Tiene lugar cuando el marido no sólo viola a su mujer, sino que además la golpea físicamente, a veces antes de violarla y otras veces después. Las violaciones «sólo por la fuerza», en las que el marido emplea sólo el mínimo de fuerza necesaria para obligar a su esposa a que se acueste con él, abarcaban otro 40 por ciento. En esta categoría están incluidos los maridos que a menudo quieren realizar un acto sexual en particular que va en contra de los deseos de la esposa.

El tercer tipo de violación marital es la «violación obsesiva». Es la menos común pero la más perturbadora, y se caracteriza por que al marido le obsesiona el sexo y está dispuesto a emplear casi cualquier tipo de fuerza con tal de tenerlo. Los violadores obsesivos suelen servirse de prácticas de sadismo y su sexualidad incluye la necesidad de humillar, degradar y dominar a su esposa. Una mujer de nuestro estudio describió así este tipo de experiencia, aterradora y humillante:

> Fui violada repetidamente, tanto de pequeña como durante mi primer matrimonio. De pequeña me apuntaban con una pistola a la cabeza y me decían que si no hacía lo que me decían me pegarían un tiro. Cuando estaba casada, mi primer marido me canjeaba a sus amigos como juguete para follar. Me decía que si no hacía lo que me mandaba me mataría mientras dormía, y para demostrarlo siempre tenía un cuchillo debajo de la almohada. (Mujer bisexual, 26 años.)

Se han llevado a cabo muchos estudios en los que se describen distintas hipótesis de violación y luego piden a los participantes que hagan una valoración según lo severa o perjudicial que sea dicha violación. Se suele considerar que las violaciones menos perjudiciales para la mujer son aquellas en las que el perpetrador es su marido, no un desconocido.[22] Tal vez algunas de estas actitudes frente a la violación dentro del matrimonio puedan remontarse históricamente a la creencia de que el hombre tenía derecho a tener relaciones sexuales con su esposa y que la violación dentro del contexto del matrimonio no era ilegal. Hace décadas se integró en los estatutos de Estados Unidos referentes a la violación el enfoque de lord Hale, un jurista británico del siglo XVIII: «Pero el esposo no puede ser culpable de una violación cometida por él mismo en su legítima esposa, dado que su consentimiento mutuo constituye un contrato matrimonial por el que la esposa se entrega en ese sentido a su esposo, de lo cual no puede retractarse.»

No fue hasta 1993 cuando los cincuenta estados de Estados Unidos modificaron esas leyes tan antiguas y establecieron que la violación dentro del matrimonio era delito. En la actualidad, todavía hay treinta estados cuyas disposiciones relativas al matrimonio estipulan que existen determinadas circunstancias en las que a un esposo no se le puede acusar de violación, como por ejemplo cuando la esposa está inconsciente, dormida o incapacitada física o mentalmente.

Además de las muchas consecuencias psicológicas negativas que a menudo lleva aparejadas un historial de abusos sexuales, la violación puede alterar gravemente el funcionamiento sexual de la mujer en posteriores relaciones con consentimiento. Las investigaciones llevadas a cabo en el Laboratorio Meston de Psicofisiología Sexual muestran que muchas mujeres que han sufrido abusos sexuales afirman tener dificultades sexuales que perduran varias décadas después de dichos abusos. Algunas afirman no tener ningún deseo sexual en absoluto, y otras dicen lo contrario: que tienen relaciones sexuales frecuentes, indiscriminadas y que entrañan un gran riesgo. Algunas mujeres afirman que el sexo les provoca tanta ansiedad y miedo que sufren ataques de pánico cuando su pareja quiere iniciarlo. Otras dicen que tienen dificultades para excitarse o para alcanzar el orgasmo, y hay otras que sufren un dolor intenso durante el coito. Algunas desarrollan vaginismo, un desorden sexual específico que causa dolor y por el cual los músculos que rodean la vagina se contraen de forma involuntaria e imposibilitan la penetración o incluso la inserción de un tampón.

La duración y la eficacia del tratamiento dependen del tipo de abuso sexual sufrido y de si ha habido penetración o daño físico, la frecuencia de los abusos, la edad a la que ocurrieron y quién fue el perpetrador. Lo esperanzador es que en los últimos diez años se han visto grandes progresos en el desarrollo de técnicas terapéuticas muy eficaces, como la Inoculación del Estrés y la Exposición Prolongada, para tratar a las mujeres que han sufrido experiencias de abusos sexuales. La inoculación del estrés comprende psicoterapia, juegos de rol, relajación muscular profunda y ejercicios de respiración controlada, habilidades para hacer frente al problema y técnicas de interrupción de los pensamientos para contrarrestar la costumbre de pensar repetidamente o de forma obsesiva en la experiencia traumática. La exposición prolongada consiste en hacer que la mujer reviva la agresión sufrida imaginándola con tanta viveza como le sea posible y describiéndola en voz alta, en tiempo presente, a su terapeuta. Se le pide que reconstruya la situación de la violación varias veces durante cada sesión de terapia. Por lo general, la mujer asiste a diez sesiones y además, una vez al día, como deberes para casa, escucha una grabación de sí misma relatando la agresión. A corto plazo la exposición a la imagen de la violación suele incrementar la ansiedad, pero pasado un tiempo ésta disminuye significativamente, a medida que la mujer va habituándose a ella. Un estudio que comparó nueve sesiones bisemanales de noventa minutos cada una en las que hubo charlas de apoyo, inoculación del estrés y exposición prolongada descubrió que estos tres tratamientos producían mejoras sustanciales en cuanto a la angustia relacionada con la violación, la ansiedad general, el síndrome postraumático y la depresión en mujeres que habían sido víctimas de una violación. Pero de los tres tipos de tratamiento, el que tuvo un efecto más duradero sobre los síntomas del síndrome postraumático fue la exposición prolongada.[23]

En nuestro estudio hubo una mujer que explicó de qué manera la terapia la ayudó a recuperar la sensación de valía personal:

Cuando estaba en el primer año de universidad, con diecisiete años, un día salí con un amigo. Lo pasamos bien, salimos a comer pizza y a dar un paseo por la universidad. Luego él regresó conmigo a mi habitación y se metió en mi cama y dormimos, lo cual no era raro entre nosotros porque éramos amigos. En mitad de la noche me desperté al sentir que él me estaba tocando los genitales, y aunque le dije que parase él continuó obligándome para que tuviera relaciones sexuales con él. Era mucho más grande que yo, y me daba miedo resistirme porque temía que me hiciera daño. Al día siguiente, cuando le eché de una patada, me sentí avergonzada, sucia y utilizada. Fui al hospital a buscar ayuda, pero pasé varios meses sumida en una fuerte depresión. Recibí terapia hasta que logré entender que yo era una buena persona y que valía mucho. (Mujer heterosexual, 23 años.)

El laboratorio Meston está realizando un estudio de cinco años de duración para examinar la eficacia de una simple intervención por escrito destinada a ayudar a las mujeres con un historial de abusos sexuales sufridos a temprana edad. Todas las mujeres de nuestro estudio han tenido previamente experiencias sexuales traumáticas y en la actualidad se encuentran dentro de una relación sexual consentida. En el estudio, tienen que escribir durante treinta minutos, una vez por semana durante un mínimo de cinco semanas, qué imagen tienen de sí mismas como personas sexuales. Nosotros las animamos a que asocien su opinión a experiencias o relaciones sexuales pasadas, actuales y futuras, y a que aporten tantos detalles como sea posible. Hasta el momento los resultados son alentadores. Muchas mujeres que han completado el estudio muestran una mejora sustancial en la capacidad para disfrutar de actividades sexuales con su pareja actual. Enormemente gratificante es el hecho de que varias de ellas han dicho que participar en nuestro estudio les ha cambiado la vida.

No sabemos con exactitud mediante qué mecanismo el hecho de narrar por escrito una situación traumática puede tener un efecto terapéutico positivo, pero hay varias razones posibles. Una es que el hecho de escribir permite a la persona liberar sentimientos negativos dentro de un entorno seguro que de otra forma quedarían inhibidos o serían eludidos. Otra es que el hecho de escribir es un modo de reorganizar psicológicamente el recuerdo traumático de forma estructurada y coherente. Cuando escribimos acerca de un suceso, en lugar de simplemente pensar en él, de forma natural nos vemos obligados a adjudicarle un principio, un desarrollo y un final. Esta estructuración sitúa el recuerdo de esa experiencia en el contexto del pasado y así es más probable que se quede en el pasado, que es su sitio, en vez de invadir constantemente los sucesos actuales y alterarlos. Por último, mediante el proceso de escribir las personas se enfrentan repetidamente a pensamientos y sentimientos que causan aversión. Aunque ello pueda generar un aumento pasajero de la ansiedad, la exposición repetida a ese recuerdo negativo por el método de relatarlo por escrito hace que tenga cada vez un menor impacto emocional.

### LAS DEFENSAS FEMENINAS CONTRA LA VIOLACIÓN

Existen pruebas fehacientes de que la violación no es un fenómeno reciente, sino que cuenta con una historia larga y turbadora. La antropóloga Peggy Sanday examinó 156 sociedades tribales presentes en una base de datos conocida como Muestra Estándar Intercultural.[24] Halló que el índice de violaciones era particularmente elevado en las culturas patrilocales, aquellas en las que un matrimonio reside en la casa de los padres del marido o cerca de la misma. Otros estudios confirman que cuando las mujeres no tienen cerca parientes genéticos, aumenta el índice de violaciones y de abusos por parte del marido.[25] Sanday descubrió un índice de violaciones más elevado en sociedades tribales en las que las disputas y las guerras entre tribus eran comunes. En efecto, de los varios factores que caracterizan las culturas en las que hay un elevado índice de violaciones, entre ellos la falta de poder de la mujer y la falta de capacidad de las mujeres para tomar decisiones políticas, las culturas que mostraban el índice más alto eran aquellas caracterizadas por una ideología masculina que valoraba la rudeza y la habilidad para la lucha.

Los registros históricos de la humanidad confirman la ubicuidad de la violación en todas las culturas y todos los tiempos. Las fuentes bíblicas están repletas de normas para la violación y para lidiar con los violadores. Una ley asiria del segundo milenio anterior a la era cristiana contiene el mandamiento siguiente: «Si un señor tomara a una virgen por la fuerza y la violara, ya sea en medio de la ciudad [...] o en un festejo celebrado en la misma, el padre de la virgen tomará la esposa del violador y la entregará para que sea violada.»[26] En la biblia del rey Jacobo, Números, 31:

17-18 y 31:35 se afirma lo siguiente: «Así pues, matad a todo varón que haya entre los pequeños, y matad a toda mujer que haya conocido varón por yacer con él. Pero a todas las mujeres niñas que no han conocido varón por yacer con él, dejadlas con vida para vosotros mismos. [...] Y treinta y dos mil personas en total, de mujeres que no hayan conocido varón por yacer con él.» Y en Génesis, 34, un príncipe hitita viola a Dina, la hija de Jacob: «[...] la vio, la raptó y la violó».

También hay datos históricos que muestran que la violación era común sobre todo en la guerra.[27] Algunos antropólogos han propuesto que la adquisición sexual de mujeres por la fuerza era la razón principal para entrar en guerra. El temido conquistador Gengis Kan (1167-1227) disfrutaba de forma explícita de las violaciones porque las consideraba uno de los beneficios fundamentales que se conseguían con la guerra: «El mayor placer es el de vencer al enemigo, perseguirlo corriendo detrás de él, robarle las riquezas, ver a sus allegados y a sus seres queridos bañados en lágrimas, montar sus caballos y dormir sobre el blanco vientre de sus esposas y sus hijas.»[28] En las guerras modernas se siguen dando los mismos patrones de violaciones, ampliamente documentadas por Susan Brownmiller en su libro titulado *Against Our Will* [En contra de nuestra voluntad]. Por ejemplo, la invasión japonesa de Nanking durante la Segunda Guerra Mundial tuvo como resultado aproximadamente veinte mil violaciones de chinas, niñas y adultas. El ataque ruso que sufrió Alemania en 1945 trajo consigo violaciones de mujeres en masa, y «los soldados soviéticos trataron a las alemanas como despojos sexuales de guerra».[29] Incluso en fechas más recientes, se calcula que a mediados de la década de los noventa los serbo-bosnios violaron a aproximadamente veinte mil mujeres bosnias musulmanas. Y en enero de 2009, en la sesión de confirmación para el cargo de secretaria de estado, Hillary Clinton mencionó la violación generalizada a modo de arma de guerra en el Congo como uno de los temas de política extranjera más acuciantes a los que se enfrentaba Estados Unidos.

La historia humana de la violación se halla representada incluso en el arte y en la literatura. El rapto de las sabinas, por ejemplo, narrado por Tito Livio y Plutarco, ilustra una leyenda en la que los romanos invitaron a los sabinos a una fiesta con el objetivo de matar a los varones y raptar a las mujeres para convertirlas en sus esposas. Dicha leyenda dio pie a numerosas obras de arte durante el Renacimiento y en el siglo XX quedó grabada por Pablo Picasso.

La finalidad de este breve repaso histórico es simplemente mostrar que la violación ha sido un horror recurrente para las mujeres de todas las culturas y a lo largo de toda la historia de la humanidad. No necesitamos una teoría formal que nos diga que la violación supone un tremendo coste para las víctimas de la misma, pero es importante examinar por qué la violación se experimenta como algo tan traumático. Desde una perspectiva evolutiva, entre los costes de la violación se encuentra el interferir en la elección de pareja por parte de la mujer, uno de los aspectos principales de las estrategias sexuales de las mujeres. Una mujer violada corre el riesgo de encontrarse con un embarazo no deseado e inoportuno de un hombre al que ella no ha elegido. Las víctimas de una violación corren peligro de ser culpadas o castigadas, lo cual perjudicaría su futura reputación social y su deseabilidad en el mercado del emparejamiento. Y si una mujer violada ya tiene novio o marido, corre peligro de que éste la abandone. Por último, las mujeres violadas suelen sufrir humillación psicológica, ansiedad, miedo, rabia y depresión, tal como hemos visto en las sobrecogedoras descripciones que hicieron las mujeres participantes en nuestros estudios.

Teniendo en cuenta el coste abrumador que supone la violación para las mujeres, iría contra toda lógica que las mujeres no hubieran desarrollado defensas para impedirlo y hacer frente a sus secuelas.[30] Varias mujeres que trabajan en el campo de la psicología evolutiva y la antropología evolutiva han sido las primeras en trazar hipótesis e investigar las defensas que tienen las mujeres contra la violación:

- Formación de alianzas con varones como amigos especiales que las protejan (antropóloga Barbara Smuts).
- Selección de la pareja basándose en cualidades masculinas

tales como la envergadura física y el dominio social, que disuadan a otros hombres de agredirlas sexualmente (psicólogas Margo Wilson y Sarah Mesnick).

- Cultivar coaliciones entre mujeres para protegerse (Barbara Smuts).
- Desarrollar miedos especializados que motiven a las mujeres a evitar situaciones en las que puedan correr peligro de que las violen (psicólogos Tara Chavanne y Gordon Gallup).
- Evitar actividades de riesgo durante la ovulación para reducir las posibilidades de sufrir una agresión sexual cuando tienen más probabilidades de concebir (Tara Chavanne y Gordon Gallup).
- Dolor psicológico causado por la violación que motiva a las mujeres a evitar en el futuro ser violadas en circunstancias similares (antropóloga Nancy Thornhill y biólogo Randy Thornhill).

Las pruebas de la eficacia de estas defensas son muy dispersas, aunque en nuestra opinión han sido dejadas de lado por la comunidad científica y justifican que se destinen urgentemente fondos para investigarlas.

Además de estas potenciales defensas contra la violación, nosotros proponemos otras tres. Una de ellas es la de *mantener la proximidad física de los familiares cercanos*. En épocas antiguas las mujeres crecían dentro del contexto de un grupo pequeño, rodeadas de parientes genéticos —padre, hermanos, tíos, abuelos, madre, hermanas, tías y abuelas— todos los cuales podían disuadir a los posibles violadores o infligirles costes muy importantes. Sin embargo, en el entorno moderno las mujeres suelen salir del círculo protector de los parientes cercanos para ir a la universidad o empezar a trabajar en grandes zonas urbanas, lo cual las vuelve más vulnerables a los potenciales violadores. Nosotros jamás desalentaríamos a las mujeres de asistir a la universidad ni de irse a trabajar a una gran ciudad, por supuesto; más bien queremos señalar que muchas mujeres modernas ya no tienen a su disposición una importante defensa contra la violación que casi con toda seguridad ayudó a sus antepasadas a protegerse contra los violadores. La mujeres que no tienen parientes genéticos cerca es posible que activen otras defensas en este sentido, como cultivar coaliciones con otras mujeres o hacer «amigos especiales» varones que les ofrezcan protección y disuadan a los posibles violadores.

Desde una perspectiva evolutiva, otra potencial defensa contra la violación son las *fantasías de violación*, que contienen los tres elementos clave de fuerza (o amenaza de fuerza), sexo y ausencia de consentimiento.[31] Existe un número sorprendente de mujeres —entre el 31 y el 57 por ciento— que han experimentado en algún momento de su vida fantasías en las que son violadas. Estos cálculos es casi seguro que se quedan cortos, dado que las fantasías de este tipo se perciben como socialmente no deseables y por lo tanto es embarazoso para las mujeres reconocer que las tienen, incluso en un cuestionario al parecer anónimo.

¿De qué modo pueden servir de defensa contra la violación las fantasías de violación? Resulta que las mujeres las tienen al menos de dos variedades. La primera variedad es la fantasía de violaciones eróticas. Son bastante distintas de las imágenes que normalmente nos vienen a la mente cuando pensamos en una violación. En las fantasías de violación eróticas el varón suele ser atractivo, dominante y rebosante de deseo sexual por la mujer. Aunque en dicha fantasía no existe consentimiento, en realidad la mujer ofrece escasa resistencia. El varón atractivo y dominante simplemente la «toma» sexualmente. Aunque las mujeres que tienen fantasías de este tipo experimentan niveles entre bajos y moderados de miedo, lo normal es que la fantasía no contenga violencia realista. Estas formas de fantasías sexuales, que tal como vimos están presentes en muchas novelas románticas, excitan a las mujeres tanto mediante el estrés —lo cual trataremos dentro de un contexto más sano en el capítulo siguiente— como imaginando una pareja idealizada.

Las *fantasías de violación con rechazo* tienen una índole y una función totalmente distintas. En contraste con las fantasías de violación eróticas, en éstas el varón suele ser más bien un desconocido en vez de una persona conocida, mayor y decididamente nada atractivo. Estas fantasías contienen una dosis considerable de coacción y violencia dolorosa. Un ejemplo podría ser que el violador agarrase a la mujer, la arrojase al suelo y le arrancase la ropa mientras ella forcejea para impedir que el violador la penetre.[32] Las mujeres que tienen estas fantasías suelen tener más miedo a una violación real que otras mujeres, y algunas de ellas han sufrido abusos sexuales de pequeñas. Aunque sea especular, es posible que las fantasías de violación con rechazo funcionen como defensas contra la violación creando un miedo que motive a las mujeres a ser especialmente prudentes.

Tanto si dicha especulación resulta acertada como si no, debería quedar meridianamente claro que no existe ninguna prueba en absoluto de que las mujeres deseen que las violen, y en cambio existen un montón de pruebas de lo contrario. Para las mujeres, la violación es traumatizante e inspira rechazo,[33] prácticamente es el acto de peores consecuencias que se puede perpetrar contra ellas, aparte del asesinato. Que algunas personas tengan pesadillas o fantasías en las que caen no quiere decir que de verdad deseen morir cayendo desde lo alto; precisamente lo contrario. De modo similar, el hecho de que algunas mujeres experimenten fantasías en las que son violadas no quiere decir que en realidad deseen que las violen. Estas fantasías que incluyen rechazo tal vez las ayuden a protegerse de una violación motivándolas para que sean precavidas, como sucedió en el siguiente ejemplo, extraído de un estudio que realizó el laboratorio Buss para explorar el potencial valor adaptativo del miedo de las mujeres a ser violadas y asesinadas:

Pensé que quería violarme. Mi amiga y yo nos dirigíamos andando a un cine situado en una zona mala de la ciudad, por la noche; él empezó a seguirnos sin motivo aparente [...] y cuando echamos a correr supongo que desistió. Pensé que iba a sacarnos algún tipo de arma, que nos iba a llevar a un sitio oscuro (había muchos por allí) e iba a violarnos y después matarnos con el arma. Puede que nos imagináramos cosas, pero nos entró miedo y echamos a correr en dirección al cine. Sabíamos que si corríamos llegaríamos a aquel lugar bien iluminado antes de que él pudiera atacarnos. No tengo ni idea de si pretendía violarnos, pero no quisimos correr ese riesgo.[34]

Un último método que podrían emplear las mujeres para defenderse de una violación consiste en desarrollar un *miedo especializado a ser violadas por un desconocido.*[35] A lo largo de la historia de la humanidad, muchas violaciones han tenido lugar dentro del contexto de la guerra, en el cual los vencedores forzaban a las desprotegidas mujeres del grupo de los vencidos. Es probable que por lo menos algunas de las estrategias femeninas para evitar una violación fueran diseñadas principalmente para protegerse sexualmente de los varones desconocidos, pese al hecho de que en el mundo moderno muchas violaciones tienen lugar a manos de conocidos de la mujer y hasta parejas.

Es posible que el miedo de la mujer a ser violada por un desconocido siga siendo eficaz en el mundo moderno. Una comprensión más profunda de la psicología femenina contra la violación y de cómo actúa hoy en día podría ayudar a reducir la incidencia de este horrible delito. Se necesita urgentemente realizar estudios que determinen qué estrategias contra la violación son eficaces en la sociedad contemporánea y cuáles podrían resultar contraproducentes. Dichos estudios sobre la eficacia estratégica no deben de ningún modo culpar del delito de violación a las víctimas del mismo, sino estar diseñados para equipar a las mujeres y a quienes se preocupan por ellas con los mejores conocimientos científicos de defensa propia. En general, la antigua psicología sexual de la mujer ahora actúa en un mundo moderno, y está mal equipada para hacer frente a las amenazas de este mundo nuevo, cosa que no se puede decir del tema de nuestro último capítulo: de qué manera las cualidades terapéuticas del sexo satisfacen las necesidades de las mujeres de hoy.

# 11

## El sexo como medicina

*Los beneficios de la vida sexual para la salud*

> Si la descarga menstrual coincide con un eclipse de sol o de luna, los males resultantes de ello son irremediables [...] yacer con una mujer en un momento así es nocivo [y] acarrea efectos fatales para el hombre.
>
> PLINIO *el Viejo* (23-79)

Hasta ahora, hemos hablado de algunas de las razones más conocidas por las que hacen el amor las mujeres: para dar o recibir amor, para sentirse conectadas emocionalmente y para gozar de los placeres de la atracción sexual y de las sensaciones de la excitación sexual y el orgasmo. Hemos explorado diversas maneras que tienen las mujeres de utilizar el sexo a modo de estrategia para lograr fines concretos, ya sea conseguir recursos, cobrarse venganza o capturar y retener una pareja. Hemos analizado por qué algunas mujeres hacen el amor por un sentimiento de obligación, por deber o por presión, o porque están manipuladas emocionalmente o forzadas físicamente. También hemos examinado a mujeres que hacen el amor para incrementar su autoestima, adquirir experiencia, librarse de su virginidad o satisfacer una curiosidad que las carcome. Pero también hay una serie de razones útiles para hacer el amor que se centran en la salud física y psicológica de la mujer, a menudo con un sinfín de beneficios.

## MEJOR QUE EL IBUPROFENO

Todo el mundo conoce (o quizás ha empleado, sólo en circunstancias excepcionales, naturalmente) la manida expresión de «Esta noche no, querido, me duele la cabeza». Es verdad, y no únicamente una excusa cómoda, que el sexo puede exacerbar e incluso provocar un dolor de cabeza. Durante la actividad sexual es frecuente que se tensen los músculos de la cabeza y del cuello, y durante el orgasmo puede aumentar la presión arterial, con lo cual los vasos sanguíneos del cerebro se dilatan, un fenómeno que técnicamente se llama «cefalgia coital». Sin embargo, en nuestro estudio hemos descubierto que algunas mujeres hacen el amor con la finalidad de que se les quite el dolor de cabeza:

> Sufro de migrañas, y aunque los ataques son pocos y muy espaciados uno de otro y por lo general leves, he visto que cuando hago el amor teniendo una de esas migrañas, sobre todo cuando tengo un clímax fenomenal, se me pasa sin darme cuenta. (Mujer heterosexual, 42 años.)

Una mujer contó que de hecho su médico le había recomendado el sexo como método para aliviar las migrañas:

> Mi neurólogo me recomendó que alcanzase el orgasmo como un modo de lidiar con el dolor de las migrañas. Lo he probado, y en ocasiones funciona. Muchas veces, después de tomar medicamentos para la migraña y Darvacet entro en un estado de relajación que llamo «estado fóllame». Puede que todavía me quede un resto de dolor en la nuca, pero con el sexo y un buen orgasmo se va definitivamente. Prefiero hacerlo con una pareja, pero también he utilizado un vibrador para alcanzar el orgasmo en el intento de evitar que vuelva la

migraña. Haciendo uso del orgasmo para poner fin a la migraña evito que se repita. (Mujer heterosexual, 43 años.)

Ya en el siglo XVII, el «padre» de la neurología, Thomas Willis, advirtió que aumentaba el deseo sexual de su paciente lady Catherine cuando la asaltaba un dolor de cabeza.

¿Cómo es posible que el sexo sirva al mismo tiempo de catalizador y cura de los dolores de cabeza? Durante la actividad sexual tiene lugar un suceso terapéutico: cuando el organismo libera su torrente de oxitocina, el elevado nivel de dicha hormona desencadena la liberación de endorfinas, esas sustancias químicas del cerebro que guardan un notable parecido con la morfina. Muchas personas asocian las endorfinas con el «subidón del corredor», esa agradable «descarga cerebral» que se produce tras realizar una actividad deportiva enérgica. Las endorfinas sirven también de potentes analgésicos. El organismo de la mujer va liberando bajos niveles de endorfinas a lo largo del día; sin ellas, hasta los dolores y molestias de poca importancia serían mucho más intensos. (Los adictos a la morfina y la heroína se acostumbran tanto a recibir analgésicos sintéticos que al cabo de un tiempo dejan de producir los auténticos. Si se les retira la droga, se quedan absolutamente sin nada que les quite el dolor, ya sea auténtico o sintético.)

La liberación de endorfinas durante la actividad sexual puede aliviar los dolores de cabeza, y de manera bastante eficaz para muchas mujeres, según un estudio realizado en la Clínica del Dolor de Cabeza de la Universidad del Sur de Illinois.[1] En dicho estudio, llevado a cabo con 58 mujeres afectadas de migraña que habían tenido relaciones sexuales durante un dolor de cabeza, casi la mitad afirmaron que por lo menos habían notado cierto alivio tras el orgasmo. Sólo tres de ellas descubrieron que el orgasmo les había empeorado la migraña. ¡Mejor aún, los orgasmos causan alivio en cuestión de minutos y son gratis! Comparemos este dato con medicamentos sumamente eficaces para la migraña como los triptanos. Al inyectar los triptanos, que es la manera más rápida de introducir un fármaco en el organismo de una persona, pasan unos quince minutos hasta que la mayoría de las mujeres observan un alivio del dolor, para otras incluso una hora, y el coste es de aproximadamente setenta dólares por dosis. (Este fármaco proporciona alivio en el 80 por ciento de los casos.)

Algunos investigadores de este campo están convencidos de que existe un «generador de dolores de cabeza» en una zona concreta del cerebro y de que podría ser que los orgasmos «desconectaran» dicho generador.[2] Ello explicaría por qué el alivio del dolor de cabeza que proporcionan los orgasmos suele ser permanente, en contraposición a que dure sólo unas horas, como podría ser el caso si la liberación de endorfinas fuera la única causa. La investigadora Beverly Whipple de la universidad Rutgers descubrió que la estimulación del punto G, ese espacio del tamaño de una moneda situado en la pared anterior de la vagina, elevaba el umbral del dolor en un sorprendente 40 por ciento. Y durante el orgasmo en sí las mujeres eran capaces de tolerar un asombroso 75 por ciento más de dolor.[3]

No es de sorprender, pues, que según los testimonios recibidos la actividad sexual no sólo alivie el dolor de cabeza, sino que además proporcione un alivio al menos temporal para toda clase de dolores y molestias, desde la artritis hasta los traumatismos cervicales o el dolor de espalda:

Hará unos diez años, me hice daño en la espalda y literalmente no podía moverme. Estaba tomando unos analgésicos muy fuertes. Había leído un estudio que decía de forma implícita que el orgasmo libera en el cerebro unas potentes sustancias químicas que alivian el dolor, y pensé: «¿Por qué no?» Mi marido se ofreció a poner a prueba el estudio. Yo no podía moverme, así que él tuvo que hacerlo todo evitando mi lesión de espalda. Lo único que podía hacer yo era quedarme tumbada. ¡Y funcionó! No es broma. El orgasmo funcionó igual de bien que el Tylenol III. (Mujer, sin especificar edad y orientación sexual.)

## EL PERÍODO ADECUADO PARA EL SEXO

El sexo también puede aliviar el dolor de los calambres menstruales. En una mujer premenopáusica, cada mes el revestimiento del útero produce unas hormonas llamadas prostaglandinas. Estas hormonas estimulan las contracciones que mueven el tejido y la sangre menstrual para que salgan del útero, pero también producen calambres. La actividad sexual tiene un impacto significativo en la forma en que afectan al cuerpo las prostaglandinas, y por eso algunas mujeres de nuestro estudio afirmaron que habían decidido hacer el amor para aliviar dichos calambres:

> Para mí, el placer físico del sexo es una de las mejores maneras de aliviar los calambres de la regla. Muchas veces he hecho el amor por este motivo, basada en el alivio que obtengo. (Mujer heterosexual, 47 años.)

Durante el orgasmo el útero se contrae, y en dicha operación las prostaglandinas sobrantes (algunos las llamarían «malvadas») que causan los calambres se gastan... y los calambres ceden. Una ventaja adicional es que hacer el amor durante la menstruación también puede acortar el ciclo menstrual. Hay mujeres que afirman que un día después de haber hecho el amor se les corta el período, lo cual a veces las hace pensar que a lo mejor las relaciones sexuales «lo han interrumpido todo hasta el mes siguiente». Al contrario, el mayor número de contracciones del útero durante el orgasmo ayuda a expulsar la sangre menstrual más rápidamente, y por consiguiente la menstruación termina de forma más eficiente. A mediados de la década de los sesenta, los investigadores William Masters y Virginia Johnson observaron directamente a mujeres durante el orgasmo en el laboratorio, con el fin de documentar los cambios fisiológicos que tenían lugar. Con la ayuda de un *speculum* lograron ver de hecho cómo la presión de la actividad sexual hacía que el fluido menstrual saliera expulsado del canal cervical durante las etapas finales del orgasmo.[4]

El sexo también puede reducir las probabilidades de que una mujer sufra endometriosis, una afección ginecológica común que ocurre cuando el tejido del útero crece por fuera del mismo en áreas como los ovarios o las trompas de Falopio. Dicho crecimiento puede producir dolor durante el sexo, dolor pélvico y a veces infertilidad. Varios investigadores de la Facultad de Medicina de la Universidad de Yale descubrieron que las mujeres que solían realizar el acto sexual o masturbarse durante la menstruación tenían una vez y media menos probabilidades de desarrollar endometriosis que las que se abstenían de realizar actividades sexuales durante la regla. (Curiosamente, el uso de tampones también reduce las posibilidades de sufrir endometriosis.)[5]

En cierto modo, la actividad sexual actúa como el servicio de limpieza de la vagina. La sangre menstrual suele contener trocitos de tejido endometrial que pueden regresar a la zona pélvica. Este fenómeno, denominado «menstruación retrógrada», aumenta el riesgo de desarrollar endometriosis, así que tener relaciones sexuales durante la menstruación podría reducir dicho riesgo, al limpiar la vagina de residuos. El orgasmo, ya se consiga mediante el coito o mediante la masturbación, podría reducir aún más el riesgo de endometriosis, porque las contracciones orgásmicas pueden ayudar a expulsar del útero los residuos menstruales. En relación con esto, en el mismo estudio realizado por la Facultad de Medicina de Yale, las mujeres que usaban sólo compresas tenían el doble de probabilidades de desarrollar endometriosis que las que usaban sólo tampones. Esto sugiere que los tampones eliminan el fluido y los residuos menstruales más eficientemente que las compresas. Las duchas vaginales, durante la menstruación o fuera de ella, no se halló que guardasen relación con el riesgo de endometriosis.

Así pues, tener relaciones sexuales durante la menstruación puede aliviar los calambres, acortar el ciclo menstrual y reducir el riesgo de padecer endometriosis. Está claro que no se disponía de pruebas científicas cuando Plinio *el Viejo* confeccionó su lista de las consecuencias de la intimidad durante la menstruación. Según él, el contacto con la sangre menstrual convertía el vino nuevo en vinagre, dejaba las cosechas baldías, mellaba el borde del acero y apagaba el brillo del marfil, volvía locos a los perros y hasta provocaba que las hormigas rechazaran con asco los granos de maíz que sabían a sangre menstrual.[6]

## EL EFECTO CALMANTE

El sexo alivia el estrés y, afrontémoslo, a la mayoría de los hombres no les importa por qué, ellos simplemente se alegran de contribuir. (Mujer bisexual, 22 años.)

Todo el mundo sabe que estar enfadado o nervioso puede cambiar nuestra manera de experimentar las cosas. Los pensamientos negativos pueden ocupar, incluso acaparar, nuestra mente e impedirnos apreciar cosas agradables del entorno inmediato. En ocasiones, como hemos visto, en situaciones sexuales los pensamientos negativos nos distraen tanto que incluso nos impiden concentrarnos en indicios sexualmente excitantes, como las sensaciones placenteras que producen las caricias de nuestra pareja o los sentimientos positivos hacia ella. Masters y Johnson bautizaron esto como «ser espectadores», porque en lugar de estar completamente inmersos en el acto sexual es como si la pareja fuera una «tercera persona», apartada psicológicamente de la experiencia que se está viviendo.[7] Como es obvio, si una está pensando en lo idiota que ha sido su jefe ese día o haciendo la lista de las cuarenta y dos cosas que tiene que hacer para el día siguiente en vez de estar por la labor y excitarse con una respuesta genital, ello no va a ayudarla a excitarse sexualmente ni a obtener un orgasmo. Éste es el lado del estrés que a veces hace que las mujeres no disfruten del sexo o no deseen hacer el amor.

Pero también hay una multitud de cambios físicos que tienen lugar en el cuerpo durante una situación de estrés y que llevan a muchas mujeres a desear tener relaciones sexuales. Cuando una persona se siente estresada, se activa la rama del sistema nervioso conocida como sistema nervioso simpático. El sistema simpático es el responsable de acelerar los latidos del corazón y aumentar la presión arterial, de estimular la sudoración para eliminar el exceso de agua que hay en el cuerpo, de relajar los músculos de la vejiga (por eso algunas personas o animales orinan sin control cuando están asustados), de ralentizar la digestión y de estimular el hígado para que libere glucosa a fin de aportar energía. Asimismo, la activación del sistema simpático libera norepinefrina, una sustancia química del cerebro que tiene una estructura molecular parecida a la de la anfetamina. Todos estos cambios aceleran el organismo para que podamos reaccionar con rapidez al encontrarnos con una amenaza física o una situación comprometida, la típica reacción «lucha o huye». El sistema simpático debe permanecer activo únicamente durante un período crítico y limitado: hasta que lidiemos con el agresor peleando o huyendo. Si dicha activación continúa porque, por la razón que sea, no podemos resolver el estrés de manera eficiente, nos distrae psicológicamente y nos produce una intensa incomodidad física.

Nadie discutiría que resulta difícil relajarse o concentrarse en el trabajo cuando uno está sudando y temblando y el corazón le late a cien por hora. Una activación prolongada del sistema simpático puede dar pie a toda clase de desórdenes cardiovasculares, del sistema inmune y del sistema nervioso. Muchas personas que experimentan con frecuencia una excitación excesiva del sistema nervioso toman betabloqueantes u otros fármacos para la ansiedad, como Clonazapam o Xanax, para suprimir los síntomas. En nuestro estudio, algunas mujeres afirmaron que también funcionaba hacer el amor:

Hay días en que la vida se hace difícil, normalmente debido al estrés del trabajo, y lo único que desea una es relajar un poco tanta tensión. Así que en esas circunstancias sienta de maravilla llegar a casa y follar apasionadamente. (Mujer heterosexual, 44 años.)

Supongo que es más exacto decir que he hecho el amor para soltar la agresividad que me produce el aburrimiento. A veces, cuando estoy con mi pareja, reconozco que estoy irritable, y eso lleva a la agresividad. Normalmente es porque me siento aburrida. De modo que hago el amor porque es más fácil que tener una bronca. Y además así tengo algo que hacer. (Mujer bisexual, 27 años.)

A veces, cuando me siento frustrada y enfadada, necesito una vía de escape física para toda esa energía de más. He descubierto que hacer el amor es una manera positiva de tratar esos pensamientos negativos y que puede calmarme. Otras formas de esfuerzo físico, como el ejercicio, pueden tener un efecto similar, pero no siempre. (Mujer heterosexual, 23 años.)

Para muchas mujeres de nuestro estudio, hacer el amor cuando estaban estresadas también las ayudó a despejar la mente para poder concentrarse mejor en sus objetivos o para abordar un problema de forma más objetiva:

A veces los estudios me frustran de verdad. Cada vez que tengo un problema difícil que parece casi imposible de solucionar, desconecto un rato y hago el amor con mi novio. Normalmente, después me resulta más fácil solucionar el problema, porque lo he dejado de lado un momento y he aliviado mis frustraciones haciendo el amor. (Mujer heterosexual, 19 años.)

Y a algunas también les servía hacer el amor después de tener una pelea con su pareja:

Cuando era muy joven tuve una relación larga. [...] Estaba convencida de que hacer el amor después de una bronca lo arreglaba todo. Sinceramente, así era en general, aunque duraba poco. (Mujer heterosexual, 25 años.)

Tener relaciones sexuales durante o después de una pelea con la pareja a veces puede ayudar a resolver diferencias. Como el sexo puede liberar rabia y frustraciones acumuladas, lo que a su vez permite que el organismo recupere los niveles de excitación normales, puede contribuir a eliminar de nuestra mente, al menos de forma temporal, los pensamientos negativos que dieron lugar a la pelea. Si bien el sexo no resuelve de verdad el problema subyacente, sí puede equipar mejor a las mujeres para que afronten un problema de forma racional y no de forma airada y emocional:

El sexo destinado a hacer las paces siempre es más apasionado y divertido. Aunque no lo soluciona todo [...] una puede coger todos los sentimientos y toda la energía negativa y canalizarlos hacia la pasión y el deseo, y al final sale sintiéndose cien veces menos estresada. (Mujer heterosexual, 24 años.)

Para las parejas que cuentan con cimientos sólidos, hacer el amor tras una pelea también puede servir para recordarles el compromiso que sienten verdaderamente el uno con el otro. Y, por todos los motivos descritos en el capítulo 3, que trata del amor y del vínculo emocional, hacer el amor para hacer las paces puede ayudar a las personas a conectar de nuevo.

## PARA CONCILIAR EL SUEÑO

El estrés crónico del tipo del que sufrimos los seres humanos puede causar estragos en el organismo de muchas maneras. La dificultad para conciliar el sueño o para hacerlo duradero afecta a más de veinte millones de estadounidenses, a las mujeres el doble que a los hombres. Y todavía es mayor el número de personas que experimentan algún episodio ocasional de insomnio debido a la emoción, al estrés o a haber tomado demasiada cafeína o alcohol, los remedios «caseros» favoritos para hacer frente al estrés. Lo que se suele recomendar a las personas que tienen problemas para dormir es que se acuesten y se levanten todos los días a la misma hora; que eviten la cafeína, la nicotina, el alcohol y las cenas copiosas; que utilicen la cama sólo para dormir y para el sexo; que hagan ejercicio de forma regular; y que conserven el dormitorio en penumbra, en silencio y con una temperatura fresca.

Los muchos testimonios de mujeres de nuestro estudio sugieren que a la lista de estos remedios para conciliar el sueño también debería añadirse el de hacer el amor:

Cuando faltaba poco para graduarme sufría de insomnio y estrés. Para controlarlos corría, hacía mucho ejercicio, pero también necesitaba cada vez más la euforia y la capacidad para desconectar mentalmente que me proporcionaba el orgasmo, además del torrente de endorfinas que me daba la paz suficiente para descansar. Sin embargo, raras veces tenía una persona a mi disposición para cuando yo quisiera, así que de vez en cuando utilizaba un consolador o dos para desahogarme, lo cual tenía la ventaja adicional de que podía ser completamente egoísta [y] sin sentirme culpable. (Mujer bisexual, 29 años.)

Si usted hace caso de esta recomendación, he aquí un pequeño consejo: una actividad sexual muy intensa, que le acelere el corazón, puede generar más energía que ganas de dormir. De modo que si usted pretende utilizar el sexo para conciliar el sueño, es mejor que estudie la posibilidad de reservar el sexo «aeróbico» para una hora más temprana del día y para la hora de dormir escoger una modalidad más tranquila.

Las endorfinas liberadas durante el orgasmo pueden ayudar a inducir el sueño porque relajan mente y cuerpo. Pero probablemente sea más importante que durante el orgasmo se libera otra hormona, la prolactina, y ésta sí que tiene una relación estrecha con el sueño. Los niveles de prolactina se elevan de forma natural cuando dormimos, y los estudios realizados con animales muestran que las inyecciones de prolactina les provocan unas intensas ganas de dormir. La liberación de prolactina se ha asociado también con la sensación de saciedad. En los hombres, la prolactina es responsable en parte de lo que se llama el «período refractario», los momentos posteriores al orgasmo en los que simplemente no es posible fisiológicamente tener otra erección. En las mujeres, la prolactina no ejerce el mismo efecto inhibitorio, lo cual tal vez explique por qué muchas más mujeres heterosexuales se quejan de que su compañero se queda dormido después de hacer el amor.

Las investigaciones han demostrado que hay un aumento de prolactina 400 veces mayor en los orgasmos alcanzados con el coito que en los que se obtienen mediante masturbación.[8] Desde una perspectiva evolutiva, esto tiene su lógica: si los orgasmos obtenidos mediante el coito dejan a la mujer más satisfecha que los obtenidos mediante la masturbación, las mujeres sentirán una mayor inclinación a practicar el sexo en pareja, lo cual, a diferencia de la masturbación, puede desempeñar una función reproductiva. En la medida en que la prolactina induce el sueño en las mujeres, sería más importante que las ganas de dormir entrasen después del coito que después de la masturbación, ya que el coito induce a la mujer a tumbarse sin moverse, lo cual podría facilitar el transporte del semen hasta el óvulo.

## EL ESTRÉS COMO ESTIMULANTE SEXUAL

Aunque el sexo puede ayudar a la persona a eliminar sentimientos de ansiedad, también puede incrementar la respuesta sexual genital. Algunas mujeres de nuestro estudio afirmaron haber hecho el amor porque la ansiedad las hacía sentirse más «cachondas»:

> Cuando estoy muy estresada o preocupada, a menudo reacciono poniéndome cada vez más cachonda. [...] (Mujer heterosexual, 20 años.)

> Quería mucho a mi marido. Estuvimos casados sesenta y cuatro años, y durante ese tiempo jamás pasamos un solo día separados. Lo pasábamos estupendamente. Desde luego que teníamos nuestras peleas, ¡pero también era divertido cuando hacíamos las paces! (Mujer heterosexual, 86 años.)

Los efectos de la ansiedad sobre la excitación sexual se han medido empleando la tecnología de la fotopletismografía vaginal, que ya se describió en el capítulo 2. En un estudio llevado a cabo, varias mujeres vieron un documental sobre viajes que no generaba estrés alguno; inmediatamente después vieron una película de una pareja practicando el juego previo, sexo oral y el coito. En otra ocasión vieron una película diseñada para suscitar una reacción del sistema simpático antes de ver otra película erótica similar. Experimentaron una hinchazón vaginal mucho más acentuada con las películas eróticas el día en que vieron el film que generaba ansiedad, aun cuando en éste no había escenas que pudieran provocar pensamientos sexuales. Por consiguiente, la explicación más convincente es que la activación del sistema simpático causada por el film generador de ansiedad incrementó la excitación sexual de las mujeres.[9]

En el Laboratorio Meston de Psicofisiología Sexual decidimos fijarnos en el ejercicio físico, que también aumenta la actividad del sistema simpático.[10] Las mujeres visitaron el laboratorio en dos días distintos. El primer día, simplemente vieron un documental de viajes seguido de una película erótica. El siguiente día hicieron ejercicio durante veinte minutos en una bicicleta estática o en una cinta, justo antes de ver las mismas películas. Trabajaron al 70 por ciento de sus pulsaciones máximas, lo que para la mayoría de la gente es un esfuerzo bastante intenso. En ambos días se les practicó una fotopletismografía vaginal para medir el grado de excitación que experimentaban mientras veían las películas. Resultó que los días en que hicieron ejercicio antes de ver las filmaciones mostraron una hinchazón vaginal mucho más marcada. De hecho, la excitación sexual fue nada menos que 150 veces mayor los días que hicieron ejercicio. Así que el sistema simpático, además de preparar el organismo para la reacción «lucha o huye», prepara el cuerpo de la mujer para excitarse sexualmente.

Este hallazgo es muy diferente de lo que la investigación ha descubierto en los hombres. La activación del sistema simpático interfiere en la capacidad del varón para conseguir una erección, sobre todo si está preocupado por su capacidad sexual. El hallazgo del laboratorio Meston sugiere justo lo contrario en el caso de las mujeres, que la activación del sistema simpático podría ayudar a las que tienen problemas sexuales. Si una mujer desea psicológicamente hacer el amor pero su cuerpo no reacciona, podría probar a hacer algo que le genere energía, como perseguir a su pareja por la habitación (o mejor aún, que la pareja la persiga a ella), bailar o ver juntos una película de miedo. Muchos libros de autoayuda dicen a las mujeres que tienen problemas para excitarse sexualmente o para alcanzar un orgasmo que hagan justo lo contrario: relajar el cuerpo escuchando música tranquila, que tomen un baño con burbujas o que practiquen la meditación. Sin duda estas técnicas tranquilizantes ayudan a despejar y relajar la mente, pero las investigaciones realizadas por el laboratorio Meston sugieren que no sirven para poner en marcha la actividad sexual de la mujer con tanta eficacia como una actividad tonificante.

## AMOR AL PRIMER SUSTO

Hace unos años, el equipo de investigación del laboratorio Meston acudió a varios parques temáticos de Tejas para examinar si subirse a una montaña rusa, que aumenta la actividad del sistema simpático, podría ser otra forma de incrementar la respuesta sexual.[11] Obviamente, no se podía insertar sondas vaginales a las mujeres en un parque de atracciones pensado para familias, de modo que el equipo no pudo medir directamente la excitación sexual genital de las mujeres. En vez de eso, midió la atracción sexual. De modo que durante varios días el equipo de investigación entrevistó a mujeres que estaban haciendo cola para subir a una montaña rusa y a otras que acababan de bajarse de ella. Las que acababan de bajarse se encontraban todavía en un estado de fuerte excitación del sistema simpático. Los investigadores les pidieron que observasen la fotografía de un hombre y luego rellenaran un breve cuestionario en el que se preguntaba hasta qué punto les parecía atractivo dicho hombre, hasta qué punto les gustaría besarlo y cuán dispuestas estarían a salir con él. Aunque todas las mujeres vieron la misma fotografía de un hombre de apariencia normal, las que acababan de bajarse de la montaña rusa dijeron que era más atractivo y que poseía mayor potencial para salir con él que las que estaban haciendo cola para subir. Al parecer, la atracción aumentó a consecuencia de una activación residual del sistema simpático tras haber montado en la montaña rusa.

Las personas pragmáticas, tanto las que buscan salir con alguien como las que desean encontrar pareja, tal vez estén preguntándose si los resultados obtenidos del estudio de la montaña rusa implican que tendrían más oportunidades de atraer a una pareja si frecuentasen locales en los que se bailara en vez de pasar el rato sin hacer nada, o si acudieran a un gimnasio en vez de a una cafetería. La respuesta no es tan sencilla. Cuando uno sale con alguien en la vida real, ello depende de si hay por lo menos un poco de atracción al principio. Si es así, quizá sí. Pero si a la mujer su pretendiente no le parece atractivo en absoluto, ni siquiera el hecho de haber corrido una maratón conseguiría que quisiera salir con él y mucho menos tener relaciones sexuales.

Este concepto de que la activación del sistema simpático puede incrementar la excitación sexual y la atracción en las mujeres resulta nuevo a la mayoría de la gente en la actualidad. Sin embargo, ya hace mucho tiempo que lo averiguaron varios hombres inteligentes. En el año 550 rezaba una anotación del circo de Roma:

> Las mujeres estaban de pie en el graderío golpeteando con los puños la espalda de la gente que tenían sentada delante y gritando histéricas: «¡Mata! ¡Mata! ¡Mata!» Incluso antes de que comenzaran los juegos, los jóvenes avezados podían distinguir qué mujeres iban a ceder ante aquella locura y procurar sentarse al lado de ellas. Las mujeres, mientras eran presas de la histeria, eran inconscientes de todo lo demás, y los muchachos podían jugar con ellas mientras chillaban y se retorcían al contemplar el cruento espectáculo a sus pies.[12]

Diversos estudios realizados en todo el mundo confirman que las mujeres experimentan la depresión el doble de veces que los hombres. A lo largo de toda una vida, se deprimen aproximadamente el 20 por ciento de mujeres y el 10 por ciento de hombres.[13] La razón de que las mujeres se depriman más que los hombres se explica en parte por las diferencias existentes en la producción de hormonas sexuales. Una prueba de ello es que las chicas son más susceptibles a la depresión que los chicos, pero sólo cuando comienzan a menstruar y a experimentar los cambios de la pubertad, que van asociados a las hormonas. En los hombres, los niveles de testosterona fluctúan ligeramente a lo largo del día y alcanzan su punto más alto por la mañana. Pero en las mujeres los niveles de hormonas sexuales como el estrógeno y la progesterona varían tremendamente a lo largo del ciclo menstrual. El ciclo menstrual de la mujer suele durar veintiocho días, y si contamos el primer día del período como día uno, el estrógeno alcanza su nivel más alto alrededor del día doce (justo antes de la ovulación) y la progesterona alrededor de los días 19-22.

Las hormonas sexuales femeninas también cambian drásticamente con acontecimientos de la vida como la pubertad, el embarazo, el parto y el postembarazo, y la perimenopausia. Esos cambios tan radicales de las hormonas sexuales ejercen un impacto negativo en diversas sustancias químicas del cerebro y en los procesos fisiológicos que causan depresión. Esto puede explicar también que todo un 5 por ciento de mujeres experimenten síntomas de depresión y ansiedad la semana anterior al período, una afección conocida como desorden disfórico premenstrual. Y ayuda a explicar que haya una proporción tan grande de mujeres que se deprimen en ocasiones cuando experimentan cambios drásticos en sus hormonas sexuales.

Las diferencias entre sexos en cuanto a la producción de la hormona melatonina pueden explicar por qué las mujeres tienen el triple de probabilidades que los hombres de experimentar el desorden afectivo estacional, una forma de depresión que se deriva de los cambios estacionales. Nuestro organismo reacciona a la disminución de la luz diurna secretando melatonina por la glándula pineal, una estructura de pequeño tamaño que se encuentra situada en las regiones profundas del cerebro de los mamíferos. La melatonina genera una sensación de adormecimiento (por eso muchas personas que sufren insomnio toman suplementos de melatonina). Conforme va haciéndose de día y la luz incide en la retina del ojo, van disminuyendo los niveles de melatonina, lo cual a su vez acentúa el estado de alerta o de vigilia. Como en invierno las noches son más largas que en verano, los seres humanos y otros mamíferos secretan más melatonina en invierno. Y como en el invierno es cuando se deprimen más personas que sufren el desorden afectivo estacional, los científicos están convencidos de que se debe a un exceso de melatonina.

Si todos los mamíferos aumentan la producción de melatonina en invierno, ¿por qué el desorden afectivo estacional es mucho más común en las mujeres que en los hombres? El investigador Thomas Wehr y sus colegas del Instituto Nacional de Salud Mental han demostrado que tal vez sea porque las mujeres son fisiológicamente más sensibles que los hombres a los cambios en la exposición a la luz.[14] En nuestra vida diaria estamos expuestos a una gran cantidad de luz artificial durante la noche, y cabría pensar que ello influye en la producción de melatonina «engañando» al cerebro para que actúe como si fuera de día. Cuando los investigadores ensayaron dicha hipótesis, hallaron una interesante diferencia entre ambos sexos: con independencia de la cantidad de luz artificial a la que estuvieran expuestas, las mujeres, en mucho mayor medida que los hombres, y sin que se supiera cómo, continuaban detectando la luz natural y sufriendo la influencia de la misma. De manera que, para las mujeres, la cantidad de melatonina secretada en invierno era mayor que la secretada en verano. En el caso de los hombres, la luz artificial parecía compensar la natural y no mostraron el mismo grado de diferencias estacionales en la producción de melatonina.

Un estrés prolongado que altere el delicado equilibrio hormonal del organismo también puede causar depresión tanto en hombres como mujeres. El cerebro se sirve de neurotransmisores para enviar por medios químicos información que controla nuestros pensamientos y nuestra conducta. En el cerebro hay muchos tipos distintos de neurotransmisores, pero hay tres en particular que se han relacionado estrechamente con el estado de ánimo: la serotonina, la norepinefrina y la dopamina. Si la producción de estos neurotransmisores se ve comprometida de alguna manera, puede dar lugar a un fallo de funcionamiento en una región del sistema límbico del cerebro. El sistema límbico controla las emociones, el apetito, el sueño, determinados procesos mentales y el impulso sexual, y todo ello se ve afectado cuando una persona está deprimida.

El estrés también hace que las glándulas adrenales, que están situadas encima de los riñones, secreten más cortisol. El cortisol es una hormona que acelera el metabolismo y el sistema inmunológico. Dado un grado de estrés normal, los niveles de cortisol se elevan y después vuelven poco a poco a la normalidad. Pero el estrés prolongado puede dar lugar a que se secrete cortisol continuadamente, y esto puede ser otra causa de depresión. En la actualidad sabemos que aproximadamente la mitad de las personas que sufren depresión grave tienen los niveles de cortisol anormalmente altos. Resulta que el estrógeno, que las mujeres producen en cantidades mucho mayores que los hombres, no sólo puede incrementar la secreción de cortisol, sino también afectar a la capacidad del organismo para interrumpir la producción de cortisol una vez pasado el estrés. Esto podría proporcionarnos otra forma de explicar por qué hay más mujeres que hombres que sufren depresión y ansiedad. Además, dado que la excitación sexual y el orgasmo se han asociado con la disminución del cortisol, un nivel de cortisol elevado podría afectar a la respuesta sexual de la mujer.[15] En un estudio llevado a cabo recientemente en el laboratorio Meston, las mujeres que presentaban niveles más altos de cortisol como reacción a haber visto una película erótica tenían más probabilidades de experimentar problemas con el deseo sexual y la excitación que las que presentaron la esperada disminución de cortisol mientras veían la película.[16] Por otro lado, las relaciones sexuales podrían ayudar, al menos temporalmente, a aliviar la ansiedad y la depresión porque reducen los niveles de cortisol.

Muchos estudios han demostrado que cuando las mujeres se sienten deprimidas suelen experimentar problemas sexuales como una disminución del deseo y la excitación. Tal como explicamos en el capítulo 2, hay varios fármacos que se utilizan para tratar la depresión y que pueden afectar a la función sexual. Así que en el caso de mujeres que están recibiendo un tratamiento para la depresión a veces se hace difícil saber si los problemas sexuales los causa la depresión o la medicación empleada para tratar la depresión. En un estudio realizado en el laboratorio Meston se pidió a cerca de un centenar de mujeres universitarias que tenían relaciones sexuales que rellenaran un formulario que medía la depresión y el funcionamiento sexual.[17] Se empleó un código numérico anónimo y confidencial para que nadie supiera qué respuesta correspondía a qué mujer, lo cual permitía que las participantes respondieran a las preguntas de manera abierta y sincera. Ninguna de ellas estaba tomando medicación contra la depresión. Cuando compararon las respuestas sobre el funcionamiento sexual de las mujeres que sufrían depresión moderada con las no deprimidas, los investigadores descubrieron que las deprimidas experimentaban una menor lubricación vaginal durante el acto sexual, les costaba más trabajo llegar al orgasmo, sufrían más dolor durante el acto y obtenían menos placer y satisfacción general que las no deprimidas. El estudio aportó también un dato nuevo y sorprendente: las mujeres deprimidas se masturbaban con mucha más frecuencia que las no deprimidas.

¿Por qué a las mujeres deprimidas la masturbación les resultaba más gratificante que la relación sexual con una pareja? Una explicación es que las mujeres deprimidas se masturbaban como tratamiento de «autoayuda», intentaban sentirse mejor teniendo un orgasmo. Las endorfinas liberadas durante el orgasmo generan una sensación de bienestar pasajera pero intensa. Como es posible que las mujeres deprimidas hallen muy poco placer en su vida, hasta la breve sensación de felicidad que les produce el orgasmo les proporciona una vía de escape que les levanta el ánimo. A la mayoría de mujeres, aunque no estén deprimidas, les resulta más fácil tener un orgasmo mediante la masturbación que con una pareja, porque saben dónde tocarse exactamente y el grado de presión que les produce más placer. Además, hacer el amor con otra persona requiere un cierto grado de interacción social, algo que las personas deprimidas tienden a evitar. Y el hecho de disfrutar del sexo en solitario sería raro que produjera «ansiedad por el rendimiento» o miedo a que lo evalúen a uno, como ocurre a veces cuando se tienen relaciones sexuales con otra persona.

## EL ELIXIR DEL BUEN HUMOR

En ocasiones, la masturbación puede aportar beneficios que no aporta el sexo en pareja, pero las investigaciones llevadas a cabo por el psicólogo Gordon Gallup de la Universidad Estatal de Nueva York en Albany sugieren que también podría haber ventajas en el hecho de tener relaciones sexuales con una pareja... masculina, claro está.[18] En dicho estudio se pidió a 293 universitarias que contestaran a una lista de preguntas sobre la depresión y rellenaran un formulario sobre su vida sexual en el que se les preguntaban cosas como con qué frecuencia practicaban el acto sexual, cuánto tiempo había transcurrido desde su última actividad sexual y qué clase de anticonceptivo utilizaban. Resultó que las mujeres del estudio que habían practicado el sexo sin utilizar condón (pero pudiendo haber empleado anticonceptivos orales) estaban significativamente menos deprimidas que las que habían realizado el coito y utilizado condones como anticonceptivo habitual. Y también estaban más contentas que las que afirmaron que no tenían relación sexual de ningún tipo. Quizá los resultados más chocantes se obtuvieron con la pregunta de si las participantes habían tenido alguna tentativa de suicidio. Más del 42 por ciento de las que respondieron «normalmente» o «siempre» usaban condón y habían tenido un intento de suicidio en el pasado, en comparación con tan sólo el 12 por ciento de las que dijeron que no usaban condón «nunca» o «a veces».

Estos hallazgos sugieren que en el semen hay algo que ayudó a «curar la tristeza», algo que estaban dejando de recibir las mujeres que empleaban condón o se abstenían de realizar el coito. Desde hace mucho tiempo se sabe que el semen contiene sustancias nutritivas que ayudan a los espermatozoides a realizar su viaje hasta la trompa de Falopio de la mujer a fin de capturar el codiciado óvulo. Lo que pocas personas saben es que el semen contiene hormonas como testosterona, estrógeno, hormona estimuladora del folículo, hormona luteinizante, prolactina y varios tipos de prostaglandinas. Todas ellas poseen la capacidad potencial de alterar el estado de ánimo y pueden ser absorbidas por el torrente sanguíneo de la mujer a través de las paredes de la vagina. De hecho, algunas de estas hormonas han sido detectadas en la sangre de la mujer a las pocas horas de haber estado en contacto con el semen.[19] De las diversas candidatas transportadas por el semen, el estrógeno y las prostaglandinas son las que más parecen elevar el estado de ánimo. Se ha demostrado que estas dos hormonas tienen un nivel inferior al normal en las personas deprimidas,[20] y que el estrógeno levanta el ánimo en las mujeres posmenopáusicas.[21] En el caso de mujeres más jóvenes, ha habido varios informes que muestran que determinados anticonceptivos basados en el estrógeno poseen propiedades que elevan el estado de ánimo.[22]

En ese mismo estudio, los investigadores hallaron que las mujeres que venían teniendo relaciones sexuales de modo habitual sin condón se sentían más deprimidas cuanto más tiempo llevaban sin tenerlas. Sin embargo, no sucedía lo mismo con las que utilizaban condón y habían dejado de realizar el acto sexual con regularidad. Los investigadores sugirieron que ello podría significar que las mujeres que no habían estado utilizando el condón atravesaban una especie de «síndrome de abstinencia» cuando dejaban de tener un contacto vaginal regular con el semen. Ya hablamos en el capítulo 2 de las numerosas explicaciones evolutivas que puede haber para el hecho de que las mujeres tengan orgasmos, una de las cuales puede ser que el placer que proporcionan actúa como «recompensa» por haber realizado el acto sexual. El fisiólogo Roy Levin ha sugerido que tal vez la evolución ha dispuesto que el semen eleve el estado de ánimo de la mujer como una manera de que a ésta el sexo le resulte gratificante, aun cuando no alcance el orgasmo.

Además de demostrar que el semen puede elevar el estado de ánimo de la mujer, estos hallazgos tan provocativos tienen implicaciones de gran alcance para la sexualidad femenina. Tal como vimos anteriormente, un bajo nivel de testosterona puede ser la causa de que algunas mujeres posean un débil impulso sexual, y la testosterona es absorbida a través de la vagina más rápidamente que a través de la piel.[23] Así pues, en la medida en que la testosterona transportada por el semen pueda filtrarse en el torrente sanguíneo de la mujer, podría ejercer un efecto beneficioso sobre su impulso sexual. Empleando la ultrasonografía dúplex, los investigadores han demostrado que la prostaglandina $E_1$, una de las sustancias mágicas que contiene el semen, aumentaba significativamente el flujo sanguíneo de los genitales de la mujer.[24] Y en un estudio posterior se descubrió que las mujeres afectadas de una disfunción en el deseo sexual que se aplicaban una crema que contenía prostaglandina $E_1$ en la zona de la vulva antes del acto sexual se excitaban notablemente más.[25] Las que se aplicaron una crema con placebo en vez de prostaglandina $E_1$ no mostraron el mismo efecto beneficioso. De modo que siempre y cuando la prostaglandina $E_1$ transportada por el semen pueda penetrar en el torrente sanguíneo de la mujer, podría ejercer un impacto significativo sobre su excitación sexual.

Es obvio que hacen falta más estudios para que los médicos empiecen a recetar viales de semen como la nueva generación de medicamentos contra la depresión. No obstante, estos hallazgos sí ofrecen una explicación fisiológica al hecho de que numerosas mujeres de nuestro estudio dijeran que hacían el amor para «librarse de la depresión» y para «sentirse mejor».

EL UNO ES EL NÚMERO MÁS SOLITARIO

Hay veces que necesito urgentemente sentir el peso de otra persona encima de mí. (Mujer bisexual, 20 años.)

La soledad es una causa común de depresión. Las personas difieren ampliamente en cuanto a la cantidad de contacto que desean o necesitan de otras personas. En un extremo del espectro se encuentran los amantes de la vida social que disfrutan enormemente interactuando con la gente, y en el otro los antisociales que rara vez sienten ganas de salir de su casa. Pero para la mayoría de las personas, un cierto contacto con los demás es algo deseado, o incluso necesario, para tener una sensación de bienestar y conexión. La falta de contacto social y, en un nivel más profundo, la falta de intimidad con el tiempo llevan a la soledad. La soledad y la falta de intimidad son problemas que sobre todo se ven en las mujeres heterosexuales de edad avanzada. Como las mujeres suelen casarse con hombres mayores que ellas, y como los hombres tienen una esperanza de vida más corta que las mujeres, éstas suelen sobrevivir a sus maridos. Como las mujeres ancianas y solas son más numerosas que los hombres que se encuentran en esa misma circunstancia, les resulta más difícil encontrar pareja.

En nuestro estudio, hubo mujeres de todas las edades y orientaciones sexuales que describieron situaciones en las que hicieron el amor en un intento de combatir la soledad:

> Si me siento sola, tiendo a entablar conversación con alguien y posiblemente acostarme con él. En mi opinión, todas las relaciones románticas y sexuales terminan en la soledad. El único motivo para buscar la intimidad con alguien es sentir un poco de contacto humano y placer físico. El placer físico lo puede encontrar uno a solas, así que el motivo más importante para tener relaciones sexuales es el contacto humano. La necesidad de contacto humano es resultado de la soledad. (Mujer bisexual, 27 años.)

El sentimiento de soledad puede debilitar tanto, que a algunas mujeres las lleva a entrar en relaciones poco adecuadas simplemente por miedo a estar solas:

> En la última relación que tuve hacía el amor para no sentirme tan sola y poco querida. Fue una tontería, porque al final empeoró las cosas. Sólo hacía un mes o así que conocía

a aquel tipo. Después de una conversación muy seria sobre adónde llevaba nuestra relación estuvimos acariciándonos. Él dijo que quería «follar», y yo cedí para sentir una persona a mi lado durante un rato, para sentir que mi cuerpo era algo más que un montón de grasa gelatinosa. Ahora me arrepiento, porque en realidad no nos conocíamos bien el uno al otro y no estábamos seguros de adónde íbamos. [...] Así es la vida. (Mujer heterosexual, 31 años.)

Durante la mayor parte de la relación con mi ex marido creí que el sexo me ayudaría a retenerlo a mi lado. El sexo consistía únicamente en él y en hacerlo feliz a él. Yo era demasiado joven para saberlo, pero él no era capaz de satisfacerme porque carecía de toda habilidad sexual. Y también carecía de amor, compasión e interés verdadero por mí. Era/es una persona totalmente egoísta. En nuestros encuentros sexuales yo no recibía ninguna gratificación, lo importante era siempre él e intentar hacerle feliz para no tener que quedarme sola. (Mujer bisexual, 39 años.)

Una mujer de nuestro estudio describió una situación en la que el miedo de quedarse sin pareja la llevó a tomar medidas desesperadas y poco saludables:

Siempre fui una «buena chica» y no me acosté con demasiados chicos. Un día descubrí que me había contagiado un herpes un tipo con el que ya no estaba saliendo. Me sentí destrozada. Eran los años setenta, cuando aquello era lo peor que podía coger una chica. Pensé que ya no iba a poder tener hijos, y estaba segura de que ningún hombre iba a quererme. Así que empecé a tener relaciones sexuales de forma indiscriminada en el intento de encontrar marido. Cuando sufría un brote nuevo me acostaba con alguien a propósito porque deseaba contagiárselo para que los dos estuviéramos en el mismo barco. No era que estuviera intentando vengarme de lo que me hicieron a mí, es que me aterraba estar sola. Pensaba que si otra persona tenía la misma enfermedad que yo, estaríamos unidos y él nunca me dejaría por culpa de ello. (Mujer heterosexual, 49 años.)

Varias mujeres dijeron que hacer el amor por huir de la soledad era una experiencia positiva:

> Me acosté con un conocido cercano porque me sentía muy sola. Siempre era amable y cariñoso conmigo, y me sentí bien teniéndolo a mi lado, en mi cama, por una noche. Hicimos el amor de forma increíble, él hacía todo lo que yo le pedía, siempre. Durante los días siguientes me sentí más segura de mí misma y desde luego más sexy (como mujer). Aquello me ayudó mucho a aumentar la seguridad en mí misma. (Mujer heterosexual, 39 años.)

El sexo, tal como lo conocemos, en ocasiones produce una profunda sensación de conexión emocional. Pero esto sucede casi siempre cuando va acompañado de sentimientos de amor o afecto, atención y ternura, una historia compartida o como mínimo la esperanza de un futuro en común. Esto no equivale a decir que un «rollo de una noche» no pueda ser inmensamente placentero y emocionante para algunas mujeres. Lo que quiere decir es que cuando el motivo principal de hacer el amor es curar el sentimiento de soledad, el sexo casual suele resultar decepcionante:

> En aquella época me sentía sola [y] sabía que aquel tipo aceptaría acostarse conmigo [...] así que lo hicimos. En realidad, sólo me sentí amada en aquella ocasión, [...] en cuanto se marchó volví a sentirme sola. (Mujer heterosexual, 24 años.)

Tal como lo expresó de forma muy elocuente una mujer de nuestro estudio, la necesidad de tener relaciones sexuales forma parte de la necesidad de intimidad y conexión, pero el sexo por sí solo no constituye la cura:

> Tuve un rollo de una noche como un mes después de romper una relación de tres años. Fue una compleja combi-

nación de libertad, una nueva capacidad para ser aventurera, soledad, tristeza y pérdida de intimidad, y la esperanza de que existiera algo mejor. Pero no funcionó en el sentido de alejar la soledad. La otra persona no estaba allí por la misma razón, y después sentí vergüenza y preocupaciones de las que no deseaba ocuparme. El sexo no estuvo demasiado bien, porque no le conocía bien y hubo mucho alcohol de por medio, y me enseñó que el sexo no soluciona la soledad, que era un síntoma de intimidad pero no podía crearla. (Mujer bisexual, 29 años.)

## LA DIETA A BASE DE SEXO

Mi novio y yo estábamos a régimen y pensábamos que no estábamos haciendo suficiente ejercicio, así que decidimos divertirnos un poco y quemar todos los días unas cuantas calorías de más haciendo el amor. Fue divertido y la verdad es que nos ayudó a notar cómo quemábamos energía. (Mujer bisexual, 25 años.)

Dependiendo del informe que uno lea, una sesión de sexo puede quemar entre 100 y 250 calorías. Está claro que este margen se debe al nivel de actividad atlética que uno lleve a cabo durante dicha sesión. Si se realizan maniobras de ballet y volteretas laterales, se queman más calorías que si se emplea la técnica de «tumbarse y esperar a que a uno lo traten a cuerpo de rey». Otro elemento de esta ecuación es si el acontecimiento es un «polvo rapidito» a mediodía o una noche entera de placer erótico. Según una encuesta realizada entre 152 parejas heterosexuales de Canadá, una sesión de amor dura por término medio 18,3 minutos, divididos en 11,3 minutos de juego previo y 7 minutos de coito. (Detalle interesante, las mitades masculinas de esas mismas parejas dijeron que el juego previo duraba 13,4 minutos, bastante más de lo que afirmaron sus mitades femeninas.)

Para las mujeres, las frecuencias ideales de juego previo y coito, en contraposición con lo que obtienen en la realidad, eran considerablemente más largas: 19 minutos de juego previo y 14 minutos de coito.[26] Según una encuesta realizada entre más de 1.400 mujeres de edades comprendidas entre los 18 y los 59 años, las mujeres de Estados Unidos tienen relaciones sexuales unas 6,3 veces al mes. La media se eleva un poco en las edades comprendidas entre los 20 y los 30 (7,5 veces al mes) y desciende un poco entre los 50 y los 60 (4 veces al mes).[27]

Medio kilo de grasa equivale aproximadamente a 3.500 calorías. Por lo tanto, las mujeres estadounidenses queman por término medio 1,70 kilos de grasa al año haciendo el amor. Así pues, si todas las estadounidenses dejaran de hacer el amor de repente, dentro de diez años todas pesarían veinte kilos más. Visto de otra forma, si las mujeres hicieran el amor cuatro veces por semana en vez de dos, o consiguieran alargar cada sesión de 18,3 minutos a 36,6 minutos, adelgazarían otros dos kilos más al año. O también podrían conservar el mismo peso y consumir diecisiete helados de chocolate adicionales, veintitrés donuts glaseados y catorce trufas rellenas de champán. Decididamente, una razón de peso.

## HACERLO HASTA CAERSE MUERTO

El sexo no sólo quema calorías, sino que además, como ocurre con otras modalidades de ejercicio cardiovascular, aporta otros muchos beneficios para la salud. Puede acelerar el metabolismo, estirar los músculos y aumentar la flexibilidad, incrementar la energía, ayudar a enderezar la relación colesterol bueno/ colesterol malo en la dirección correcta, aumentar el riego sanguíneo en todas las partes del cuerpo incluido el cerebro, y puede que hasta reducir el riesgo de sufrir un infarto y alargar la esperanza de vida. Un estudio en el que se interrogó repetidamente a hombres y mujeres a lo largo de un período de 25 años descubrió que el sexo era, efectivamente, un eficaz indicador de longevidad.[28] Pero también surgieron interesantes diferencias entre sexos. Para los hombres la longevidad estaba relacionada con la frecuencia de relaciones sexuales: cuanto más hacían el amor, más años vivían. En el caso de las mujeres lo importante era la calidad de las relaciones: cuanto más habían disfrutado del coito en el pasado, más longevas eran. Un reciente estudio realizado con más de 2.500 tailandeses ancianos, tanto hombres como mujeres, ha revelado que al cabo de catorce años los que habían hecho el amor por lo menos una vez al mes vivían más tiempo que los que mantenían relaciones una vez al mes o nada en absoluto.[29] De hecho, las mujeres mayores de 65 años que habían hecho el amor más de una vez por semana tenían casi el doble de probabilidades de seguir vivas catorce años después que las que habían tenido relaciones sexuales con escasa frecuencia o ninguna. Un estudio demostró que las monjas, que supuestamente se abstienen completamente de las relaciones sexuales, corren un peligro un 20 por ciento mayor de sufrir cáncer de mama en comparación con la población general femenina de Estados Unidos.[30] No obstante, las mujeres que no pasan por un embarazo tienen ese mismo riesgo de sufrir cáncer de mama. Así pues, es imposible saber si las monjas corrían un peligro mayor porque se abstenían del sexo o porque nunca se habían quedado embarazadas.

Los científicos no saben con seguridad por qué el sexo y la longevidad están relacionados. Son tantos los factores relativos al estilo de vida que podrían influir en los años que vivimos (por ejemplo la dieta, el ejercicio, la genética, el estrés), que resulta prácticamente imposible analizarlos todos. Aun así, la relación entre sexo y longevidad probablemente tenga al menos algo que ver con el hecho de que la actividad sexual regular aumenta los niveles de testosterona y de estrógeno. Estas dos hormonas se han descrito como protectoras contra las enfermedades del corazón. Las mujeres premenopáusicas tienen menos de la mitad de probabilidades que los hombres de sufrir enfermedades coronarias, pero cuando la mujer supera la menopausia y sus ovarios reducen drásticamente la producción de hormonas sexuales (estrógeno, progesterona, testosterona), el riesgo de sufrir enfermedades coronarias se iguala con el de los hombres.[31] Incluso las mujeres jóvenes a quienes han extirpado los ovarios debido a un cáncer corren un riesgo mayor de desarrollar enfermedades coronarias.[32] En contraste, hay abundantes investigaciones que demuestran que en las mujeres posmenopáusicas que toman suplementos de estrógenos dicho riesgo es menor.[33] Naturalmente, algunas mujeres prefieren no adoptar la terapia hormonal sustitutiva porque temen que los estrógenos sintéticos puedan aumentar el riesgo de cáncer de mama. Todavía está por decidir cuál es el verdadero efecto de la terapia hormonal sustitutiva sobre el riesgo de sufrir cáncer de mama. Como las relaciones sexuales estimulan al organismo a que fabrique estrógenos naturales (en contraposición con la versión de «poliéster»), una actividad sexual regular podría potencialmente ayudar a reducir el riesgo de enfermedades coronarias sin aumentar el riesgo de cáncer de mama.

### INYECCIONES DE REFUERZO Y BENEFICIOS SECUNDARIOS

Existe otra forma en que el sexo puede influir en la longevidad: una cantidad moderada de relaciones sexuales (con una pareja sexual sana, naturalmente) puede reforzar el funcionamiento del sistema inmune. Esto podría explicar que en nuestro estudio algunas mujeres afirmaran que hacían el amor simplemente para «estar sanas» o «vivir más años». La inmunoglobulina A (IgA) es un anticuerpo que se une a los elementos patógenos cuando éstos penetran en el cuerpo humano. Dicho anticuerpo ayuda a formar una barrera contra enfermedades como la gripe o el resfriado común. Los niveles de IgA, que se encuentra en la saliva y en el revestimiento mucoso, indican el grado de robustez de nuestro sistema inmune. Se han realizado estudios que demuestran que escuchar música agradable o tener contacto con animales de compañía puede incrementar de modo significativo los niveles de IgA dentro de un período de tiempo muy corto: entre 20 y 30 minutos. Las relaciones románticas también pueden tener un impacto enorme en la función inmunitaria, tanto bueno como malo. En general, las personas casadas experimentan menos enfermedades y tienen mejores resultados que los solteros tras el diagnóstico de diversas enfermedades. En cambio, tanto los hombres como las mujeres que están en una relación poco saludable muestran un déficit sustancial de la función inmunitaria.[34]

Para examinar si la frecuencia con que una persona tiene relaciones sexuales podría influir también en el funcionamiento del sistema inmunológico, los psicólogos Carl Charnetski y Francis Brennan preguntaron a 112 estudiantes universitarios, la mayoría de ellos mujeres, con qué frecuencia habían tenido relaciones sexuales durante el mes anterior.[35] Además, recogieron muestras de saliva de todos los participantes para evaluar los niveles de IgA. Los que habían tenido relaciones sexuales con poca frecuencia (menos de una vez por semana) mostraron niveles de IgA ligeramente superiores a los que se habían abstenido del sexo por completo. Sin embargo, los estudiantes que habían hecho el amor con regularidad (una o dos veces por semana) tenían un 30 por ciento más de IgA que todos los demás, lo cual sugiere un mejor funcionamiento del sistema inmunológico. Tal vez gracias a las relaciones sexuales frecuentes los estudiantes estaban más relajados y felices, dos factores que se sabe que incrementan los niveles de IgA. También podría ser que el aumento en la producción de péptidos opioides que tiene lugar con el orgasmo incremente el funcionamiento de dicho sistema.

El hallazgo que resultó difícil de explicar fue el de los estudiantes que habían tenido relaciones sexuales más frecuentes —tres o más veces por semana—. Éstos mostraron los niveles de IgA más bajos de todos, incluso de quienes se abstuvieron de practicar el sexo. Esto sugiere que existe una frecuencia óptima de actividad sexual para mantener fuertes las defensas del organismo. Varios estudios demuestran que una producción moderada de péptidos opioides estimula el sistema inmunológico, pero otro estudio reveló que la producción excesiva de péptidos opioides puede suprimir su funcionamiento.[36]

Por último, hubo mujeres de nuestro estudio que describieron varios beneficios más para la salud que las motivaban a hacer el amor, algunos de los cuales merecen que se los mencione. La prolactina, además de inducir al sueño, hace que las células del bulbo olfatorio del cerebro desarrollen neuronas nuevas. Así que, técnicamente, el sexo puede mejorar el sentido del olfato.

Otro beneficio secundario de tener relaciones sexuales con regularidad es que puede mejorar el control de la vejiga, porque fortalece los mismos músculos que se emplean para orinar. Y a las mujeres posmenopáusicas, las relaciones sexuales regulares pueden ayudarlas a prevenir la atrofia vaginal que suele sobrevenir como consecuencia de la menor producción de hormonas sexuales que tiene lugar con la edad. Un estudio descubrió que las mujeres posmenopáusicas que realizaban el acto sexual por lo menos tres veces al mes tenían menos atrofia vaginal que las que lo realizaban menos de diez veces al año.[37] Las relaciones sexuales pueden aumentar la presencia de estrógeno y progesterona; se cree que el incremento de la propia testosterona del organismo ayuda a fortalecer huesos y músculos, y que el estrógeno ayuda a conservar un tejido vaginal sano, la piel suave y el pelo brillante. Quizás esto explique por qué se dice que Joan Crawford comentó en una ocasión: «Necesito practicar el sexo para tener el cutis más limpio.»

Para diversión nuestra, varias revistas masculinas y páginas web ofrecen más motivos por los que «las mujeres deberían hacer el amor». Entre otras cosas, aseveraban que el besarse estimula la salivación, la cual limpia la «mugre» que se queda entre los dientes, y que el sexo puede ayudar a sonarse la nariz para que no se quede tan atascada después. Aunque es posible que en alguna parte haya pruebas que corroboren estas afirmaciones, nosotros no estamos convencidos de que constituyan razones de peso para motivar a una mujer a hacer el amor. Pero a propósito de esto, ninguna de las mujeres de nuestro estudio mencionó siquiera una sola de ellas.

# Conclusión

## El impulso sexual de las mujeres

Por qué hacen el amor las mujeres es sin duda una de las cuestiones más fascinantes, complejas y enigmáticas a las que se enfrenta la psicología de la motivación humana. A lo largo de este libro hemos explorado muchos motivos, desde la frenética desesperación por recuperar algo de dignidad después de haber sido rechazadas hasta las más altas cumbres de la consumación del amor verdadero; desde el motivo altruista de reforzar la autoestima de la pareja hasta el motivo egoísta de cobrarse venganza; desde la emoción de la aventura hasta la sombra siniestra del engaño; desde el motivo trivial de aliviar un dolor de cabeza hasta la aspiración espiritual de estar más cerca de Dios.

Aunque por razones de economía y claridad de comunicación hemos dividido los motivos por los que las mujeres hacen el amor en motivaciones concretas, es importante reconocer que se trata de un impulso más complejo y dotado de múltiples facetas, pues está compuesto por diversas combinaciones de motivos. Una mujer podría tener relaciones sexuales para adquirir estatus entre sus iguales y al mismo tiempo porque quiere saber a qué se debe tanto alboroto al respecto. Una mujer podría tener relaciones sexuales porque la apariencia física de una posible pareja enciende el deseo en ella y al mismo tiempo porque no está contenta con su relación actual. Una mujer podría tener relaciones sexuales porque quiere aliviar su estrés y reforzar la seguridad de su pareja y al mismo tiempo porque desea una mayor proximidad emocional con ella.

También hemos de reconocer que las motivaciones sexuales de las mujeres a veces entran en conflicto unas con otras. Puede ser que una ansíe la inyección de oxitocina que le produce el orgasmo ya en una primera cita, y en cambio también es posible que la motive retrasar la relación sexual para no parecer demasiado «fácil». Otra podría no acabar de decidirse entre el deseo de acostarse con un amante nuevo y excitante y la promesa que ha hecho de respetar su compromiso de fidelidad a su marido. Una mujer puede incluso experimentar un conflicto entre el anhelo de ceder totalmente el control para sentir la emoción de la sumisión sexual y el deseo de tomar el mando de la situación y lucir su poder sexual en todo su esplendor.

Hemos intentado examinar la tremenda diversidad de motivaciones sexuales que tienen las mujeres mirando a través del cristal de varias teorías. Una consiste en colocar la sexualidad femenina dentro de una perspectiva evolutiva, enmarcarla en el contexto de la abrumadora variedad de problemas adaptativos a los que se enfrentaron nuestras antepasadas a lo largo de los milenios. Otra, la fisiológica, muestra de qué modo las hormonas y sustancias químicas del cerebro, el flujo sanguíneo y la anatomía proporcionan los cimientos de la sexualidad femenina. Una tercera teoría es la clínica, que nos permite ver las dificultades que encuentran las mujeres a la hora de lidiar —y a veces solucionar con éxito— los problemas sexuales que tienen con el deseo, la excitación y el orgasmo. Una cuarta es psicológica, y se alimenta del arsenal de conocimientos científicos, que aumenta rápidamente, sobre los estados mentales que afectan a la sexualidad femenina y que a su vez se ven alterados por las experiencias sexuales de la mujer. Esperamos que la singular confluencia de estas múltiples teorías haya revelado muchas más facetas de la motivación sexual femenina de las que revelaría una teoría única.

También esperamos que, además de estos acercamientos teóricos, la multiplicidad de motivaciones sexuales haya saltado a la vista a través de las experiencias descritas de forma tan directa y elocuente por las mujeres que amablemente accedieron a participar en nuestro estudio. Una mujer que afirma que el sexo con su pareja es «la flor de nuestro amor en su máximo esplendor» quizá capte mejor lo que es la experiencia real que la abstracta teoría triangular del amor. Las mujeres que afirmaron haber experimentado sentimientos de humillación y degradación tras haber sido engañadas sexualmente por un hombre saca a la luz el fenómeno de la explotación sexual más eficazmente que nuestro análisis teórico de por qué el engaño sexual predomina tanto en la especie humana. La mujer que resaltó la felicidad que experimentó cuando un hombre que sabía bailar «bailó literalmente al hacer el amor» nos aporta iluminación para describir la importancia que tiene para la atracción sexual la eficiencia biomecánica y los movimientos suaves.

Hemos aprendido mucho acerca de la sexualidad humana gracias a las mujeres que participaron en nuestro estudio, y esperamos que el lector también.

# Notas

## 1. ¿Qué excita a las mujeres?

1. Brossard, J. (1932). «Residential Propinquity as a Factor in Marriage Selection», *American Journal of Sociology* (septiembre), 288-294.

2. Segal, M. W. (1974). «Alphabet and Attraction: An Unobtrusive Measure of the Effect of Propinquity in a Field Setting», *Journal of Personality and Social Psychology* 30, 654-657.

3. Saegert, S., Swap, W., y Zajonc, R. (1973). «Exposure, Context, and Interpersonal Attraction», *Journal of Personality and Social Psychology* 25(2), 234-242.

4. Moreland, R. L., y Beach, S. (1992). «Exposure Effects in the Classroom: The Development of Affinity Among Students», *Journal of Experimental Social Psychology* 28, 255-276.

5. Herz, R. S., y Cahill, E. D. (1997). «Differential Use of Sensory Information in Sexual Behavior as a Function of Gender», *Human Nature* 8, 275-286.

6. Doty, R. L., et al. (1981). «Endocrine, Cardio-vascular, and Psychological Correlates of Olfactory Sensitivity Changes During the Human Menstrual Cycle», *Journal of Comparative and Physiological Psychology* 95, 45-60.

7. Santos, P. S. C., et al. (2005). «New Evidence that the MHC Influences Odor Perception in Humans: A Study with 58 Southern Brazilian Students», *Hormones and Behavior* 47, 384-388.

8. Cutler, W. B., et al. (1980). «Sporadic Sexual Behavior and Menstrual Cycle Length in Women», *Hormones and Behavior* 14, 163-172.

9. Veith, J. L., et al. (1983). «Exposure to Men Influences Occurrence of Ovulation in Women», *Physiology and Behavior* 31(3), 13-15.

10. Cutler, W. B., Friedmann, E., y McCoy, N. L. (1998). «Pheromonal Influences on the Sociosexual Behavior of Men», *Archives of Sexual Behavior* 2(1), 629-634.

11. Sugiyama, L. S. (2005). «Physical Attractiveness in Adaptationist Perspective», en D. M. Buss (ed.), *Evolutionary Psychology Handbook* (Wiley, Nueva York), 292-343.

12. Buss, D. M., y Schmitt, D. P. (1993). «Sexual Strategies Theory: An Evolutionary Perspective on Human Mating», *Psychological Review* 100, 204-232; Greiling, H., y Buss, D. M., datos no publicados.

13. Scheib, J. E. (1997). «Female Choice in the Context of Donor Insemination», en P. A. Gowaty (ed.), *Feminism and Evolutionary Biology: Boundaries, Intersections and Frontiers* (Chapman & Hall, Nueva York), 489-504; Scheib, J. E., Kristiansen, A., y Wara, A. (1997). «A Norwegian Note on Sperm Donor Selection and the Psychology of Female Mate Choice», *Evolution and Human Behavior* 18, 143-149.

14. Gregor, T. (1985). *Anxious Pleasure: The Sexual Lives of an Amazonian People* (University of Chicago Press, Chicago).

15. Olivardia, R. S. (2001). «Mirror, Mirror on the Wall... Are Muscular Men the Best of All? The Hidden Turmoils of Muscle Dysmorphia», *Harvard Review of Psychiatry* 9, 254-259.

16. Langlois, J. H., et al. (1990). «Infants' Differential Social Responses to Attractive and Unattractive Faces», *Developmental Psychology* 26:153-159; Langlois, J. H., et al. (1994). «What's Average and Not Average About Attractive Faces?» *Psychological Science* 5, 214-220.

17. Comins, H., May, R. M., y Hamilton, W. D. (1980). «Evolutionarily Stable Dispersal Strategies», *Journal of Theoretical Biology* 82, 205-230.

18. Cloyd, J. W. (1976). «The Market-place Bar: The Interrelation Between Sex, Situation, and Strategies in the Pairing Ritual *Homo Ludens*», *Urban Life* 5(3), 300.

19. Hill, S. E., y Buss, D. M, «The Multiple Determinants of Self-esteem.» Manuscrito en preparación, Departamento de Psicología de la Universidad de Tejas, Austin.

20. Hummert, M. L., Crockett, W. H., y Kemper, S. (1990). «Processing Mechanisms Underlying the Use of the Balance Schema», *Journal of Personality and Social Psychology* 58, 5-21.

## 2. El placer de hacerlo

1. Levin, R., y Meston, C. M. (2006). «Nipple/Breast Stimulation and Sexual Arousal in Young Men and Women», *Journal of Sexual Medicine* 3, 450-454.

2. Meston, C. M., y Heiman, J. R. (1998). «Ephedrine-Activated Physiological Sexual Arousal in Women», *Archives of General Psychiatry* 55, 652-656.

3. Meston, C. M., y Worcel, M. (2002). «The Effects of Yohimbine plus L-Arginine Glutamate on Sexual Arousal in Postmenopausal Women with Sexual Arousal Disorder», *Archives of Sexual Behavior* 31, 323-332.

4. Meston, C. M., Rellini, A. H., y Telch, M. (2008). «Short-term and Long-term Effects of Ginkgo Biloba Extract on Sexual Dysfunction in Women», *Archives of Sexual Behavior* 37, 530-547.

5. Gravina, G. L., et al. (2008). «Measurement of the Thickness of the Urethrovaginal Space in Women With or Without Vaginal Orgasm», *Journal of Sexual Medicine* 5, 610-618.

6. Kinsey, A. C., et al. (1953). *Sexual Behaviour in the Human Female* (W. B. Saunders Company, Filadelfia), 628.

7. Masters, W. H., y Johnson, V. (1966). *Human Sexual Response* (Little, Brown and Co., Boston).

8. Mah, K., y Binik Y. M. (2001). «The Nature of Human Orgasm: A Critical Review of Major Trends», *Clinical Psychology Review* 21, 823-856.

9. Meston, C. M., et al. (2004). «Women's Orgasm», en T. F. Lue et al. (eds.), *Sexual Medicine: Sexual Dysfunctions in Men and Women* (Health Publications, París), 783-850.

10. Masters, W. H., y Johnson, V. (1966). *Human Sexual Response.*

11. Levin, R. J. «The Physiology and Pathophysiology of the Female Orgasm», in Goldstein, I., Meston, C. M., Davis, S. R., y Traish, A. M. (eds.) (2006). *Women's Sexual Function and Dysfunction* (Taylor & Francis Group, Londres), 231.

12. Laumann, E. O., et al. (1994). *The Social Organization of Sexuality: Sexual Practices in the United States* (University of Chicago Press, Chicago).

13. Heinrich, A. G. (1976). «The Effect of Group and Self-Directed Behavioral-Educational Treatment of Primary Orgasmic Dysfunction in Females Treated Without Their Partners», Ph.D. conferencia en la Universidad de Colorado, Boulder, Colorado.

14. Heiman, J. R., LoPiccolo, L., y LoPiccolo, J. (1976). *Becoming Orgasmic: A Sexual Growth Program for Women* (Prentice-Hall, Englewood Cliffs, N. J.).

15. Laqueur, T. (1990). *Making Sex: Body and Gender from the Greeks to Freud* (Harvard University Press, Cambridge, Mass.).

16. Levin, R. J. (2002). «The Physiology of Sexual Arousal in the Human Female: A Recreational and Procreational Synthesis», *Archives of Sexual Behavior* 31, 405-411.

17. Thornhill, R., Gangestad, S. W., y Comer, R. (1995). «Human Female Orgasm and Mate Fluctuating Asymmetry», *Animal Behavior* 50, 1601-1615.

18. Baker, R. R., y Bellis, M. A. (1995). *Human Sperm Competition: Copulation, Masturbation and Infidelity* (Chapman and Hall, Londres).

19. Baker, R. R., y Bellis, M. A. (1995). *Human Sperm Competition*.

20. Reyes, A., et al. (1979). «Effect of Prolactin on the Calcium Binding and/or Transport of Ejaculated and Epididymal Human Spermatozoa», *Fertility and Sterility* 31, 669-672.

### 3. Eso que llaman amor

1. Tal como aparece citado en Hatfield, E., y Rapson, R. L. (2007). «Passionate Love and Sexual Desire: Multidisciplinary Perspectives», en J.P. Forgas (ed.), *Personal Relationships: Cognitive, Affective, and Motivational Processes*, décimo simposio de Sidney de Psicología Sexual, Sidney, Australia.

2. Tal como aparece citado en Hatfield, E., y Rapson, R. L. (2009). «The Neuropsychology of Passionate Love», en D. Marazziti (ed.), *Neuropsychology of Social Relationships*, Nova Science.

3. Birbaumer, N., et al. (1993). «Imagery and Brain Processes», en N. Birbaumer y A. Öhman (eds.), *The Structure of Emotion* (Hogrefe & Huber Publishers, Göttingen, Alemania).

4. Bartels, A., y Zeki, S. (2000). «The Neural Basis of Romantic Love», *Neuroreport* 11 (27 de noviembre), 3829-3834.

5. Liebowitz, M. R. (1983). *The Chemistry of Love* (Little, Brown, Boston).

6. Marazziti, D., et al. (1999). «Alteration of the Platelet Serotonin Transporter in Romantic Love», *Psychological Medicine* 29(3), 741-745.

7. Jankowiak, W. R. (1995). *Romantic Passion: A Universal Experience?* (Columbia University Press, Nueva York).

8. Sprecher, S., Aron, A., et al. (1994). «Love: American Style, Russian Style, and Japanese Style», *Personal Relationships* 1, 349-69.

9. Jankowiak, W. R. y Fisher, E. F. (1992). «A Cross-Cultural Perspective on Romantic Love», *Ethnology* 31, 149-155.

10. Buss, D. M., Abbott, M., et al. (1990). «International Preferences in Selecting Mates: A Study of 37 Cultures», *Journal of Cross-Cultural Psychology* 21, 5-47.

11. Levine, R., Sato, S., et al. (1995). «Love and Marriage in Eleven Cultures», *Journal of Cross-Cultural Psychology* 26, 554-571.

12. Tal como aparece citado en Hatfield, E. y Rapson, R. L. (2007). «Passionate Love and Sexual Desire.»

13. Ibid.

14. TK.

15. Rubin, A., Peplau, L. A., y Hill, C. T. (1981). «Loving and Leaving: Sex Differences in Romantic Attachments», *Sex Roles* 8, 821-835.

16. Arsu, S. (2006). «The Oldest Line in the World», *New York Times*, 14 de febrero, 1.

17. Shaver, P. R. y Mikulincer, M. (2008). «A Behavioral Systems Approach to Romantic Love Relationships: Attachment, Caregiving, and Sex», en R. Sternberg y K. Weis (eds.), *The New Psychology of Love* (Yale University Press, New Haven, Conn.).

18. Meston, C. M., Trapnell, P. D., y Gorazalka, B. B. (1998). «Ethnic, Gender, and Length of Residency Influences on Sexual Knowledge and Attitudes», *Journal of Sex Research* 35, 176-188.

19. Schmitt, D. (2008). Datos no publicados.

20. Buss, D. M. (1988). «Love Acts: The Evolutionary Biology of Love», en R. Sternberg y M. Barnes (eds.), *The Psychology of Love* (Yale University Press, New Haven, Conn.).

21. Platón (1991). Traducido con comentarios por R. E. Allen. *The Symposium* (Yale University Press, New Haven, Conn.).

22. McCall, K. M., y Meston, C. M. (2006). «Cues Resulting in Desire for Sexual Activity in Women», *Journal of Sexual Medicine* 3, 838-852.

23. Kosfeld, M., Heinrichs, M., et al. (2005). «Oxytocin Increases Trust in Humans», *Nature* 435, 673-676.

24. Edwards, S., y Self, I. W. (2006). «Monogramy: Dopamine Ties the Knot.» *Nature Neuroscience* 9, 7-8.

25. Lim, M. M., y Young, L. J. (2004). «Vasopressin-Dependent

Neural Circuits Underlying Pair Bonding in the Monogamous Prairie Vole», *Neuroscience* 125, 35-45.

26. Lim, M. M., Wang, Z., et al. (2004). «Enhanced Partner Preference in Promiscuous Species by Manipulating the Expression of a Single Gene», *Nature* 429, 754-757.

27. Meston, C. M. y Hamilton, L. D. (2009). Datos no publicados.

28. Buss, D. M., Shackelford, T. K., et al. (1999). «Jealousy and Beliefs About Infidelity: Tests of Competing Hypotheses in the United States, Korea, and Japan», *Personal Relationships* 6, 125-150.

### 4. La emoción de la conquista

1. Comentario de un espectador tomado de la Base de Datos de Películas en Internet: www.imdb.com/title/tt0313038/usercomments.

2. Lincoln, G. A. (1994). «Teeth, Horns, and Antlers: The Weapons of Sex», en R. V. Short y E. Balaban, *The Differences Between the Sexes* (Cambridge University Press, Nueva York), 241.

3. Somaiya, R. (2009). «It's the Economy, Girlfriend», *New York Times*, 27 de enero, A21.

4. Buss, D. M. (2003). *The Evolution of Desire: Strategies of Human Mating* (Basic Books, Nueva York).

5. Buss, D. M. (1989). «Sex Differences in Human Mate Preferences: Evolutionary Hypotheses Testing in 37 Cultures», *Behavioral and Brain Sciences* 12, 1-49.

6. Harvard Psychologist Nancy Etcoff: Etcoff, N. (1999). *Survival of the Prettiest: The Science of Beauty* (Doubleday, Nueva York).

7. Ibid.

8. Allon, N. y Fishel, D. (1979). «Singles Bars», en N. Allon (ed.), *Urban Life Styles* (William C. Brown, Dubuque, Ia), 152.

9. Durante, K. M., Li, N. P. y Haselton, M. G. (en imprenta). «Changes in Women's Choice of Dress Across the Ovulatory Cycle: Naturalistic and Laboratory Task-Based Evidence», *Personality and Social Psychology Bulletin*, www.sscnet.ucla.edu/comm/haselton/web docs/ Changesin Dress%20in%20press%20pspb.pdf.

10. Haselton, M. G., Mortezair, M., et al. (2007). «Irrational Emotions or Emotional Wisdom? The Evolutionary Psychology of Emotions and Behavior», en J. P. Forgas (ed.), *Hearts and Minds: Affective Influences on Social Cognition and Behavior* (Psychology Press, Nueva York), 21-40.

11. Griskevicius, V., et al. (en imprenta). [TK]

12. Haselton, M. G., y Gangestad, S. W. (2006). «Conditional Expression of Women's Desires and Men's Mate Guarding Across the Ovulatory Cycle», *Hormones and Behavior* 49, 509-518.

13. Fisher, M. (2004). «Female Intrasexual Competition Decreases Female Facial Attractiveness», *Proceedings of the Royal Society of London, Series B* (suplemento) 271, 8283-8285.

14. Buss, D. M., y Shackelford, T. K. (2008). «Attractive Women Want It All: Good Genes, Economic Investment, Parenting Proclivities, and Emotional Commitment», *Evolutionary Psychology* 6, 134-146.

15. Buss, D. M., y Dedden, L. A. (1990). «Derogation of Competitors», *Journal of Social and Personal Relationships* 7, 395-422.

16. Campbell, A. (2002). *A Mind of Her Own: The Evolutionary Psychology of Women* (Oxford University Press, Oxford), 197.

17. Lees, S. (1993). *Sugar and Spice: Sexuality and Adolescence* (Penguin Press, Londres), 80.

18. Campbell, A. (2002). *Mind of Her Own*, 198.

19. Symons, D. (1979). *The Evolution of Human Sexuality* (Oxford University Press, Nueva York); Buss, D. M. (2003). *Evolution of Desire*.

20. Moberg, K. U. (2003). *The Oxytocin Factor: Tapping the Hormone of Calm, Love, and Healing* (Da Capo Press, Nueva York).

21. «Pamela Des Barres: Her Latest Book Celebrates the Outrageous, Unsung Exploits of Her Fellow "Band-Aids"», *The Independent*, 23 de septiembre, 2007.

22. La expresión «robo de pareja» (en inglés *mate poaching*) apareció por vez primera en Buss, D. M. (1993), *Evolution of Desire*; el primer estudio de robo de pareja entre seres humanos: Schmitt, D. P., y Buss, D. M. (2001). «Human Mate Poaching: Tactics and Temptations for Infiltrating Existing Mateships», *Journal of Personality and Social Psychology* 80, 894-917.

23. Schmitt, D. P., et al. (2004). «Patterns and Universals of Mate Poaching Across 53 Nations: The Effects of Sex, Culture, and Personality on Romantically Attracting Another Person's Partner», *Journal of Personality & Social Psychology* 86, 560-584.

24. Bleske, A. L. y Shackelford, T. K. (2001). «Poaching, Promiscuity, and Deceit: Combating Mating Rivalry in Same-Sex Friendships», *Personal Relationships* 8, 407-424.

25. Buss, D. M. (2003). *Evolution of Desire*.

26. Buss, D. M. (2005). *The Murderer Next Door: Why the Mind Is Designed to Kill* (Penguin Press, Nueva York).

27. Kenrick, D. T, Gutierres, S. E., y Goldberg, L. (1989). «Influence of Erotica on Ratings of Strangers and Mates», *Journal of Experimental Social Psychology* 25, 159-167.

28. Zillman, D., y Bryant, J. (1988). «Pornography's Impact on Sexual Satisfaction», *Journal of Applied Social Psychology*, 18, 438-453.

29. Baz Luhrmann (1999). «Everybody's Free (to Wear Sunscreen)», CD (EMI).

## 5. El impulso de los celos

1. Mead, M. (1935). *Sex and Temperament in Three Primitive Societies* (Nueva York, Dell Publishing). Tal como aparece citado en Hatfield, E., Rapson, R. L., y Marlet, L. D. (2007). «Passionate Love» en S. Kitayama y D. Cohen (eds.), *Handbook of Cultural Psychology* (Guilford Press, Nueva York).

2. Bringle, R. G., y Buunk, B. (1986). «Examining the Causes and Consequences of Jealousy: Some Recent Findings and Issues», en R. Gilmour y S. Duck (eds.), *The Emerging Field of Personal Relationships* (Erlbaum Hillsdale, N. J), 225-240.

3. Symons, D. (1979). *The Evolution of Human Sexuality* (Oxford University Press, Nueva York); Daly, M., Wilson, M., y Weghorst, S. J. (1982). «Male Sexual Jealousy», *Ethology and Sociobiology*, 3, 11-27; Buss, D. M. (2000). *The Dangerous Passion: Why Jealousy Is as Necessary as Love and Sex* (Free Press, Nueva York).

4. Buss, D. M. (2003). *The Evolution of Desire: Strategies of Human Mating* (Basic Books, Nueva York); Schmitt, D. P., y Buss, D. M. (2001). «Human Mate Poaching: Tactics and Temptations for Infiltrating Existing Mateships», *Journal of Personality and Social Psychology* 80, 894-917.

5. Berscheid, E., y Fei, J. (1977). «Romantic Love and Sexual Jealousy», en G. Clanton y L. D. Smith (eds.), *Jealousy* (Prentice-Hall, Englewood Cliffs, N. J.).

6. Buunk, B., y Hupka, R. B. (1987), «Cross-cultural Differences in the Elicitation of Sexual Jealousy», *Journal of Sex Research* 23, 12-22.

7. Hupka, R. B., y Ryan, J. M. (1990). «The Cultural Contribution to Jealousy: Cross cultural Aggression in Sexual Jealousy Situations», *Behavior Science Research* 24, 51-71.

8. Hatfield, E., Rapson, R. L., y Marlet, L. D., (en imprenta). «Passionate Love», en S. Kitayama y D. Cohen (eds.), *Handbook of Cultural Psychology* (Nueva York, Cuilford Press).

9. Salovey, P., y Rodin, J. (1985). «The Heart of Jealousy», *Psychology Today* 19, 22-29.

10. Buss, D. M. (2000). *Dangerous Passion*, 73.

11. Buss, D. M. (2003). *Evolution of Desire*.

12. Ekman, P. (2003). *Emotions Revealed: Recognizing Faces and Feelings to Improve Communication and Emotional Life* (Times Books, Nueva York).

13. Daly, M., y Wilson, M. (1988). *Homicide* (Hawthorne, N.Y.: Aldine); Buss, D. M. (2005). *The Murderer Next Door: Why the Mind Is Designed to Kill* (Penguin Press, Nueva York).

14. Buss, D. M. (2000). *The Dangerous Passion: Why Jealousy Is as Necessary as Love and Sex* (Free Press, Nueva York).

15. Buss, D. M. (2000). *Dangerous Passion*.

16. Buss, D. M., y Schmitt, D. P. (1993). «Sexual Strategies Theory: An Evolutionary Perspective on Human Mating», *Psychological Review* 100, 204-232.

17. De éstas se ha hablado en detalle en Buss, D. M. (2003). *The Evolution of Desire: Strategies of Human Mating* (Basic Books, Nueva York).

18. Symons, D. (1979). *Evolution of Human Sexuality*, 117.

19. Betzig, L. (1989). «Causes of Conjugal Dissolution», *Current Anthropology* 30, 654-676.

20. Glass, S. P., y Wright, T. L. (1985). «Sex Differences in the Type of Extramarital Involvement and Marital Dissatisfaction», *Sex Roles* 12, 1101-1119; Glass, D. P., y Wright, T. L. (1992). «Justifications for Extramarital Relationships: The Association Between Attitudes, Behaviors, and Gender», *Journal of Sex Research* 29, 361-387; Thompson, A. P. (1983). «Extramarital Sex: A Review of the Literature», *Journal of Sex Research* 19, 1-22.

21. Buss, D. M. (2000). *Dangerous Passion*.

## 6. El sentido del deber

1. Tal como aparece citado en Impett, E. A., y Peplau, L. (2003). «Sexual Compliance: Gender, Motivational, and Relationship Perspectives», *Journal of Sex Research* 40, 87-100.

2. Cohen, L. L., y Shotland, R. L. (1996). «Timing of First Sexual Intercourse in a Relationship: Expectations, Experiences, and Perceptions of Others», *Journal of Sex Research* 33, 291-299.

3. Beck, J. G., Bozman, A. W., y Qualtrough, T. (1991). «The Experience of Sexual Desire: Psychological Correlates in a College Sample», *Journal of Sex Research* 28, 443-456.

4. Pfeiffer, E., Verwoerdt, A., y Davis, G. (1972). «Sexual Behavior in Middle Life», *American Journal of Psychiatry* 128, 1262-1267.

5. Bretschneider, J. G., y McCoy, N. L. (1988). «Sexual Interest and Behavior in Healthy 80 to 102 Year-Olds», *Archives of Sexual Behavior* 17, 109-130.

6. Julien, D., Bouchard, C., et al. (1992). «Insiders' Views of Marital Sex: A Dyadic Analysis», *Journal of Sex Research* 29, 343-360.

7. McCabe, M. P. (1987). «Desired and Experienced Levels of Premarital Affection and Sexual Intercourse During Dating», *Journal of Sex Research* 23, 23-33.

8. Laumann, E. O., Gagnon, J. H., et al. (1994). *The Social Organization of Sexuality: Sexual Practices in the United States* (University of Chicago Press, Chicago).

9. Symons, D. (1979). *The Evolution of Human Sexuality* (Oxford, Nueva York).

10. Meston, C. M., Trapnell, P. D., y Gorzalka, B. B. (1996). «Ethnic and Gender Differences in Sexuality: Variations in Sexual Behavior Between Asian and Non-Asian University Students», *Archives of Sexual Behavior* 25, 33-72.

11. Cawood, E. H., y Bancroft, J. (1996). «Steroid Hormones, the Menopause, Sexuality and Well-being of Women», *Psychological Medicine* 26, 925-956.

12. Berlin, F. S., y Meinecke, C. F. (1981). «Treatment of Sex Offenders with Anti-Androgenic Medication: Conceptualization, Review of Treatment Modalities and Preliminary Findings», *American Journal of Psychiatry* 138, 601-607.

13. Leiblum, S. R., y Sachs, J. (2002). *Getting the Sex You Want: A Woman's Guide to Becoming Proud, Passionate, and Pleased in Bed* (Crown, Nueva York), 181.

14. Ibid.

15. Leiblum, S. R., y Sachs, J. (2002). *Getting the Sex You Want*, 91.

16. Sugiyama, L. (2005). «Physical Attractiveness in Adaptationist Perspective», en D. M. Buss (ed.), *Evolutionary Psychology Handbook* (Wiley, Nueva York), 292-343.

17. Leiblum, S. R., y Sachs, J. (2002). *Getting the Sex You Want.*

18. Clayton, A., Keller, A., y McGarvey, E. L. (2006). «Burden of Phase-specific Sexual Dysfunction with SSRIs», *Journal of Affective Disorders* 91, 27-32.

19. Rosen, R. C, Lane, R. M., y Menza, M. (1999). «Effects of SSRIs on Sexual Function: A Critical Review», *Journal of Clinical Psychopharmacology* 19, 67-85.

20. Leiblum, S. R., y Sachs, J. (2002). *Getting the Sex You Want,* 175-179.

21. LoPiccolo, J., y Friedman, J. M. (1988). «Broadspectrum Treatment of Low Sexual Desire: Integration of Cognitive, Behavioral, and Systemic Therapy», en S. R. Leibum y R. C. Rosen (eds.), *Sexual Desire Disorders* (Guilford Press, Nueva York), 125-126.

22. Traducido de: Rubin, H. (1941). *Eugenics and Sex Harmony* (Herald Publishing, Nueva York), 123-124.

23. Dennerstein, L., Smith, A., Morse, C., et al. (1994). «Sexuality and the Menopause», *Journal of Psychosomatic Obstetrics and Gynaecology* 15, 59-66.

24. LoPiccolo, J., y Friedman, J. M. (1988). «Broad-spectrum Treatment of Low Sexual Desire.»

25. Nichols, M. (1988). «Low Sexual Desire in Lesbian Couples», en S. R. Leibum y R. C. Rosen (eds.), *Sexual Desire Disorders* (Guilford Press, Nueva York), 398.

26. Carlson, J. (1976). «The Sexual Role», en F. I. Nye (ed.), *Role Structure and Analysis of the Family* (Sage Publications, Beverly Hills, Calif.), 101-110.

27. O'Sullivan, L. F., y Allgeier, E. R. (1998). «Feigning Sexual Desire: Consenting to Unwanted Sexual Activity in Heterosexual Dating Relationships», *Journal of Sex Research* 35, 234-243.

28. Impett, E. A., y Peplau, L. (2003). «Sexual Compliance: Gender, Motivational, and Relationship Perspectives», *Journal of Sex Research* 40, 87-100.

29. Wieselquist, J., Rusbult, C. E., et al. (1999). «Commitment, Pro-Relationship Behavior, and Trust in Close Relationships», *Journal of Personality and Social Psychology* 77, 942-966.

30. Rainer, J., y Rainer, J. (1959). *Sexual Pleasure in Marriage* (Julian Messner, Nueva York), 62-63.

31. Daniluk, J. C. (1998). *Women's Sexuality Across the Lifespan* (Guildford Press, Nueva York).

32. O'Sullivan, I. E. y Allgeier, E. R. (1998). «Feigning Sexual Desire».

## 7. Una sensación de aventura

1. Buss, D. M., Shackelford, T. K., et al. (2001). «A Half Century of American Mate Preferences: The Cultural Evolution of Values», *Journal of Marriage and the Family* 63, 491-503.

2. Eaumann, E. O., Gagnon, J. H., et al. (1994). *The Social Organization of Sexuality: Sexual Practices in the United States* (University of Chicago Press, Chicago), 368-374.

3. Meston, C. M., Trapnell, P. D., y Gorzalka, B. B. (1096). «Ethnic and Gender Differences in Sexuality: Variations in Sexual Behavior Between Asian and Non-Asian University Students», *Archives of Sexual Behavior* 25, 33-72.

4. Meston, C. M., y Ahrold, T. (in press). «Ethnic, Gender, and Acculturation Influences on Sexual Behavior», *Archives of Sexual Behavior*.

5. Véase http:/english.peopledaily.com.cn/200311/08/eng20031108 12786i.shtml.

6. Buss, D. M. (1989). «Sex Differences in Human Mate Preferences: Evolutionary Hypotheses Tested in 37 Cultures», *Behavioral and Brain Sciences* 12, 1-49.

7. Richers, J., Visser, R., et al. (2006). «Sexual Practices at Last Heterosexual Encounter and Occurrence of Orgasm in a National Survey», *Journal of Sex Research* 43, 217-226.

8. Masters, W. H., y Johnson, V. (1979). *Homosexuality in Perspective* (Little, Brown, Boston).

9. Eisenman, R. (2001). «Penis Size: Survey of Female Perceptions of Sexual Satisfaction», *BMC Women's Health* 1, 1.

10. Schmitt, D. P, Shackelford, T. K., et al. (2002). «Is There an Early-30's Peak in Female Sexual Desire? Cross-Sectional Evidence from the United States and Canada», *Canadian Journal of Human Sexuality* 11, 1-18.

11. Laumann, E. O., Gagnon, J. H., et al. (1994). *The Social Organization of Sexuality: Sexual Practices in the United States* (University of Chicago Press, Chicago), 178-179.

12. Laan, E. y Everaed, W. (1995). «Habituation of Female Sexual Arousal to Slides and Film», *Archives of Sexual Behavior* 24, 517-541.

13. O'Donahue, W. T., y Geetr, J. H. (1985). «The Habituation of Sexual Arousal», *Archives of Sexual Behavior* 14, 233-246.

14. Schmitt, D. P., y Shackelford, T. K. (2008). «Big Five Traits Re-

lated to Short-Term Mating: From Personality to Promiscuity Across 46 Nations», *Evolutionary Psychology* 6, 246-282.

15. Buss, D. M., y Shackelford, T. K. (1997). «Susceptibility to Infidelity in the First Year of Marriage», *Journal of Research in Personality* 31, 193-221.

16. Seal, B., y Meston, C. M. (Oct. 2004). «Perfectionism and Emerging Patterns of Sexuality», estudio presentado ante la Convención Anual de la Sociedad Internacional por el Estudio de la Salud Sexual en las Mujeres (ISSWSH), Atlanta, Ga.

17. Schmitt, D. P. (2003). «Universal Sex Differences in the Desire for Sexual Variety: Tests from 52 Nations, 6 Continents, and 13 Islands», *Journal of Personality and Social Psychology* 85, 85-104.

18. Levy, A. (2006). *Female Chauvinist Pigs: Women and the Rise of Raunch Culture* (Simon and Schuster, Nueva York).

## 8. Intercambio y trueque

1. «Student Auctions Off Virginity for Offers of More than £2.5 Million», *The Telegraph* (Londres), 12 de enero, 2009.

2. Véase www.cnn.com/2008/LIVING/personal/ 08/25/sex.for. stuff.

3. Kruger, D. J. (2008). «Young Adults Attempt Exchanges in Reproductively Relevant Currencies», *Evolutionary Psychology* 6, 204-212.

4. Véase www.cnn.com/2008/LIVING/personal/08/25/sex.for. stuff/

5. Symons, D. (1979). *The Evolution of Human Sexuality* (Oxford University Press, Nueva York), 257-258.

6. Malinowski, B. (1929). *Sexual Savages in North-western Melanesia: An Ethnographic Account of Courtship, Marriage, and Family Life Among the Natives of the Trohriand Islands, British New Guinea* (G. Routledge & Sons, Londres), 319; Sahlins, M. (1985). *Islands of History* (University of Chicago Press, Chicago).

7. Siskind, J. (1973). *To Hunt in the Morning* (Oxford University Press, Nueva York), 234.

8. Ibid.

9. Ellis, B. J., y Symons, D. (1990). «Sex Differences in Sexual Fantasy: An Evolutionary Psychological Approach», *The Journal of Sex Research* 27, 527-555.

10. Buss, D. M. (2003). *The Evolution of Desire: Strategies of Human Mating* (Basic Books, Nueva York); Ellis, B. J., y Symons, D. (1990), «Sex Differences in Sexual Fantasy».

11. Haselton, M. G., y Buss, D. M. (2000). «Error Management Theory: A New Perspective on Biases in Cross-sex Mind Reading», *Journal of Personality and Social Psychology* 78, 81-91.

12. Buss, D. M. (2003). *Evolution of Desire*.

13. Symons, D. (1979). *Evolution of Human Sexuality*.

14. Ibid.

15. Dworkin, A., y Levi, A. (2006). *Intercourse* (Basic Books, Nueva York).

16. French, D., y Lee, L. (1988). *Working: My Life as a Prostitute* (W. W. Norton, Nueva York).

17. Véase www.sexwork.com/coalition/whatcountrieslegal.html.

18. Burley, N., y Symanski, R. (1981). «Women Without: An Evolutionary and Cross-cultural Perspective on Prostitution», en R. Symanski, *The Immoral Landscape: Female Prostitution in Western Societies* (Butterworths, Toronto), 239-274.

19. Brown, L. (2000). *Sex Slaves: The Trafficking of Women in Asia* (Virago Books, Londres).

20. Ibid.

21. Burley, N., y Symanski, R. (1981). «Women Without».

22. Salmon, C. (2008). «Heroes and Hos: Reflections on Male and Female Sexual Natures», en C. Crawford y D. Krebs (eds.), *Foundations of Evolutionary Psychology* (Erlbaum, Nueva York).

23. Tyler, K. A., y Johnson, K. A. (2006). «Trading Sex: Voluntary or Coerced? The Experiences of Homeless Youth», *Journal of Sex Research* 43, 208-216.

24. Ibid., 212.

25. Véase www.salon.com/mwt/feature/2008/08/05/call girls/.

26. Luke, N. (2005). «Confronting the "Sugar Daddy" Stereotype: Age and Economic Asymmetries and Risky Sexual Behavior in Urban Kenya», *International Family Planning Perspectives* 31, 6-14.

27. Véase www.associatedcontent.com/article/376288/ how to get a sugar daddy sugar—daddies.html?cat-41.

28. Véase www.articlepros.com/relationships/Relationship-Advice/article-74309.html.

29. Buss, D. M. (1988). «The Evolution of Human Intrasexual Competition: Tactics of Mate Attraction», *Journal of Personality and Social Psychology* 54, 616-628.

30. Buss, D. M., y Schmitt, D. P. (1993). «Sexual Strategies Theory: An Evolutionary Perspective on Human Mating», *Psychological Review* 100, 204-232.

31. Townsend, J. M. (1998). «Sexual Attractiveness Sex Differences in Assessment and Criteria», *Evolution and Human Behavior* 19(3), 171-191.

32. DiMaggio, J. (2006). *Marilyn, Joe, and Me* (Penmarin Books, Nueva York).

33. Véase www.npr.org/templates/story/story.phpPstoryld-6924667.

34. Buss, D. M. (2003). *Evolution of Desire.*

35. Véase http://austriantimes.at/index.php?id-7935.

36. Gebhard, P. H. (1971), «The Anthropological Study ol Sexual Behavior», en D. S. Marshall y R. C. Suggs (eds.), *Human Sexual Behavior* (Basic Books, Nueva York), 257-258.

37. Burley, N., y Symanski, R. (1981). «Women Without».

38. Symons, D. (1979). *Evolution of Human Sexuality*, 258-259.

39. Bisson, M. A., y Levine, T. R. (2007). «Negotiating a Friends with Benefits Relationship», *Archives of Sexual Behavior* 38, 66-73.

40. Welsh, D. P., Grello, C. M., y Harper, M. S. (2006). «No Strings Attached: The Nature of Casual Sex in College Students», *Journal of Sex Research* 43, 255-267.

41. Jonason, P. K., Li, N., y Cason, M. (en imprenta). «The "Booty call": A Compromise between Men's and Women's Ideal Mating Strategies», *Journal of Sex Research*.

42. Bisson, M. A., y Levine, T. R. (2007). «Negotiating a Friends with Benefits Relationship».

43. Ibid.

44. Holmberg, A. R. (1950). *Nomads of the Longbow* (Smithsonian Institution Press, Washington, D.C.), 64.

45. Washburn, S. L., y Lancaster, C. (1968). «The Evolution of Hunting», en R. B. Lee e I. DeVore (eds.), *Man the Hunter* (Aldine, Chicago), 293-303.

46. Symons, D. (1979). *Evolution of Human Sexuality*, 162.

47. Siskind, J. (1973). *To Hunt in the Morning*, 234.

48. Greiling, H., y Buss, D. M. (2000). «Women's Sexual Strategies: The Hidden Dimension of Extra-Pair Mating», *Personality and Individual Differences* 28, 929-963.

49. Blumstein, P., y Schwartz, P. (1983). *American Couples: Money, Work, Sex* (Morrow, Nueva York).

### 9. Un empujoncito y un refuerzo

1. Althof, S. E., et al. (2003). «Treatment Responsiveness of the Self-Esteem and Relationship Questionnaire in Erectile Dysfunction», *Urology* 61(5), 888-892.

2. Greiling, H., y Buss, D. M. (2000). «Women's Sexual Strategies: The Hidden Dimension of Extra-Pair Mating», *Personality and Individual Differences* 28, 929-963.

3. Sugiyama, L. S. (2005). «Physical Attractiveness in Adaptationist Perspective», en D. M. Buss (ed.), *Evolutionary Psychology Handbook* (Wiley, Nueva York), 292-343.

4. Franzoi, S. L. y Shields, S. A. (1984). «The Body Esteem Scale: Multidimensional Structure and Sex Differences in a College Population», *Journal of Personality Assessment* 48, 173-178.

5. Buss, D. M. (2003). *The Evolution of Desire: Strategies of Human Mating* (Basic Books, Nueva York).

6. Cash, T. F., Winstead, B. A., y Janda, L. H. (1986). «The Great American Shape-up», *Psychology Today* 20, 30-37.

7. Jones, D. E., Vigfusdottir, T. H., y Lee Y., (2004). «Body Image and the Appearance Culture Among Adolescent Girls and Boys: An Examination of Friend Conversations, Peer Criticism, Appearance Magazines, and the Internalization of Appearance Ideals», *Journal of Adolescent Research* 19, 323-339.

8. Cash, T. R, Morrow, J. A., et al. (2004). «How Has Body Image Changed? A Cross-sectional Investigation of College Women and Men 1983-2001», *Journal of Consulting and Clinical Psychology* 72, 1081-1089.

9. Seal, B., Bradford, A., y Meston, C. M. (en revisión). «The Association Between Body Image and Sexual Desire in College Women».

10. Koch, P. B., Mansfield, P. K., et al. (2005). «"Feeling Frumpy": The Relationships Between Body Image and Sexual Response Changes in Midlife Women», *Journal of Sex Research* 42, 215-523.

11. Werlinger, K., King, T. K., et al. (1997). «Perceived Changes in Sexual Functioning and Body Image Following Weight Loss in an Obese Female Population: A Pilot Study», *Journal of Sex and Marital Therapy* 23, 74-78.

12. Véase http://shakespearessister.blogspot.com/2009/02/ impossibly-beautiful.html.

13. Wiseman, R. (2003). *Queen Bees and Wannabes: Helping Your*

*Daughter Survive Cliques, Gossip, Boyfriends, and Other Realities of Adolescence* (Three Rivers Press, Nueva York).

14. Parker, J. S., y Benson, M. J. (2004). «Parent-adolescent Relations and Adolescent Functioning: Self-esteem, Substance Abuse, and Delinquency», *Adolescence* 39, 519-530.

15. Mulhern, C. I. (1989). «Japanese Harlequin Romances as Transcultural Woman's Fiction», *Journal of Asian Studies* 48, 50-70.

16. Ellis, B. J., y Symons, D. (1990). «Sex Differences in Sexual Fantasy: An Evolutionary Psychological Approach», *Journal of Sex Research* 27, 527-555.

17. Leitenberg, H., Henning, K. (1995). «Sexual Fantasy», *Psychological Bulletin* 117, 469-496.

18. Ibid.

## 10. El reverso tenebroso

1. Parker, G. A. (1979). «Sexual Selection and Sexual Conflict», en M. S. Blum y A. N. Blum (eds.), *Sexual Selection and Reproductive Competition among Insects* (Academic Press, Londres), 123-166; Parker, G. A. (2006). «Sexual Selection over Mating and Fertilization: An Overview», *Philosophical Transactions of the Royal Society* B, 361, 235-259; Buss, D. M. (2001). «Cognitive Biases and Emotional Wisdom in the Evolution of Conflict between the Sexes», *Current Directions in Psychological Sciences* 10, 219-253.

2. Buss, D. M. (2003). *The Evolution of Desire: Strategies of Human Mating* (Basic Books, Nueva York).

3. Madden, M., y Lenhart, A. (2006). «Online Dating: Americans Who Are Seeking Romance Use the Internet to Help Them in Their Search, but There Is Still Widespread Public Concern about the Safety of Online Dating», Pew Internet & American Life Project, www.pewinternet.org/pdfs/PIP—Online—Dating.pdf.

4. Toma, C. L, Hancock, J. T., y Ellison, N. B. (2008). «Separating Fact from Fiction: An Examination of Deceptive Self-Presentation in Online Dating Profiles», *Personality and Social Psychology Bulletin* 34(8), 1023-1036.

5. Gibbs et al. (2006); Madden, M., y Lenhart, A. (2006). «Online Dating.»

6. Buss, D. M. (2006). «The Evolution of Love», en R. J. Sternberg y K. Weis (eds.), *The New Psychology of Love* (Yale University Press, New Haven, Conn.), 65-86.

7. Cassell, C. (1984). *Swept Away: Why Women Confuse Love and Sex* (Simon & Schuster, Nueva York), 155.

8. Buss, D. M., y Haselton, M. G. (2005). «The Evolution of Jealousy», *Trends in Cognitive Science* 9, 506-507.

9. Véase www.washingtonpost.com/wp-dyn/content/article/2005/06/30/AR2005063001734.html.

10. Haselton, M. G., y Buss, D. M. (2000). «Error Management Theory: A New Perspective on Biases in Cross-sex Mind Reading, *Journal of Personality and Social Psychology* 78, 81-91.

11. Tjaden, P. y Thoennes, N. (2000). *Full Report of the Prevalence, Incidence, and Consequences of Violence Against Women: Findings from the National Violence Against Women Survey* (Instituto Nacional de Justicia y Centros para el Control y la Prevención de Enfermedades, Washington, D. C.).

12. Buzy, W. M., McDonald, R., et al. (2004). «Adolescent Girls' Alcohol Use as a Risk Factor for Relationship Violence», *Journal of Research on Adolescence* 14, 449-470.

13. Craig, M. E. (1990). «Coercive Sexuality in Dating Relationships: A Situational Model», *Clinical Psychology Review* 10, 395-423.

14. Davis, T. C, Peck, G. Q., y Storment, J. M. (1993). «Acquaintance Rape and the High School Student», *Journal of Adolescent Health* 14, 220-223.

15. Koss, M. P. (1985). «The Hidden Rape Victim: Personality, Attitudinal, and Situational Characteristics», *Psychology of Women Quarterly* 1, 193-212.

16. Faravelli, G., et al. (2004). «Psychopathology after Rape», *American Journal of Psychiatry* 161, 1483-1485.

17. Russell, D. E. H. (1975). *The Politics of Rape: The Victim's Perspective* (Stein and Day, Nueva York,).

18. Messman-Moore, T. L., y Brown, A. L. (2004). «Child Maltreatment and Perceived Family Environment as Risk Factors for Adult Rape: Is Child Sexual Abuse the Most Salient Experience?» *Child Abuse and Neglect* 28, 1019-1034.

19. Bruggen, L. K., Runtz, M. G., y Kadlec, H. (2006). «Sexual Revictimization: The Role of Sexual Self-esteem and Dysfunctional Sexual Behaviors», *Child Maltreatment* 11, 131-145.

20. Lloyd, S. A., y Emery, B. C. (1999). *The Darkside of Dating: Physical and Sexual Violence* (Sage Publications, Thousand Oaks, Calif.).

21. Finkelhor, D., e Yllo, K. (1985). *License to Rape: Sexual Abuse of Wives* (Holt, Rinehart & Winston, Nueva York).

22. Monson, C. M., Byrd, G., y Langhinrichsen-Rohling, J. (1996). «To Have and To Hold: Perceptions of Marital Rape», *Journal of Interpersonal Violence* 11, 410-424.

23. Foa, E. B., Rothbaum, B. O., Riggs, D. S., y Murdock, T. B. (1991). «Treatment of Posttraumatic Stress Disorder in Rape Victims: A Comparison between Cognitive-behavioral Procedures and Counseling», *Journal of Consulting and Clinical Psychology* 59, 715-723.

24. Sanday, P. (1981). «The Sociocultural Context of Rape: A Cross-cultural Study», *Journal of Social Issues* 37, 5-27.

25. Figueredo et al. (1995).

26. Citado en Propp (1993), 42.

27. Symons, D. (1979). *The Evolution of Human Sexuality* (Nueva York, Oxford University Press); Chagnon, N. A. (1983). *Yanomamo: The Fierce People* (Nueva York, Holt, Rinehart and Winston); Ghiglieri, M. P. (1999). *The Dark Side of Man: Tracing the Origins of Male Violence* (Perseus Books, Reading, Mass.).

28. Citado en Royle, T. (1989). *Dictionary of Military Quotations* (Simon & Schuster, Nueva York).

29. Beevor, A. (2002). *Berlin: The Downfall, 1945* (Viking Press, Nueva York), 326-327.

30. Buss, D. M. (2003). «Sexual Treachery», *Australian Journal of Psychology* 55, 36.

31. Critelli, J. W., y Bivona, J. M. (2008). «Women's Erotic Rape Fantasies: An Evaluation of Theory and Research», *Journal of Sex Research* 45, 57-70.

32. Kanin, E. J. (1982). «Female Rape Fantasies: A Victimization Study», *Victimology* 7, 114-121.

33. Buss, D. M. (1989). «Conflict Between the Sexes: Strategic Interference and the Evocation of Anger and Upset», *Journal of Personality and Social Psychology* 56, 735-747.

34. Duntley, J. D., y Buss, D. M., datos no publicados.

35. Buss, D. M. (2005). *The Murderer Next Door: Why the Mind Is Designed to Kill* (Penguin Press, Nueva York).

## 11. El sexo como medicina

1. Couch, J., y Bearss, C. (1990). «Relief of Migraine with Sexual Intercourse», *Headache* 30, 302.

2. Weiller, C, May, A., et al. (1995). «Brain Stem Activation in

Spontaneous Human Migraine Attacks», *Natural Medicine* 1, 658-660.

3. Whipple, B., y Komisaruk, B. R. (1985). «Elevation of Pain Threshold by Vaginal Stimulation in Women», *Pain* 21, 357-367.

4. Citado en Levin, R. (2007). «Sexual Activity, Health and Well-being-The Beneficial Roles of Coitus and Masturbation», *Sexual and Relationship Therapy* 22, 135-148.

5. Meaddough, E. L., Olive, D. L., et al. (2001). «Sexual Activity, Orgasm and Tampon Use Are Associated with a Decreased Risk for Endometriosis», *Gynecologic and Obstetric Investigation* 53, 163-169.

6. Citado en O'Dowd, M. J., y Philipp, E. E. (2000). *The History of Obstetrics and Gynecology* (Pantheon Group, Nueva York), 291-292.

7. Masters, W., y Johnson, V. E. (1970). *Human Sexual Inadequacy* (Little, Brown, Boston).

8. Brody, S., y Kruger, T. H. C. (2006). «The Post-orgasmic Increase Following Intercourse Is Greater than Following Masturbation and Suggests Greater Satiety», *Biological Psychology* 71, 312-315.

9. Palace, E. M., y Gorzalka, B. B. (1990). «The Enhancing Effects of Anxiety on Arousal in Sexually Dysfunctional and Functional Women», *Journal of Abnormal Psychology* 99, 403-411.

10. Meston, C. M., y Gorzalka, B. B. (1995). «The Effects of Sympathetic Activation on Physiological and Subjective Sexual Arousal in Women», *Behaviour Research and Therapy* 33, 651-664.

11. Meston, G. M., y Frohlich, P. F. (2003). «Love at First Fright: Partner Salience Moderates Roller Coaster-Induced Excitation Transfer», *Archives of Sexual Behavior* 32, 537-544.

12. Mannix, D. P. (1958). *Those About to Die* (Ballantine Books, Nueva York), 91.

13. Weissman, M. M., y Olfson, M. (1995). «Depression in Women: Implications for Health Care Research», *Science* 269, 799-801.

14. Citado en Leibenluft, E. (1998). «Why Are So Many Women Depressed?» *Scientific American*, verano.

15. Exton, M. S., Bindert, A., et al. (1999). «Cardiovascular and Endocrine Alterations after Masturbation-induced Orgasm in Women», *Psychosomatic Medicine* 61, 280-289.

16. Hamilton, L. D., Rellini, A. H., y Meston, C. M. (2008). «Cortisol, Sexual Arousal, and Affect in Response to Sexual Stimuli», *Journal of Sexual Medicine* 5, 2111-2118.

17. Frohlich, P. E., y Meston, C. M. (2002). «Sexual Functioning and Self-Reported Depressive Symptoms Among College Women», *Journal of Sex Research* 39, 321-325.

18.  Gallup, G. G., Burch, R. L., y Platek, S. M. (2002). «Does Semen Have Antidepressant Properties?» *Archives of Sexual Behavior* 31, 289-293.

19.  Benziger, D. P., y Edelson, J. (1983). «Absorption from the Vagina», *Drug Metabolism Reviews* 14, 137-168.

20.  Abdullah Y. H., y Hamadah, K. (1975). «Effect of ADP on PGFi Formation in the Blood Platelets from Patients with Depression, Mania and Schizophrenia», *British Journal of Psychiatry* 127, 591-595.

21.  Coope, J. (1996). «Hormonal and Non-Hormonal Interventions for Menopausal Symptoms», *Maturitas* 23, 159-168.

22.  Roy-Byrne, P. P., Rubinow, D. R., Gold, P. W., y Post, R. M. (1984). «Possible Antidepressant Effects of Oral Contraceptives: Case Report», *Journal of Clinical Psychiatry* 45, 350-352.

23.  Wester, R. C., Noonan, P. K., y Maibach, H. I. (1980). «Variations in Percutaneous Absorption of Testosterone in the Rhesus Monkey Due to Anatomic Site of Application and Frequency of Application, *Archives of Dermatological Research* 267, 229-235.

24.  Becher, E. F., Bechara y Casabe, A. (2001). «Clitoral Hemodynamic Changes After a Topical Application of Alprostadil», *Journal of Sex and Marital Therapy* 27, 405-410.

25.  Padma-Nathan, H., Brown, C., Fendl, J., Salem, S. Yeager, J., y Harning, R. (2003). «Efficacy and Safety of Topical Alprostadil Cream for the Treatment of Female Sexual Arousal Disorder (FSAD): A Double-blind, Multicenter, Randomized, and Placebo Controlled Clinical Trial», *Journal of Sex and Marital Therapy* 29, 329-344.

26.  Miller, S. A., y Byers, E. S. (2004). «Actual and Desired Duration of Foreplay and Intercourse: Discordance and Misperceptions Within Heterosexual Couples», *Journal of Sex Research* 41, 301-309.

27.  Laumann, E. O., Gagnon, J. H., et al. (1994). *The Social Organization of Sexuality: Sexual Practices in the United States* (University of Chicago Press, Chicago), 368-374.

28.  Palmore, E. B. (1982). «Predictors of the Longevity Differences: A 25-Year Follow-up», *Gerontologist* 22, 513-518.

29.  Chen, H., Tseng, C., et al. (2007). «A Prospective Cohort Study on the Effect of Sexual Activity, Libido and Widowhood on Mortality Among the Elderly People: 14-Year Follow-up of 2453 Elderly Taiwanese», *International Journal of Epidemiology* 35, 1136-1142.

30.  Meurer, J., McDermott, R. J., y Malloy, M. J. (1990). «An Exploratory Study of the Health Practices of American Catholic Nuns», *Health Values* 14, 9-17.

31. U.S. Department of Health and Human Services (1988). *Vital Statistics of the United States 1986. Volume 11-Mortality. Part A*. (Centros de Contol de Enfermedades, Centro Nacional de Estadísticas de Salud, Hyattsville, Md.).

32. Stampler, M. J., Colditz, G. A., y Willett, W. C. (1990). «Menopause and Heart Disease: A Review», *Annals of the New York Academy of Science* 592, 193-203.

33. Stampler, M. J., y Colditz, G. A. (2004). «Estrogen Replacement Therapy and Coronary Heart Disease: A Quantitative Assessment of the Epidemiologic Evidence», *International Journal of Epidemiology* 33, 445-453.

34. Kiecolt-Glaser, J. K., Glaser, R., et al. (1998). «Marital Stress: Immunologic, Neuroendocrine, and Autonomic Correlates», *Annals of the New York Academy of Science* 840, 656-663.

35. Charnetski, C. J., y Brennan, F. X. (2004). «Sexual Frequency and Salivary Immunoglobulin A (IgA)», *Psychological Reports* 94, 839-844.

36. Van Epps, D. E., y SaLand, L. (1984). «Beta-endorphin and Metenkephalin Stimulate Human Peripheral Blood Mononuclear Cell Chemotaxin», *Journal of Immunology* 132, 3046-3053.

37. Leiblum, S., Bachman, E., et al. (1983). «Vaginal Atrophy in the Post Menopausal Woman: The Importance of Sexual Activity and Hormones», *Journal of the American Medical Association* 249, 2195-2198.

OTROS TÍTULOS

# SEXO, DROGAS Y CHOCOLATE

## Paul Martin

Este libro es el tratado esencial sobre el placer: el sexual, con los misterios del orgasmo; el de la comida, el del juego... y las vías químicas para experimentarlo con el alcohol y las drogas. Y, por supuesto, los beneficios de la vida cotidiana: el sueño, el ejercicio físico, el chocolate. Todo ello aderezado de sabrosas anécdotas que abarcan desde la vida sexual de los chimpancés hasta el papel de los genes en la consecución del orgasmo.

# VERDAD Y MENTIRAS EN EL SEXO

## Eva Roy

Escrito con un estilo claro, sensato y desinhibido, *Verdad y mentiras en el sexo* es el manual perfecto sobre temas sexuales. Dividido en tres partes que abarcan el cuerpo y el sexo, los tópicos y las medias verdades, y un gran «De la A a la Z», donde se pasa revista a todo lo imaginable, este libro aborda el sexo con responsabilidad, sinceridad y sin perder nunca el sentido del humor.

# EL MANUAL DE PONTE A PRUEBA

## Oriol Sàbat y Daniela Blume

*Ponte a prueba* es el programa radiofónico que rompe todos los índices de audiencia noche tras noche. En él el sexo se trata siempre con respeto, desenfado y alegría: se dan consejos de primera para convertirnos en mejores amantes. Sus presentadores, Oriol Sàbat y la televisiva Daniela Blume, nos ofrecen ahora el manual de sexo definitivo, para todos los públicos y todos los sexos: dirigido a hombres y mujeres de cualquier orientación sexual, solteros o en pareja, se repasan posturas, juguetes y situaciones de una manera didáctica y entretenida a la vez.

Oriol Sàbat y Daniela Blume son parte del equipo de *Ponte a prueba*, el programa radiofónico con mayor audiencia de Europa FM, en el que los oyentes llaman para relatar sus experiencias, generalmente sobre temas relacionados con el sexo.

# LAS REGLAS DEL JUEGO

## José Luis Carranco Vega

Mientras que todo tipo de relación sexual tiene, podríamos decir, su manual, hasta ahora el sadomasoquismo —una de las relaciones sexuales humanas más ricas e intensas que existen— carecía de uno escrito en castellano y por alguien de aquí. En *Las reglas del juego* veremos los instrumentos que se usan, su manejo, sus efectos sobre la persona sobre la que se aplican y los diferentes detalles que conviene tener en cuenta para salvaguardar siempre la seguridad y la higiene.